Dr. med. Ragnhild
und Jan Schweitzer

Fragen Sie weder Arzt noch Apotheker

Warum Abwarten oft die beste Medizin ist

Kiepenheuer & Witsch

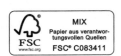

Verlag Kiepenheuer & Witsch, FSC® N001512

4. Auflage 2017

© 2017, Verlag Kiepenheuer & Witsch, Köln
Alle Rechte vorbehalten. Kein Teil des Werkes darf in irgendeiner
Form (durch Fotografie, Mikrofilm oder ein anderes Verfahren) ohne
schriftliche Genehmigung des Verlages reproduziert oder unter
Verwendung elektronischer Systeme verarbeitet, vervielfältigt oder
verbreitet werden.
Umschlaggestaltung: Barbara Thoben, Köln
Umschlagmotiv: © Rüdiger Trebels
Autorenfoto: © Eva Häberle
Gesetzt aus der Minion
Satz: Buch-Werkstatt GmbH, Bad Aibling
Druck und Bindung: CPI books GmbH, Leck
ISBN 978-3-462-04767-7

Inhalt

Vorwort	9

Medizin 15

Einführung 18

»Operieren geht über Studieren«
Orthopädie 46

Arthrose (Verschleiß) im Knie	46
Akute Rückenschmerzen	52
Bandscheibenvorfall	56
Verstauchter Fuß/Bänderriss	59
Osteoporose	61

»Ich schneide, also bin ich«
Chirurgie 63

Blinddarmentzündung 63
Leistenbruch 64
Gallensteine 64
Divertikel 65

»Ohne Antibiotikum geht hier keiner raus«
Innere Medizin/Allgemeinmedizin 67

Erkältung 67
Halsschmerzen und Husten (mit Bronchitis) 69
Nasennebenhöhlenentzündung 72
Bindehautentzündung 74
Hörsturz/Tinnitus 74
Herz-Kreislauf-Erkrankungen 78
Check-up-Untersuchungen 82
Magen-Darm-Erkrankungen 84

»Mit viel Aufwand wenig erreichen«
Dermatologie/Hautpflege 87

Warzen 87
Ekzeme 93
Hautcremes 94
Lippenherpes 97

»Wenn die Mundhöhle zur Goldgrube wird«
Zahnheilkunde 99

Zähneputzen 102
Professionelle Zahnreinigung 105
Zahnspangen 106
Weisheitszähne 108

»Die helfen meist nur einem: dem Arzt«
Individuelle Gesundheitsleistungen (IGeL)   110

Akupunktur in der Schwangerschaft   114
Glaukom-Früherkennung   115
Thrombosecheck   117
Bestimmung des Immunglobulins G
(Nahrungsmittelallergie)   119
Blutegel bei Kniegelenkverschleiß   120
Eigenbluttherapie bei Sehnenschmerzen   122
Nützliche IGeL   123

»Wer nicht krank werden möchte,
sollte nicht zur Vorsorge gehen«
Früherkennung/Vorsorge   124

Früherkennung von Brustkrebs   136
Früherkennung von Prostatakrebs
(PSA-Wert-Bestimmung)   142
Weitere Früherkennungsuntersuchungen   145

Ernährung   149

Einführung   151

»Lügen haben dünne Beine«
Diäten   159

»Zu viel des Guten«
Nahrungsergänzungsmittel   173

»Gesund is(s)t man auch ohne Öko«
Biolebensmittel   185

»Das Geschäft mit der Freiheit«
Nahrungsmittelunverträglichkeiten   195

»Wer wagt, gewinnt«
Mindesthaltbarkeitsdatum   208

Gesundheitsinformation 217

Einführung 220

»Vertrauen ist gut, Kontrolle ist besser«
Qualitätscheck 229

Manipulation statt Information 233
Erst nachdenken, dann klicken 235

»Lieber nerven als blind vertrauen«
Die richtigen Fragen an den Arzt 238

»Auf diese Anbieter kann man sich verlassen«
Gute Adressen 241

Zu guter Letzt ... 243

Dank 248

Quellen 249

Vorwort

Es war kein richtiger Schrei, der da aus dem Badezimmer kam, eher ein verschrecktes Rufen. Unser Sohn Paul, damals zehn Jahre alt, stand unter der Dusche, und als wir hereingelaufen kamen, zeigte er entsetzt auf seinen Bauch, rechts, unterhalb vom Nabel. Eine Beule war dort zu erkennen. Schnell war uns klar, was das war – und was es bedeutete. Sie müssen wissen: Wir sind beide Mediziner. Und einen Leistenbruch bekommt man im Studium oft schon früh zu sehen. Man lernt auch früh, was meist zu tun ist: Es muss operiert werden. Wir beruhigten den verunsicherten Paul aber erst mal, sagten ihm so etwas wie »Müssen damit zum Arzt« und »Sehen dann schon«. Von der fälligen Operation und was die für ihn bedeutete, erzählten wir ihm zunächst nichts. Er machte so viel Sport und würde nun wochenlang darauf verzichten müssen, daher brachten wir es einfach nicht übers Herz. Denn in diesem Moment wurde uns klar, dass wir das angerichtet hatten. Ja, genau: Wir Eltern waren schuld an dieser Beule und an all dem, was ihr vorausgegangen war und ihr noch folgen sollte. Wir hatten nämlich, ohne nachzudenken, auf einen Arzt gehört und eine Krankengymnastin einfach mal machen lassen. Obwohl es viel besser gewesen wäre, von Anfang an gar nichts zu tun. Darüber berichten wir noch ausführlicher im ersten Kapitel, Seite 15 ff.

Ein Gutes hatte Pauls Leistenbruch aber. Er war der Punkt, an dem uns das erste Mal etwas richtig klar wurde: dass es in puncto Gesundheit oft nicht gut ist, wenn man etwas tut; dass es, im Gegenteil, meist besser ist, nichts zu tun. Auch wenn das etwas verrückt klingt: abzuwarten, wenn man krank ist und etwas dagegen unternehmen könnte. Schließlich darf man doch diese Chance nicht einfach so verstreichen lassen und untätig danebenstehen! Gerade wenn es um die Gesundheit geht, muss man doch jede Gelegenheit nutzen! Nein. Muss man nicht. Das beste Beispiel stand vor uns und hatte eine Beule am Bauch.

Sicher waren und sind wir nicht die einzigen Aktionisten bei gesundheitlichen Problemen. Treten sie auf, meinen viele Menschen, gleich etwas unternehmen zu müssen, weil sich irgendwo ganz tief in ihnen sofort eine Stimme rührt, die hartnäckig immer wieder sagt: Dagegen musst du etwas tun! Dein Körper braucht dich! Lass ihn nicht im Stich! Also unternimmt man etwas. Und wer diese innere Stimme nicht rufen hört, hat sicher jemanden in seiner Umgebung, der ihm dringend rät, etwas zu unternehmen. Oder sieht die vielen guten Tipps im Fernsehen, im Internet oder in Zeitschriften. Denn alle sagen einem immer nur, was man tun muss – und niemand, was man lieber lassen sollte.

Das wollen wir nun ändern. Und so haben wir Pauls Leistenbruch-Geschichte zum Anlass genommen, dieses Buch zu schreiben. Nicht nur um unseren eigenen Aktionismus endlich einzudämmen, sondern weil es sowohl in der Medizin als auch in der Ernährung zahlreiche Situationen gibt, in denen es einfach mehr schadet als nutzt, etwas zu tun. Das zeigt auch die Wissenschaft in immer mehr Studien. So sind wir bei unserer Recherche auf viele Dinge gestoßen, die uns erstaunt und die Augen geöffnet haben. Wir erinnerten uns auch daran, dass wir schon kurz nach unserem Medizinstudium die ersten einschneidenden Erfahrungen mit übermotiviertem Handeln gemacht haben.

Wir arbeiteten damals als Ärzte im Krankenhaus und bewunderten anfangs den Chefarzt für das große Interesse am Wohl seiner Patienten. Er nahm sich zum Beispiel zusätzlich zu der allmorgendlichen Visite jeden Tag noch einmal die Zeit, kurz in alle Zimmer seiner Privatstation zu schauen, bevor er zu Frau und Kindern in den Feierabend entschwand. Er konnte einfach nicht beruhigt nach Hause gehen, ohne sicher zu sein, dass es all seinen Patienten gut ging – wie fürsorglich! Auch die Ultraschalluntersuchungen der Schilddrüse, die er Patienten angedeihen ließ, die teilweise schon weit über achtzig Jahre alt waren, beeindruckten uns enorm: toll, wie sehr er sich um die älteren Herrschaften kümmerte; wie rührend, dass er noch mal eigenhändig schaute, dass mit ihnen alles in Ordnung war! Auch die »kleine Hafenrundfahrt« übernahm der Chef bei seinen männlichen Privatpatienten selbst, eine liebevolle Bezeichnung für die Untersuchung von Enddarm und Prostata mit dem (behandschuhten) Finger. Das machte er auch dann, wenn die das 80. Lebensjahr bereits überschritten hatten. Wirklich nett von ihm, dass er seinen Assistenzärzten diese Maßnahme abnahm! Schließlich ist sie für Untersucher und Untersuchten alles andere als angenehm.

Unsere Bewunderung für den Chef war also groß – bis uns irgendwann die erfahreneren Kollegen mit einem Lächeln aufklärten, dass das alles mit Fürsorge und Nettigkeit rein gar nichts zu tun hätte, sondern eher mit monetären Interessen. Es ging ihm, auf Deutsch gesagt, um die Kohle. Denn diesen kurzen nachmittäglichen Blick ins Krankenzimmer, der manche Patienten beim Schlafen störte, konnte er als zweite Chefarztvisite pro Tag abrechnen. Und die selbst durchgeführten Untersuchungen per Ultraschall oder Finger brachten ihm auch deutlich mehr Geld, als wenn sie ein Assistenzarzt gemacht hätte. Ganz abgesehen davon, dass beide bei den hochbetagten Patienten eh überflüssig waren, weil sie für sie keinerlei Konsequenzen hatten.

Uns wurde schlagartig klar, dass auch die Medizin oft ein Geschäft ist und es längst nicht immer um das Wohl des Patienten geht – herzlich willkommen in der Realität! Und so lernten wir recht schnell, dass es auf der einen Seite viele (Chef-)Ärzte gab, die unnötige Maßnahmen anordneten, weil sie finanziell davon profitierten, aber auch, weil man ja etwas tun muss, wenn jemand im Krankenhaus liegt. Wir lernten aber auch, dass es auf der anderen Seite die angenehme Zurückhaltung von Ärzten gab, meist jüngeren, die einer wissenschaftlich orientierten Medizin anhingen und die Patienten nach deren Kriterien versorgten. Und diese Kollegen haben uns Nachwuchsmedizinern immerzu gesagt: »Macht nie etwas, ohne über die Konsequenzen und den Nutzen nachzudenken – die Konsequenzen, die eine Maßnahme haben könnte, und den Nutzen, den sie haben müsste!« Sie zeigten uns so manches Mal, dass es besser sein kann, etwas nicht zu tun: nicht das aufwendige bildgebende Verfahren anzuordnen, nicht das neue Medikament zu verschreiben und nicht die schwierige Operation zu empfehlen – sondern abzuwarten, weil es das Beste für den Patienten ist. Denn jede diagnostische oder therapeutische Maßnahme in der Medizin kann potenziell schädlich sein, vor allem wenn sie gar nicht nötig ist. Dann nimmt man nämlich Nebenwirkungen in Kauf, ohne in irgendeiner Art und Weise von dem Getanen zu profitieren.

Die Frage nach dem wissenschaftlich belegten Nutzen hat uns seitdem nicht nur als Ärzte geprägt, sondern auch in unserem zweiten Berufsleben als Medizinjournalisten. Nur ins Private wollte und wollte sie nicht abfärben. Denn bis zu Pauls Leistenbruch war da immer diese hartnäckige Stimme in uns, die uns zum Handeln gedrängt hat, sobald ein gesundheitliches Problem auftauchte. Wir kamen gar nicht auf die Idee, den Körper einfach mal machen zu lassen. Dabei hatten wir doch im Studium gelernt, dass er über hochwirksame Reparatur- und Schutzmechanismen verfügt, vieles von allein regeln kann – und so meist auch ernste Krankheiten viele Jahrzehnte lang fernhält. Natürlich kann man auch als junger Mensch eine schwere oder eine chronische Erkrankung bekommen, die behandelt werden muss. Das ist schrecklich und soll hier keinesfalls kleingeredet werden. Aber die Statistiken zeigen es: Europäer verbringen den weitaus größten Teil ihres Lebens in guter Gesundheit, sogar bis in ihre Siebziger sind viele Menschen noch fit.

An diese Menschen richtet sich unser Buch: die Gesunden also, die sich aber für die Statistik nicht recht interessieren. Oder die befürchten, die Ausreißer sein zu können. An die, die meinen, eine Chance zu verpassen, wenn sie nicht tätig werden, und die daher schnell zum Arzt gehen. Und an Menschen, die alle möglichen Früherkennungsuntersuchungen machen lassen; die planlos Krankheiten im Internet googeln und sich dadurch noch mehr verwirren lassen; die Nahrungsergänzungsmittel schlucken, um sich vor Krankheiten zu schützen; die sich vor Schadstoffen oder ganz natürlichen Bestandteilen in Lebensmitteln fürchten oder die sich mit Diäten beim Essen gängeln – eben alle diejenigen, die aus Gewohnheit oder Unsicherheit völlig Unnötiges für ihre Gesundheit tun. Und das sind viele, sehr viele. Unser Buch soll diesen Menschen die Angst nehmen und ihnen bewusst machen, dass es sich oft lohnt, ruhig zu bleiben und abzuwarten, auch wenn es schwerfällt. Es soll so etwas sein wie ein Plädoyer für eine Gelassenheit, die auch wir selbst erst lernen mussten.

Bitte verstehen Sie unser Buch aber nicht als generellen Aufruf zum ständigen Nichtstun oder als Ersatz für einen Arztbesuch. Jeder, der beunruhigt ist oder dessen Beschwerden sehr stark sind und nicht besser werden, soll natürlich zum Arzt gehen. Aber es gibt eben eine Vielzahl von Symptomen und Malaisen, die oft von allein besser werden oder nachlassen, ohne dass eine Untersuchung oder Behandlung nötig ist. Unser Buch soll Ihnen helfen, diese zu erkennen und Ihnen anhand von Beispielen aus Medizin und Ernährung ein Gefühl dafür geben, wie viel Unnötiges und damit potenziell Schädliches man für seine Gesundheit tun kann – und auch tut: Wir sind das beste Beispiel dafür und wollen Sie vor solchen Fehlern bewahren. Daher soll dieses Buch Mut machen, erst einmal in Ruhe nachzudenken, bevor Sie für Ihre Gesundheit aktiv werden. Denn eines ist auch uns klar: Es kostet oft Mut, die Dinge einfach mal laufen zu lassen und nichts zu tun. Aber in der Medizin ist eben weniger oft mehr, und daher ist es häufig das Beste für die Gesundheit, weder Arzt noch Apotheker zu fragen.

Medizin

Paul wollte nicht zum Kinderarzt – welches Kind will das auch schon? Schimpfend saß er im Auto und fragte immer wieder, warum das denn jetzt sein müsse, dieser Besuch beim Doktor. Hätten wir doch nur auf ihn gehört. Denn wenn wir gewusst hätten, welche Folgen dieser Praxisbesuch für ihn und unsere Familie haben würde – wir wären umgekehrt, sofort!

Den Termin beim Kinderarzt hatten wir ausgemacht, damit der sich Paul in der sogenannten U11 einfach mal wieder anschaute. Die U11 ist eine zusätzliche Vorsorgeuntersuchung für Neun- bis Zehnjährige, die manche Krankenkassen gar nicht bezahlen. Und ganz ehrlich: Sie ist nicht unbedingt notwendig. Aber wir meinten es doch nur gut. Der Kinderarzt sollte sich Paul ansehen, Augen und Ohren testen, Größe und Gewicht messen. Außerdem wollten wir ihn auch wegen der Fersenschmerzen fragen, über die Paul schon seit einiger Zeit klagte und die vor allem beim Fußballspielen auftraten. Der Arzt sollte uns dann bitte schön etwas in der Art sagen wie »Machen Sie sich mal keine Sorgen, das geht schon weg, wenn Paul sich schont«. Doch er sagte: »Das sollte schnell ein Orthopäde abklären.

Es könnte eine Knochenauflösung sein, die nicht selten ist bei Jungen in Pauls Alter, die viel Sport machen.« Hatte der Kinderarzt gerade von »Knochenauflösung« geredet? Unser Kinderarzt, der sonst immer so besonnen war und uns beruhigte – der reagierte auf einmal besorgt? Es musste etwas Ernstes sein! Also machten wir einen Termin beim Orthopäden aus.

Als der Tag gekommen war, gab es auf dem Weg dorthin wieder dieses Warnzeichen: Paul motzte, wie er es zuvor noch nie getan hatte, wenn wir zum Arzt gefahren waren. Hinzu kam seine Frage, warum wir denn jetzt schon wieder zu einem Arzt müssten – die Schmerzen in der Ferse seien eigentlich schon besser, nein, fast weg seien sie. Das fällt ihm aber früh ein, dachten wir nur.

Und tatsächlich: Der Orthopäde fand nichts Auffälliges. Zumindest nicht an Pauls Fuß. Dafür aber quasi am gesamten Rest seines Körpers: Verkrümmungen, Verspannungen und Verkürzungen diagnostizierte er. Und gegen die musste etwas getan werden! Also verschrieb der Arzt Krankengymnastik.

Es folgte die nächste Station. Und auch dort gab es Warnzeichen, die uns hätten stutzig werden lassen müssen. Dieses Mal war es kein motzender Paul – der hatte seinen Widerstand aufgegeben gegen seine Eltern, die es doch so gut mit ihm meinten. Nein, dieses Mal war es die Krankengymnastin, die, wie soll man sagen, irgendwie besonders war und eigenartige Dinge sagte, schon nach einem oberflächlichen Blick auf Paul: Er sei von den Mundwinkeln bis zu den Zehenspitzen schief, verwachsen und krumm. Aha. Hatten wir seit inzwischen zehn Jahren tatsächlich Seite an Seite mit Quasimodo gelebt, ohne dass es uns aufgefallen war? Natürlich war sein allzeit hüpfender Kleinkindgang verschwunden und er hatte auch das unablässige Stromern in die verschiedensten Ecken eingestellt, wie man es sonst von jungen Hunden kennt. Inzwischen brachte ihn ein vorpubertäres Schlurfen mit hängenden Schultern vorwärts, das eine Lässigkeit ausdrücken sollte, die in diesem Alter meist nur lustig wirkt. Doch war das denn nicht normal? Für die Krankengymnastin wohl nicht, und sie fuhr fort, dass auch keines seiner Organe da liege, wo es hingehöre. War sie etwa eine Verwandte von Superman, aus-

gestattet mit dem Röntgenblick? Auch Paul schaute etwas irritiert: »Organe an der falschen Stelle? Wie eklig ist das denn!«, konnte man von seinen Augen lesen. Doch er blieb ruhig. Bis die Krankengymnastin das B-Wort in den Mund nahm: Er solle Barfußschuhe tragen, empfahl sie, die würden ihn wieder ins Gleichgewicht bringen. In diesem Moment bekam sein Blick etwas Panisches, und er entwickelte ausgeprägte Fluchttendenzen. Wir wollen niemanden beleidigen, der Barfußschuhe ästhetisch ansprechend findet, aber: Es gibt sicher attraktivere Schuhe für einen Zehnjährigen.

Und als die Krankengymnastin dann auch noch Pauls allmorgendliches Müsli auf das Schlimmste diskreditierte und behauptete, Muttermilch sei für die Babys da und Kuhmilch für die Kälber, da hätten auch wir das wirklich als das letzte Warnzeichen erkennen müssen und fluchtartig die Praxis verlassen und niemals wiederkehren sollen.

Doch wir flohen nicht, wir gingen wieder und wieder in die Praxis, zu jedem Termin – auch zum vorletzten von insgesamt sechs. Denn: Was konnte an einer harmlosen, Heil bringenden Krankengymnastik schon falsch sein? Die Therapeutin meinte es doch nur gut! Dann aber passierte es: Mit dem Rücken auf einem Gymnastikball liegend, sollte Paul einen Sandsack vom Boden aufheben und ihn werfen. Haben Sie das schon mal versucht? Uns schmerzte bereits die Vorstellung, und eigentlich ist es schon unmöglich, in dieser Lage mit den Händen überhaupt bis auf den Boden zu kommen. Aber dabei dann noch rücklings einen Sandsack von der Matte aufzuheben, damit hochzukommen und ihn zu werfen – das war eine Übung, wie sie nicht mal Soldaten in der Grundausbildung zugemutet wird, selbst wenn der Stabsunteroffizier einen Hang zum Sadismus hat. Trotzdem: Wir schauten nur fassungslos und irgendwie auch beeindruckt zu, schritten aber nicht ein …

Paul schaffte die Übung, sogar mehrfach hintereinander. Doch schon beim zweiten Mal meinte er, dass es ihm in der Leiste reiße, weil er doch ganz schön in den Bauch pressen müsse, um mit dem Sandsack in den Händen auf dem wackeligen Ball überhaupt hochzukommen. Selbst in diesem Moment schrien wir nicht Stopp, wir *packten auch nicht unsere Sachen und verließen nicht die Praxis. Nein: Wir ließen Paul die Übung brav absolvieren, bis zum bitteren Ende.*

Abends sahen wir dann die Quittung: Beim Duschen fiel Paul eine Beule am Unterbauch auf. Uns war gleich klar, dass das nichts Gutes bedeutete. Die Bestätigung gab's am nächsten Tag im Krankenhaus in Form der Diagnose »Leistenbruch«. Eine Woche später wurde Paul operiert, was wahrscheinlich nicht mal das Schlimmste war. Viel gravierender waren die drei Wochen absolutes Sportverbot im Anschluss. Die quälten ihn viel mehr als die Schmerzen nach dem Eingriff – nicht nur, weil er sonst alles trat, was ballähnlich ist und ihm vor die Füße kam, sondern auch, weil wir unseren Skiurlaub absagen mussten, auf den wir alle uns schon so sehr gefreut hatten.

Natürlich hatte Paul die Schwachstelle im Unterbauch, die zum Leistenbruch führte, schon vor der Krankengymnastik gehabt. Trotzdem war diese Quälerei der letzte Anstoß gewesen. Im Nachhinein hätte weniger gut gemeinter Aktionismus uns und vor allem Paul vieles ersparen können. Die Fersenschmerzen, die alles erst ins Rollen gebracht haben, sind übrigens ganz von allein wieder verschwunden.

Einführung

Das Beispiel zeigt: Selbst uns als Medizinern fällt es oft schwer, nichts zu tun, gelassen zu bleiben und die Dinge sich selbst zu überlassen. Viel hilft viel (in unserem Fall: Sehr, sehr viel muss einfach auch sehr, sehr viel helfen) – diese Weisheit steckt tief in uns Menschen drin, warum sollte einen da medizinisches Fachwissen zur Vernunft bringen? Wobei wir alle ja auch den gemeinen Stiefbruder von »Viel hilft viel« kennen: »Wer nichts macht, verpasst was.« Und wer will schon etwas verpassen? Es könnte ja wichtig sein. Es könnte helfen! Und man muss ja auch an später denken, an die Vorwürfe, wenn etwas schlecht gelaufen sein sollte. Keiner will doch ein verächtlich dahingeworfenes »Hättest du doch bloß …« hören. Wie soll man da als medizinischer Laie ruhig bleiben, wenn wir es als medizinische Profis schon kaum schaffen? Für viele Menschen ist das unmöglich.

Zumal einen in den Praxen und Kliniken der Republik auch Fachleute erwarten, von denen es viele nicht unbedingt darauf anlegen, die Beine baumeln zu lassen und diejenigen, die zu ihnen kommen, nur mit einem wohlmeinenden Ratschlag wieder nach Hause zu schicken. »Arzt« nennt sich diese Spezies, und sie hat neben dem Heilen viele Gründe, etwas zu tun: Geld, Bequemlichkeit oder Unwissenheit – um nur einige zu nennen.

Und so treffen zwei Parteien aufeinander, die sich gegenseitig brauchen und die dafür sorgen, dass oft etwas getan wird, das nicht getan werden müsste und manchmal auch nicht getan werden dürfte. Denn jedes ärztliche Tun kann eine Konsequenz haben – auch eine negative.

Wie aktiv wir Deutschen sind, wenn es um unsere Gesundheit geht, zeigt ein Blick auf den zugehörigen Markt.

Schon seit Jahren gehört Deutschland zu den Top 5 der Welt, wenn es um die Gesundheitsausgaben geht. Die USA stehen uneinholbar vorn, das Land steckt 16,4 Prozent seines Bruttoinlandsprodukts (BIP) in das körperliche und seelische Wohlergehen. Dahinter aber streiten sich Länder wie Frankreich, die Schweiz oder eben Deutschland um die Plätze. Allesamt zwacken sie etwa 11 Prozent ihres BIP für den Medizinsektor ab. Konkret sind das 300 Milliarden Euro jährlich – das ist fast eine Milliarde Euro am Tag, die Deutschland ausgibt, um etwas für die Gesundheit seiner Bürger zu tun. Was oft nicht nötig ist: Viel Geld wird für Nutzloses, oft gar Schädliches verschwendet. Etwa 30 Prozent aller Ausgaben in der Medizin würden vergeudet, sie brächten Patienten keine Vorteile, schätzt die Medizinprofessorin Wendy Levinson von der University of Toronto.

150 000 Ärzte in den 1980 Krankenhäusern Deutschlands und mehr als 147 000 Ärzte in den Praxen dieses Landes kümmern sich um uns. Man könnte es auch so ausdrücken: In Deutschland ist eine ganze Großstadt dafür abgestellt, unsere Krankheiten zu behandeln.

Das sind sehr viele Mediziner, aber: Wir brauchen sie auch, vor allem die in den Praxen. Denn mit einem einzigen Arztbesuch pro Jahr bei einem niedergelassenen Mediziner geben sich nur die wenigsten der insgesamt etwa 75 Millionen Menschen in Deutschland zufrieden. Und 19 Millionen kommen jedes Jahr in ein Krankenhaus. Im Durchschnitt besucht jeder gesetzlich Versicherte jährlich drei verschiedene Ärzte und mehr als jeder zweite sogar vier oder mehr. Das sind nur Durchschnittswerte, es gibt natürlich auch Menschen, die gar nicht zum Arzt gehen – andere dafür umso häufiger.

Treue Besucher der Praxen sind dabei gewiss nicht nur alleinstehende ältere Damen und Herren, die zu Hause niemanden mehr haben, mit dem sie reden könnten, und die deswegen regelmäßig ihren Hausarzt zum Plausch treffen. Nein, es sind wir alle: Bis zu neun Millionen Menschen sitzen montags in den Praxen der Republik und warten darauf, dass sie endlich mit *ihrem* Arzt sprechen können, der ihre Sorgen und Beschwerden versteht, der ihnen sagen wird, was getan werden muss gegen ihre Rückenschmerzen, ihre Erkältung oder ihre Angst vor dem Krebs. Denn irgendetwas ist immer, ob mit dem Körper oder der Seele. Etwas, das einem Sorgen macht, das man dem Arzt zeigen oder von dem man ihm berichten muss.

Man sollte es sich aber gut überlegen. Denn wenn man erst mal in der Praxis ist, wenn man vor dem Doktor sitzt, ihm von seinen Leiden berichtet, sich untersuchen lässt – dann ist es meist zu spät. Dann kann man nur schwer zurück, dann passiert oft etwas, das nicht passieren sollte; das zumindest dann nicht passieren dürfte, wenn es um das Wohl des Patienten ginge. Denn die Medizin steckt voller unnötiger, teurer und oft sogar schädlicher diagnostischer Maßnahmen und Therapien, die Ärzte oft in gutem Glauben anwenden, manchmal aber einfach auch nur, um mehr Geld zu verdienen. Und so verlässt manch Gesunder die Praxis als Kranker, bekommt eine Diagnose, die mit den Beschwerden gar nichts zu tun hat, oder soll Medikamente schlucken, die mehr schaden als nutzen. Dabei müssten viele Menschen mit ihren Beschwerden gar nicht zum Arzt. Oder anders: Bei vielen Krankheiten und Beschwerden ist es besser, erst einmal nichts zu tun, abzuwarten. Doch viele Menschen wissen das nicht, und viele Mediziner wollen es nicht wissen.

Ein Beispiel, das wir alle kennen, zeigt das sehr deutlich: die Erkältung. Das Missverständnis fängt schon damit an, dass wir überhaupt wegen einer Erkältung zum Arzt gehen. Denn man muss sich schon ernsthaft fragen, ob wir wirklich immer krank sind oder besser: nicht mehr gesund sind. Über die absurde Definition der Weltgesundheitsorganisation WHO (»Die Gesundheit ist ein Zustand des vollständigen körperlichen, geistigen und sozialen Wohlergehens und nicht nur das Fehlen von Krankheit oder Gebrechen«) müssen wir dabei nicht diskutieren, sie ist fern jeder Realität. Aber macht einen ein Leiden, das zwar quälend ist, aber schon in ein paar Tagen wieder verschwunden sein wird – macht einen so etwas schon zum Patienten, der einer Therapie bedarf? Sicher, man fühlt sich schlecht, oft sogar erbärmlich. Aber die Erkältung ist eher keine Gefahr für Leib und Leben, und die Beschwerden sind schnell wieder verschwunden, auch wenn man sich das in solchen Momenten nicht vorstellen kann. Der Volksmund sagt, eine Erkältung dauere mit Arzt eine Woche und ohne ihn sieben Tage. Der Volksmund hat recht. Man müsste eigentlich nur abwarten. Und doch gehen viele Menschen wegen einer Erkältung zum Arzt. Dann wird oft etwas getan, das nicht getan werden muss und nicht getan werden dürfte: Es wird ein Antibiotikum verschrieben. Auch auf den ausdrücklichen Wunsch der Patienten hin, wie eine Untersuchung der DAK zeigt: Vier von zehn Menschen glauben demnach an die Kraft von Antibiotika gegen Erkältungen, drei Viertel erwarten sogar deren Gabe, wenn hartnäckige Erkältungsbeschwerden nicht von selbst besser werden.

Viele Menschen verlangen also etwas Überflüssiges – Sie wissen ja: mit Arzt eine Woche, ohne sieben Tage.

Aber es gehören natürlich zwei dazu. Der Arzt ist nicht unschuldig. Er müsste es eigentlich besser wissen. Er müsste wissen, dass Erkältungen von Viren ausgelöst werden, gegen die kein Antibiotikum hilft – gegen die es überhaupt kein Mittel gibt. Man kann nun zu einem Wehklagen ansetzen und sich fragen, warum die Menschheit Raumsonden in den letzten Winkel des Sonnensystems schicken und Telefone bauen kann, die die Bewältigung des Alltags für ihre Besitzer übernehmen, warum sie aber bislang kein Mittel gegen eine Erkältung gefunden hat (und wohl auch erst mal nicht finden wird – es gibt einfach viel zu viele verschiedene Viren, nämlich 200, die Erkältungen verursachen). Doch man sollte eines nicht tun: ein Antibiotikum gegen eine Erkältung nehmen. Nicht nur, dass es nicht hilft, es hat auch immer potenzielle Nebenwirkungen, etwa auf Magen und Darm.

Bei einem anderen Beispiel, das auch viele kennen, ist es ähnlich: bei Rückenschmerzen. Die sind für viele inzwischen ein ständiger Begleiter in ihrem Leben, fast so etwas wie ein guter Bekannter: Fragt man Menschen, ob sie gerade Rückenschmerzen haben, dann antworten etwa 30 bis 40 Prozent mit Ja. Fragt man sie, ob sie im letzten Jahr zumindest ein Mal Schmerzen gehabt haben, sind es sogar mehr als 70 Prozent, die das bejahen. Viele gehen deswegen zum Arzt: In den Praxen des Landes gehören Rückenschmerzen seit Jahren zu den Diagnosen, die am häufigsten gestellt werden; innerhalb des Jahres 2011 wurde bei 35 Prozent der Bevölkerung eine Krankheit der Wirbelsäule und des Rückens dokumentiert. Vor allem der Lendenbereich ist betroffen – die täglichen Stunden im Sitzen und der Stress bei der Arbeit fordern ihren Tribut.

Inzwischen ist der Rückenschmerz aber nicht mehr nur eine Krankheit, sondern eine Art Popstar. Er prangt als Titelheld auf Zeitschriften, ist Protagonist im Fernsehen, nicht nur in Gesundheitssendungen, und belebt jede Party, wenn ausführlich die Art und die Auswirkung der Schmerzen geschildert und sich darüber ausgetauscht wird, was denn die Ärzte schon so alles mit einem angestellt haben. Wir alle haben eben Rücken. Aber auch, wenn wir noch so nonchalant mit dem lästigen Schmerz umgehen: Rückenschmerzen sind für viele Menschen eine große Last. Und für viele Ärzte der willkommene Anlass, etwas zu tun, was nicht getan werden muss – und auch nicht sollte.

Zunächst wird dann oft der Gerätepark angeworfen: Ein Röntgenbild vom Rücken hier, eine Magnetresonanztomografie(MRT)-Aufnahme da. Oder auch mal eine Untersuchung per Computertomografie. Den Ärzten geht das oft leicht von der Hand: Deutschland kommt insgesamt auf mehr als 130 Millionen Röntgenbilder jährlich und 17 Millionen Tomografien.

Und auf einer der Aufnahmen wird dann schon etwas sein: Experten schätzen, dass bei etwa 40 bis 50 von 100 Menschen, die eine MRT oder CT bekommen, etwas gefunden wird, von dem man nicht sagen kann, was es bedeutet. Und dann? Probiert man halt etwas anderes. Und noch etwas. Oder noch etwas anderes. Eine Wirbelsäulenvermessung etwa. Auch wenn nichts davon dem Patienten nutzt. Für die Behandlung hat der Arzt oft auch noch das eine oder andere Gerät in seiner Praxis stehen, das vor Jahren oder gar Jahrzehnten einmal angeschafft wurde und dessen Wirkmechanismus so wissenschaftlich klingt, dass es helfen muss. Strahlung (in Form von Wärme etwa) spielt dabei oft eine wichtige Rolle, einen belegten Nutzen gibt es selten. Wenn die Strahlen (und sonstige Apparaturen) aber nicht helfen, dann wird oft noch ein Physiotherapeut eingeschaltet (was nicht immer eine gute Idee ist), nicht selten aber auch die nächste Stufe gezündet und eine Operation angebahnt (was meist überhaupt keine gute Idee ist).

Ob man operiert wird, hängt dabei von vielen Dingen ab, aber nicht immer davon, ob es wirklich nötig ist und einem nutzt. Oft ist der Wohnort entscheidend, nicht nur bei einer Rücken-OP. So wurden zwischen 2010 und 2012 in Birkenfeld 60 Frauen von 10 000 die Gebärmutter entfernt, in Heidelberg nur 20 von 10 000. Wie kann das sein? Sollte nicht eigentlich die medizinische Notwendigkeit darüber entscheiden, ob jemand operiert wird – und nicht der Wohnort? Ja, sollte sie. Tut sie aber nicht. Bei der Entfernung der Mandeln, sogenannten Tonsillektomien, sind die Unterschiede noch dramatischer: In Coburg wurden nur 16 von 10 000 Kindern und Jugendlichen die Mandeln entfernt, in Bad Kreuznach 107. Dabei ist gerade dieser Eingriff oft nicht nötig und sollte sorgfältig abgewogen werden.

Diese Willkür war schon immer ein Problem. In den Dreißigerjahren des vergangenen Jahrhunderts entdeckte der Arzt John Alison Glover, dass die Raten an Tonsillektomien in den einzelnen Londoner Stadtteilen unterschiedlich waren und dass das davon abhing, wer die Ärzte ausgebildet hatte – und nicht davon, ob es wirklich medizinisch nötig war. Man kann noch deutlich weiter zurückgehen in der Geschichte, um Aktionismus in der Medizin zu entdecken. Schon 1800 Jahre vor Christus hatte der babylonische König Hammurapi das Problem erkannt, sein Gegenmittel fiel allerdings drastisch aus: Per Gesetz ordnete er an, dass operativ tätigen Ärzten, die übereifrig agierten, die Hand abgeschlagen oder ein Auge ausgestochen werden sollte. Der Bostoner Arzt Ernest Codman hingegen wählte 37 Jahrhunderte später, 1915, einen sanfteren Weg und machte sich mit einem Cartoon lustig über seine Kollegen, die damals prophylaktisch die Wurmfortsätze ihrer Patienten entfernten, auf dass diese niemals eine Blinddarmentzündung erlitten – eine irrwitzige medizinische Mode, die den Ärzten aber einiges an Arbeit und Geld bescherte.

Auch wenn es um unsere Knochen geht, ist ehrliche Handwerksarbeit immer noch deutlich geachteter als passives Zuschauen. Das Knie etwa ist ein äußerst beliebtes Arbeitsgebiet von Ärzten, vielleicht sogar eines der beliebtesten überhaupt. Zum Pech für die Patienten, zum Glück für die Ärzte ist es nicht ganz unaufwendig, das Innere des Gelenkes zu betrachten: Man muss operieren, um Kreuzbänder, Menisken und Knorpel sehen zu können. Doch es gibt Gott sei Dank patientenfreundliche Ausdrücke dafür: »minimalinvasive Arthroskopie« oder auch »Kniespiegelung« heißen sie. Sie klingen ganz harmlos und nach wenig Aufwand. Dass es auch hierbei Risiken gibt, Infektionen etwa, wird den Patienten nicht unbedingt als Erstes erzählt, wenn über solche Eingriffe geredet wird. Mehr als 413 000 Mal im Jahr spiegeln Ärzte in Deutschland das Knie, und die Patienten lassen es mit sich machen – auch wenn es oft nichts nutzt. Denn ein häufiger Grund für eine Arthroskopie des Knies ist ein Leiden, das man nicht therapieren kann: der Gelenkverschleiß. Trotzdem unterziehen sich sehr viele Menschen diesem Eingriff. Es scheint einen unendlich optimistischen Glauben an die Errungenschaften der Medizin zu geben, der die Patienten in den OP-Saal treibt. Die moderne Medizin muss es doch schaffen, einen Verschleiß des Kniegelenks aufzuhalten und sogar umzukehren! Tut sie aber nicht. Die Arthrose ist quasi die Erkältung der Orthopädie, nur dass sie leider nicht von selbst nach einer Woche verschwindet – es gibt einfach kein Mittel dagegen. All die schönen Maßnahmen, die die Ärzte anpreisen und anwenden, auch wenn sie sich noch so toll anhören, machen das Gelenk nicht besser – obwohl viele Ärzte sehr von ihrem Wirken überzeugt sind.

Selbst in einer der konservativsten medizinischen Disziplinen überhaupt passiert oftmals zu viel. Wobei mit »konservativ« keine politische Färbung gemeint ist, sondern einfach nur die Zurückhaltung, mit der die Ärzte vorgehen. Kinderärzte sind in ganz besonderem Ausmaß zurückhaltend, weil sie ganz besondere Patienten haben, denen sie eigentlich nur dann eine Therapie angedeihen lassen, wenn es gar nicht anders geht. Alles andere überlassen sie der Zeit und den Selbstheilungskräften. Denn jede Therapie hat potenzielle Nebenwirkungen, die kleine Menschen schlechter verkraften als große. Doch auch hier wird noch zu viel getan.

Es ist aber auch oft zu verständlich. Kinder brauchen einfach besonders viel Aufmerksamkeit, Schutz und Hilfe von Erwachsenen. Wenn ein Kind stürzt und auf den Kopf fällt, wenn es schreit und weint, nicht mehr aufhört damit, wenn es auch noch Kopfschmerzen bekommt, dann denken die Eltern natürlich an das Schlimmste – und wollen das unbedingt ausgeschlossen haben. Sie fahren mit dem Kind ins nächste Krankenhaus und treffen dort womöglich auf einen Arzt, der noch nicht allzu viel Erfahrung mit solchen Situationen hat, in denen er nicht nur das wimmernde Kind beruhigen muss, sondern auch die Eltern, die total verängstigt sind und wissen wollen, was mit ihrem Kind ist, ganz schnell, es ist doch nichts Ernstes, oder? Diese Kombination aus aufgeregten Eltern und unsicherem Arzt führt dann schnell zu etwas, das nicht passieren dürfte: Es wird ein Röntgenbild vom Kopf gemacht. Und das bedeutet: keinerlei hilfreiche Informationen für den Doktor, aber viel Strahlung für das Kind und Belastung für die Eltern, weil die Röntgenaufnahme nicht die gewünschte Erlösung bringt. Ein wenig Beruhigung durch den Arzt, eine Erklärung, warum die Verletzung des Kindes nicht schlimm ist: Das nutzt deutlich mehr als jede aufwendige Diagnostik mit teuren Apparaturen. Denn in den meisten Fällen ist ein Sturz auf den Kopf harmlos, und es gibt gute Möglichkeiten für den Mediziner, eine Gehirnerschütterung festzustellen oder auszuschließen – mit ein paar Fragen und einer einfachen Untersuchung, für die er nur Dinge braucht, die er in der Kitteltasche hat. Eine Röntgenaufnahme nutzt ihm nichts.

Doch natürlich ist es nicht so einfach für den Arzt in so einer Situation. Wenn wir hier schreiben, was er tun sollte und was nicht, ist das natürlich längst nicht so schwer wie die Umsetzung. Das wissen wir nur zu gut. Zumal auch wir Patienten die Mediziner unter Druck setzen, etwas zu tun. Und doch gehört es zu den Anforderungen an einen guten Arzt, öfter mal standhaft zu bleiben. Er muss sich immer wieder eine Frage stellen: Hat eine medizinische Maßnahme mehr Vorteile als Nachteile?

Es ist die entscheidende Frage in der Medizin. Denn nicht jedes Medikament, nicht jede Spritze und nicht jede Operation hat einen Nutzen für den Patienten, auch wenn er das Gefühl hat. Aber jede Maßnahme hat mögliche Nebenwirkungen und Komplikationen, wirklich jede.

Auch eine Methode, deren Prinzip so überzeugend klingt, so bestechend elegant, dass sie einfach gut sein muss: die Krebsfrüherkennung. Natürlich wäre es ein unschätzbarer Vorteil, wenn man Tumore so rechtzeitig diagnostiziert, dass man sie entfernen kann, bevor sie ihr übles Zerstörungswerk anrichten können.

Doch leider ist es nicht ganz so einfach, wie es klingt. Und leider ist der größte Nachteil einer Früherkennungsuntersuchung nicht, dass man einfach nichts findet, obwohl etwas da ist (was natürlich auch passieren kann). Nein: Es kann schwerwiegende Folgen haben, wenn man sich einer Früherkennungsuntersuchung unterzieht. Von »elegant« kann überhaupt nicht mehr die Rede sein, wenn etwa ein Krebs diagnostiziert wird, der gar nicht da ist – aber Untersuchungen nach sich zieht, die gefährlich sein können. Dann wird es auf einmal ernst und bedrohlich, auch wenn das gar nicht nötig wäre.

Deswegen wird ein guter Arzt nur dann etwas tun, wenn der potenzielle Nutzen die Nachteile übersteigt. Das sollte bei Früherkennungsuntersuchungen so sein und bei allen anderen Maßnahmen auch. Helfen bei der Entscheidung für oder gegen eine Maßnahme sollte ihm die Wissenschaft. »Evidenzbasiert« nennt man ein solches Vorgehen, bei dem der Arzt in seine Überlegungen neben seiner Erfahrung die besten wissenschaftlichen Untersuchungen miteinbezieht, die über eine bestimmte Diagnosemethode oder Behandlung vorliegen. Viele Methoden in der Medizin mussten und müssen sich in diversen Studien beweisen, sie müssen zeigen, ob und welchen Vorteil sie haben. Das kann und sollte jeder Arzt nutzen – es ist eine enorme Hilfe für seine tägliche Arbeit. Doch in der Realität spielt die evidenzbasierte Medizin noch eine zu geringe Rolle. Und das führt zu Überflüssigem, Nutzlosem, Gefährlichem und Schädlichem. »Unangemessene Untersuchungen und Behandlungen sind zu einem zentralen Problem der Medizin geworden«, sagte der Sozialmediziner David Klemperer, Professor an der Universität Regensburg, der *Süddeutschen Zeitung*.

Warum aber ist das so? Warum muten so viele Ärzte ihren Patienten das zu? Warum können sie sich nicht die Zeit nehmen für ein ausführliches Gespräch, ihr Gegenüber einfühlsam beraten und etwas tun, was sie nicht viel Mühe kostet: abwarten, die Beschwerden im Auge behalten und nur dann etwas unternehmen, wenn es auch wirklich nötig ist? Um diese Fragen zu beantworten und auch die eigene Erwartung an den Arzt herunterzuschrauben, sollten wir uns mal in seine Lage versetzen und uns seinen Arbeitsalltag vor Augen führen.

Der erste wichtige Punkt ist sein Informationsstand. Der ist in vielen Bereichen leider oft gleichbedeutend mit relativer Unwissenheit. So mancher Arzt bezieht einen guten Teil seiner Informationen, auf deren Basis er seine Entscheidungen trifft, aus dem Studium und aus dem Material von Pharmavertretern. Ersteres ist mitunter schon Jahrzehnte her, der Wissensstand also oft überholt – um es vorsichtig auszudrücken. Neue Erkenntnisse aufzunehmen und einzubeziehen fällt vielen Medizinern nicht leicht, denn ihre Zeit ist äußerst knapp bemessen: Wenn sie schon im Durchschnitt für ihre Patienten in der Praxis nur wenig Zeit haben, wie sollen sie dann noch Fachliteratur lesen und dort das Wichtige vom Unwichtigen trennen? Den Großteil der Neuigkeiten gibt es zudem auch nur in englischer Sprache, und das ist für viele Ärzte ein echtes Hindernis. Schätzungen zufolge wollen oder können mehr als 80 Prozent der Ärzte in Deutschland keine Artikel auf Englisch lesen. Da kommen die etwa 16 000 Pharmavertreter gerade recht, die durch Deutschlands Praxen tingeln und ihnen hübsch aufgemacht und in einfachen Worten zusammengefasst die wichtigsten Aussagen von aktuellen Studien präsentieren. Nur haben die bei ihrer Aus- und Wortwahl eher das Wohlbefinden ihres Arbeitgebers im Sinn als das der Patienten – und eher jene Studien mit im Gepäck, die das Medikament gut aussehen lassen, das sie dem Arzt möglichst nahebringen wollen.

Aber selbst wenn der Mediziner sich auf den neuesten Stand bringen wollte und könnte: Es nutzt ihm oft nicht viel. Bei der Hälfte der etwa 3000 Therapien für die wichtigsten Leiden weiß man nicht, ob sie für die Patienten überhaupt einen Nutzen haben – es gibt einfach keine wissenschaftlich hochwertigen Studien, die das belegen könnten. Nur jede Zehnte dieser Therapien hat einen solchen nachgewiesenen Nutzen – und etwa genauso viele Methoden sind entweder wahrscheinlich oder sogar nachweislich unwirksam oder gar schädlich. In der Chirurgie, also in dem Fachgebiet, in dem viel operiert wird, ist die Lage besonders prekär: Experten schätzen, dass es für sechs von sieben chirurgischen Verfahren nicht erwiesen ist, dass sie dem Patienten nutzen. Zusammenfassend könnte man sagen: Die Ärzte tun etwas, von dem niemand weiß, ob es das Richtige ist.

Der zweite wichtige Punkt, der sich zumindest teilweise aus der Unwissenheit ergibt, ist Unsicherheit. Es erfordert schon Mut, abzuwarten. Und etwas zu tun liegt gefühlsmäßig eigentlich immer näher, als etwas nicht zu tun. Man muss auch ehrlich sagen: Es ist in gewisser Weise in der Medizin angelegt. Das zeigt sich schon am Wort Behandlung, in dem das Wort »Handlung« steckt. Und Nichtstun hat einfach ein schlechtes Image, bei uns Patienten wie bei Medizinern. Von einem guten Arzt erwarten wir doch, dass er uns mit modernster Technik untersucht, dass er uns ein Medikament verschreibt, dass er eine heilsame Operation anordnet. Wir fühlen uns schließlich krank und möchten wissen, woher das kommt und was man dagegen tun kann. Also tun die Ärzte auch etwas, und dabei tun sie viel Falsches.

Der dritte wichtige Punkt ist Geld. Oftmals auch das, welches Ärzte irgendwann einmal selbst ausgegeben haben. Denn viele Mediziner schaffen sich teure Geräte an, und die müssen sich bezahlt machen. Sie dürfen nicht untätig herumstehen, sie müssen laufen. Also ordnet der Arzt auch mal die eine oder andere Untersuchung oder Therapie mit diesem Gerät an, die vielleicht gar nicht unbedingt nötig gewesen wäre.

Generell gilt der Grundsatz: Reden ist Silber, Schweigen ist Golf. Denn mit dem Patienten zu sprechen, seinen Beschwerden und Problemen mit gezielten Fragen auf den Grund zu gehen, ihn zu beruhigen – das wird von den Krankenkassen nur schlecht vergütet und kostet Zeit, die man lieber auf dem Golfplatz verbringen würde. Also tun viele Ärzte lieber etwas, anstatt zu reden, unterbrechen ihre Patienten nach 11 bis 24 Sekunden das erste Mal und geben ihnen nach etwa acht Minuten die Hand, um sie freundlich, aber bestimmt zu verabschieden. Beides sind natürlich nur Durchschnittswerte, und wenn Ihr Doktor erst nach 39 Sekunden etwas einwirft: Freuen Sie sich. Doch das ändert nichts an der Verwirrung, die oft beim Verlassen der Praxis herrscht: Bis zu 80 Prozent der wichtigen Informationen, die ein Arzt seinen Patienten mitgeteilt hat, haben diese dann wieder vergessen, und »das meiste vom Rest noch dazu falsch verstanden«, wie es der Sozialmediziner David Klemperer der Zeitschrift *Vive* sagte. Macht nichts: Der aktive, tatkräftige Arzt kommt beim Patienten gut an. Viel hilft zwar nicht viel, bringt aber viel ein – auch Zutrauen. Es lohnt sich einfach deutlich mehr, etwas zu tun, als etwas nicht zu tun: »Wir haben gegenwärtig ein Anreizsystem, in dem umso mehr bezahlt wird, je mehr Patienten durchgeschleust und je mehr getan wird. Der Verzicht auf eine Maßnahme und das Setzen auf das erläuternde Gespräch wird nicht belohnt«, sagte der Medizinethiker Giovanni Maio der *Ärztezeitung*. Er hat recht.

Es kommt aber manchmal sogar noch etwas auf die Ärzte zu, wenn sie auf eine Maßnahme verzichten: eine Klage. Nach dem Motto »Hätte mein Arzt doch eine Untersuchung X gemacht, dann wäre meine Krankheit Y entdeckt worden und hätte behandelt werden können«, verklagen manche Patienten ihren Arzt wegen Nichtstuns. Um dem zu entgehen, veranlassen viele Mediziner sinn- und nutzlose Untersuchungen, Tests oder Therapien. Lieber auf Nummer sicher gehen! Das bedeutet fast immer: lieber etwas zu tun, als etwas nicht zu tun. »Ärzte werden in der Regel nicht verklagt, weil sie zu viel an Diagnostik machen, sondern wenn sie Diagnostik unterlassen«, sagte der Zürcher Mediziner Thomas Rosemann dem Wissenschaftsmagazin *Nano*. »Defensive Medizin« heißt diese Form des Schutz-Aktionismus, und sie treibt, man kann es sich denken, vor allem in den USA ihre besonderen Blüten.

Doch es gibt da auch noch den Glauben, vor allem den Glauben an sich selbst – der vierte wichtige Grund für überflüssiges Machen und Tun. Der Glaube ist etwas, das der Medizin noch nie gutgetan hat. Zumindest eine übermäßig große Portion davon. Natürlich sollte ein Arzt an sich und seine Fähigkeiten glauben, allerdings sollte dieser Glaube Grenzen haben – der Arzt sollte sich nicht allein auf ihn verlassen.

Der Glaube hat einen Cousin, er heißt Erfahrung. Dieser Cousin ist ein tückisches kleines Biest: Er ist einerseits unglaublich wichtig und kann aus einem guten Mediziner einen sehr guten machen. Doch er gaukelt auch etwas vor: Sicherheit. Wenn sich ein Arzt nur auf seine Erfahrung verlässt, kann das gefährlich sein. Sie kann ihn täuschen. So kann ein Mediziner gute Erfahrungen mit einer Behandlungsmethode gemacht haben, die eigentlich nutzlos ist. Das klingt vielleicht nach einem Widerspruch, ist aber keiner.

Skizzieren wir mal ein Beispiel. Ein Arzt verordnet schon seit Jahren, vielleicht sogar Jahrzehnten, das Medikament X gegen die Krankheit Y. Mit großem Erfolg: Die Wirkung ist durchschlagend positiv. Das erkennt er daran, dass ihm der eine Teil der Patienten davon berichtet, wie viel besser die Beschwerden doch geworden sind, und der andere Teil der Patienten gar nicht erst wieder in seine Praxis kommt, weil es ihnen so gut geht durch das Medikament. Klingt eigentlich zu schön, um wahr zu sein, oder? Es ist auch nicht wahr, zumindest nicht immer. Denn es gibt auch andere Erklärungen für das Verhalten der Patienten: Manche kommen vielleicht genau aus dem gegenteiligen Grund nicht mehr, weil die Behandlung zu nichts geführt hat, sich die Beschwerden nicht gebessert haben oder sie womöglich sogar schlimmer geworden sind. Sie gehen dann zu einem anderen Arzt, in der Hoffnung, dass dem etwas Besseres gegen ihre Beschwerden einfällt.

Und die Patienten, die wiederkommen und denen das Medikament geholfen hat, haben vielleicht einfach nur Glück gehabt. Sie sind vielleicht nur die statistischen Ausreißer, die es fast immer gibt. Wenn etwa eine Behandlung nur bei fünf Prozent der Patienten wirkt, würde man sie zwar nicht als effektiv bezeichnen, doch es gibt eben immerhin ein paar Menschen, denen sie hilft. Und wenn einer davon seinem Doktor gegenübersitzt und ihm froh vom Erfolg von dessen Therapie berichtet, hat der Arzt natürlich das Gefühl, er habe das absolut Richtige getan. Das Gefühl kann bei dem einen oder anderen Mediziner recht lange anhalten.

Viel häufiger noch als der Zufall schlägt allerdings der Placeboeffekt zu. Sie haben sicher schon von ihm gehört oder gelesen, von seiner spektakulären Wirkung, die zu einer Besserung führt, obwohl nur scheinbar behandelt wird. Das klingt geheimnisvoll (wie kann etwas wirken, obwohl nichts getan wird, das eine Wirkung hat?), der Placeboeffekt ist aber etwas ganz Gewöhnliches – etwas, das jeder Arzt täglich nutzt, ob er will oder nicht. Denn er tritt nicht nur bei Scheinbehandlungen auf, sondern ist allgegenwärtig und fast immer mit dabei, wenn Mediziner etwas behandeln, ganz automatisch. Eine willkommene Nebenwirkung gewissermaßen. Allein das Auftreten des Arztes und seine Worte können schon Gutes bewirken: Wenn er ein ruhiges Gespräch mit seinem Patienten führt und ihm erläutert, was seine Beschwerden verursacht und wie man sie behandeln könnte, macht das oft schon den halben Behandlungserfolg aus. Doch natürlich wirkt der Placeboeffekt auch bei nutzlosen Therapien, sie sind ja eigentlich auch nichts anderes als Scheinbehandlungen. Ob der Arzt ein echtes Placebo verschreibt, also ein Medikament, in dem nur Zucker enthalten ist und kein Wirkstoff, oder ein Antibiotikum gegen eine Erkältung, das definitiv nicht gegen die verursachenden Viren hilft, oder ob er dem Patienten eine überflüssige Wärmebestrahlung angedeihen lässt: Meist hat das eine positive Wirkung auf den Patienten, zumindest eine gewisse Zeit lang.

Die Wirkung ist übrigens auch keine Einbildung! Der Patient fühlt sich nicht einfach nur besser, es geht ihm auch tatsächlich besser. Der Placeboeffekt ist physiologisch messbar. Das Problem an ihm ist allerdings seine begrenzte Haltbarkeit und sein beschränktes Ausmaß: Er wirkt nicht ewig und auch nicht immens stark. Man sollte sich also nicht allein auf ihn verlassen. Außerdem, und das ist der entscheidende Grund, warum ein Arzt nicht einfach nutzlose Therapien nach dem Motto »Wirkt ja sowieso« verschreiben sollte: Der Placeboeffekt ist wirklich fast immer mit dabei, also auch bei einer Therapie, die eine nachgewiesene Wirkung hat, die tatsächlich hilft, die nicht nutzlos ist – da wirkt er dann noch zusätzlich. Warum also sollte der Arzt den Placeboeffekt mit überflüssigem Mist vergeuden?

Er sollte es nicht. Er sollte aber um ihn wissen, ihn einbeziehen in sein Kalkül. Manche Ärzte tun das übrigens ganz bewusst und verschreiben Placebos, meist gegen Schmerzen oder auch Schlaflosigkeit, bei denen sie besonders wirkungsvoll sind. Das mag ethisch gesehen fragwürdig sein, ärztlich gesehen ist es aber durchaus nachvollziehbar, wenn es dem Patienten nutzt.

Viele Mediziner aber berücksichtigen den Placeboeffekt nicht, genauso wenig wie einen weiteren Effekt, der auch recht häufig auftritt: die Spontanheilung. Damit ist gemeint, dass vieles von ganz allein gut wird, der Körper sich selbst hilft. Denn eines muss man sich klarmachen: Er kann sich ganz gut wehren gegen die meisten Zipperlein, gegen viele Malaisen, oft sogar gegen schwere Krankheiten. Er hat eine ganze Armee zur Verfügung, die nur darauf ausgerichtet ist, Eindringlinge abzuwehren, Viren und Bakterien zum Beispiel. Sie heißt Immunsystem und arbeitet extrem effektiv – Erkältungsviren etwa hat sie meist innerhalb von einer Woche besiegt, selbst eine echte Grippe bekommt sie meist in den Griff. Zudem gibt es auch Spezialkräfte, die sich nur um Reparaturen kümmern, wenn etwas verletzt wurde, die Haut etwa. Direkt an Ort und Stelle wird dann zunächst das Gerinnungssystem aktiv und stillt die Blutung. Äußerst fein austariert greift ein Rädchen ins andere, bis sich letztlich eine Art Netz über die Wunde legt. Danach muss das zerstörte Gewebe durch neues ersetzt werden, spezielle Zellen kümmern sich darum. Ihr Werk dauert etwas länger, manchmal Wochen und Monate, die Haut sieht danach aber oft aus wie neu, nur selten sind Narben das Ergebnis. Wenn ein Knochen gebrochen ist, passiert Ähnliches, nur etwas aufwendiger. Und natürlich wird der Körper, so ganz nebenbei, von all den unbrauchbaren Stoffen gereinigt, die bei seinem Betrieb anfallen oder die er über das Essen und Trinken aufnimmt – Leber und Nieren arbeiten Tag und Nacht dafür.

Warum also sollte man dem Körper nicht erst einmal die Chance geben, selbst etwaige Probleme zu lösen? Man muss ihm nur ein bisschen Zeit lassen. Deswegen ist es oft besser, wenn sich der Arzt zusammen mit dem Patienten dafür entscheidet, zunächst nichts zu tun, und ihn instruiert, noch mal in seine Praxis zu kommen, wenn die Beschwerden nach einiger Zeit nicht besser sind oder wenn sie sich verschlechtern. Dann kann er immer noch aktiv werden.

»Watchful waiting« nennt man dieses Verfahren – beobachten und abwarten. Es ist eine probate Strategie, den Körper das Problem lösen zu lassen. Gleichzeitig schont es die Patienten, weil sie nicht den potenziellen Nebenwirkungen einer Therapie ausgesetzt sind, und behält sie trotzdem unter ärztlicher Obhut. Watchful waiting ist der Mittelweg zwischen Zurückhaltung und Kontrolle – mit einer eindeutigen Betonung auf Ersterem. Lassen wir uns darauf ein und schrauben unseren Wunsch nach Behandlung zurück, kann uns das vor manchem Schaden bewahren. Es braucht aber Vertrauen: Der Arzt muss sich selbst vertrauen, dass er das Richtige tut – oder eher, dass es richtig ist, dass er nichts tut. Das ist nicht einfach für ihn, doch im Sinne des Patienten. Ein noch viel größeres Vertrauen aber muss der Patient haben, vor allem zu seinem Arzt. Denn er geht deswegen zu ihm, damit er ihm hilft, also etwas tut. Sonst hätte er ja gar nicht hingemusst.

Meldet sich dann noch diese hartnäckige Stimme, die sich immer dann bemerkbar macht, wenn ein Problem auftaucht, die flüstert, »Dagegen musst du etwas tun«, dann ist es kaum auszuhalten, wenn der Doktor sagt »Wir warten erst mal ab«. Doch die Selbstheilungskräfte des Körpers helfen meist besser als jede Therapie. Im besten Fall stört die zwar nicht und lässt den Körper machen, aber sie hilft eben oft auch nicht – und hat potenzielle Nebenwirkungen, die auch mal ernster sein können.

Der aktionistische Arzt aber sieht nur seinen Patienten, dem es durch seine Therapie besser geht, durch das, was er getan, was er veranlasst hat. Das speichert er ab, daran erinnert er sich, wenn er wieder einen Patienten mit ähnlichen Beschwerden hat. Er wird es dann genau so wieder tun. Und wieder. Und wieder …

Erfahrung ist äußerst wertvoll, wir wollen sie hier gar nicht schlechtreden, aber sie muss sich einordnen in das, was die Wissenschaft in vielen guten Studien herausgefunden hat. Wenn der Arzt in seine Entscheidung diese Erkenntnisse, die wissenschaftliche Evidenz, einbezieht, dann relativiert sich der eine oder andere persönliche Erfolg des Arztes – aber auch der eine oder andere Misserfolg.

Es gibt allerdings auch einen Typus von Arzt, der sich selbst durch beste Argumente und Evidenz nicht davon abhalten lässt, etwas zu tun: der Handwerker. Viele Mediziner aus den operativen Fächern wie (Neuro-)Chirurgie (Bandscheiben!), Orthopädie (Knie!) oder Hals-Nasen-Ohren-Heilkunde (Mandeln!) operieren gerne, man darf das nicht unterschätzen. Sie wollen etwas mit ihren Händen tun, sie wollen etwas formen, bauen, basteln. Ähnlich wie die Menschen, die am Wochenende im Haus oder im Hobbykeller sägen, hämmern, kleben oder feilen, fiebert so mancher Arzt in Klinik oder Praxis darauf hin, endlich wieder zu operieren und den ganzen bürokratischen Ballast der Praxis (vor Patienten und dem Computer sitzen, Dokumente ausfüllen, den Betrieb mit den Sprechstundenhilfen organisieren) zumindest für einen Tag in der Woche hinter sich zu lassen und zu sägen, zu hämmern, zu kleben oder zu feilen. Genau das tut er nämlich auch im Operationssaal.

Und so trägt, neben dem guten Geld, das er verdient, auch die Leidenschaft fürs Handwerken sicher ihren Teil bei zu einer fast unglaublichen Zahl: 15,8 Millionen. So oft wurde 2013 operiert. Klingt nach sehr viel? Ist es auch. Denn wenn man sich anschaut, wie viele Eingriffe acht Jahre zuvor, 2005, vorgenommen wurden, kommt man schon ins Grübeln: 30 Prozent weniger waren es da noch. Sind wir also mit der Zeit immer kränker geworden – so viel kränker, dass man operieren muss? Man muss dabei wissen, dass eine Operation keine Leichtigkeit ist, dass man als Patient immer Risiken auf sich nimmt, etwa die Narkose. Und dass sie nicht immer einen Nutzen hat, dass danach also nicht immer alles, oft noch nicht einmal ein bisschen was besser ist. Vor allem dann nicht, wenn der Operateur Herausforderungen liebt. Also Eingriffe, die keine leichte Sache sind. Schwere, komplizierte Operationen, bei denen sein ganzes Können gefordert ist für Dinge, die er nicht immer und immer wieder macht. Es darf gerne auch mal was anderes sein, etwas, das ein bisschen Abwechslung in seinen

Alltag bringt. Bei dem er zeigen kann, was in ihm steckt. Zu Hause will er sein Talent auch nicht damit vergeuden, nur neue Birnen in die Lampe zu schrauben! Also macht mancher Arzt Eingriffe, die er besser nicht machen sollte.

Für die Kliniken hat es, rein betriebswirtschaftlich gesehen, natürlich auch Vorteile, wenn der Laden brummt und sie für Eingriffe zum Teil mehrere Tausend Euro (und manchmal sogar mehr) bekommen. Auch wenn das nicht offensiv von der Klinikleitung kommuniziert wird, hat es doch so mancher Arzt im Hinterkopf.

Das ist natürlich nicht überall so, und viele Mediziner halten sich zurück, wenn sie erkennen, dass sie etwas überfordern könnte – wie es schon Theodor Billroth propagierte, einer der großen Chirurgen des 19. Jahrhunderts: »Operiere nur, was du selbst auch an dir machen lassen würdest!« Aber es bleibt Tatsache, dass viele Eingriffe unnötig sind oder gar schädlich, dass es bei vielen Erkrankungen besser wäre, zurückhaltender vorzugehen.

Zumal auch die Pharma- und Gesundheitsindustrie einiges dafür tut, möglichst viele Kunden, pardon: Patienten, zu gewinnen. Dabei versorgt sie nicht nur Ärzte mit Informationen, die, um es vorsichtig zu sagen, eine gewisse Tendenz haben. Nein: Sie erschafft sich auch ihren eigenen Markt. »Disease Mongering« heißt das Fachwort dafür, das schon Anfang der 2000er seinen Eingang in die medizinische Sprachkultur fand. Am einfachsten übersetzt man es mit »Krankheiten erfinden«, denn nichts anderes ist es, wenn Charaktermerkmale wie Schüchternheit und Lustlosigkeit oder auch Befindlichkeitsstörungen wie Schwitzen und Magen-Darm-Grimmen zu ernsten Leiden umgedeutet werden, die einer Behandlung bedürfen. Bedürfen sie aber natürlich nicht, es ist ganz normal, schüchtern oder lustlos zu sein. Und der Bauch darf auch ab und an mal ein paar Geräusche von sich geben.

Ein Arzt ist also nicht immer das, was man braucht, wenn man sich nicht gut fühlt oder tatsächlich krank ist. Auch aus Studien weiß man, dass es nicht immer das Wohlbefinden der Patienten steigert, wenn sich viele Mediziner mit ihnen befassen. Forscher des Dartmouth Institute for Health Policy and Clinical Practice in den USA entdeckten folgenden irrational klingenden Zusammenhang: In Regionen der USA, in denen es mehr Krankenhausbetten gab und mehr spezialisierte Ärzte als in anderen Gegenden, dort also, wo man eigentlich eine bessere gesundheitliche Versorgung vermuten würde, starben mehr Menschen an Herzinfarkten und Darmkrebs. Und als Forscher der amerikanischen Harvard University untersuchten, ob es denn die Patienten gefährdet, wenn Ärzte streiken, kamen sie zu einem ziemlich eindeutigen Ergebnis: Nein, es schadet ihnen meistens nicht – es sterben dann zumindest nicht mehr Menschen.

Hinzu kommt, dass sich die Menschen durch das Vollkasko-Gefühl, das die moderne Gesundheitsindustrie vermittelt, nicht unbedingt besser fühlen. Das zeigte zumindest eine Studie von Forschern der Ohio University in den USA. Sie werteten Daten aus 28 Ländern aus, die im Zeitraum von 1981 bis 2007 in Befragungen erhoben worden waren, und fanden dabei einen kuriosen Zusammenhang: Viele Ärzte, Apparate und Arzneien geben den Menschen nicht mehr Sicherheit, sondern, im Gegenteil, mehr Unsicherheit – sie empfinden sich als ungesünder. Und das wiederum erhöhe die Nachfrage nach medizinischer Versorgung, so die Wissenschaftler. Medizinische (Über-)Versorgung macht unsicher, führt zu medizinischer Versorgung, führt zu Unsicherheit – ein Teufelskreis.

Doch es rührt sich etwas in der Welt, auch in Deutschland – das ist die gute Nachricht. Es gibt einige Ärzte, die sich mit überflüssiger Medizin nicht abfinden wollen. Da ist zum Beispiel die Cochrane Collaboration. Das ist *die* Organisation, die weltweit für die evidenzbasierte Medizin steht. Diese Art von Medizin ist der Schlüssel für ein vernünftiges und abwartendes Vorgehen, weil sie sich auf hochwertige Wissenschaft stützt. Cochrane existiert seit 1993, und mittlerweile bemühen sich dort mehr als 30 000 Menschen in über 130 Ländern darum, qualitativ hochwertige Studien zu initiieren und die Forschungsergebnisse für Ärzte so aufzubereiten, dass diese Empfehlungen bekommen, ob bestimmte

Therapien einen Nutzen haben oder nicht. Oft kommt dabei heraus, dass sie keinen haben. Das bedeutet nicht unbedingt, dass sie keine Wirkung haben, es bedeutet nur, dass diese Wirkung dem Patienten keinen Vorteil bringt. Ein Medikament kann effektiv den Blutdruck senken – und trotzdem keinen Nutzen haben. Es kann sogar das Risiko erhöhen, zu sterben. Was nutzt es einem, wenn zwar der Blutdruck niedrig ist, man aber früher stirbt?

Solche Zusammenhänge findet man nur mit größeren Studien heraus. Die Wissenschaftler von Cochrane bedienen sich dazu oft sogenannter Metastudien, in denen sie alle guten Untersuchungen zu einer Fragestellung zusammenfassen und auswerten. Man bekommt so bessere, genauere Aussagen, weil es einfach mehr und bessere Daten gibt. Für die Ärzte könnte das eine große Hilfe sein, und doch wird die Arbeit von Cochrane von vielen noch ignoriert, von manchen auch angefeindet. Sie fürchten eine Medizin nach Plan, die ohne die Erfahrung und Intuition der Ärzte auskommen müsste. Doch man kann den Medizinern diese Furcht nehmen: Die Erfahrung des einzelnen Arztes spielt auch in der evidenzbasierten Therapie eine wichtige Rolle, allerdings sollte man ihre Relevanz auch richtig einschätzen können – wir haben die Tücken ja schon beschrieben.

Hat die Cochrane Collaboration ihren Ursprung in Großbritannien (der Mann, nach dem sie benannt ist, Archibald Cochrane, war Brite), kommt eine neuere Bewegung aus Nordamerika: die Choosing-Wisely-Kampagne. Sie wurde vor mehr als fünf Jahren begründet. Das grundlegende Prinzip von Choosing Wisely sind Top-5-Listen von Maßnahmen. Allerdings geht es nicht um die besten Therapien oder diagnostischen Schritte, sondern um das Gegenteil: um die Dinge, die überflüssig sind und die man als Arzt nicht tun sollte. Es sind Anti-Aktionslisten, wenn man so will. In Form von Not-to-do-Listen sollen sie den Ärzten Erinnerung und Mahnmal gleichzeitig sein. In den USA machen bislang mehr als 60 Fachgesellschaften bei der Choosing-Wisely-Kampagne mit, etwa die der Neurologen, der Schlafmediziner oder der Internisten. Sie empfehlen ihren Ärzten dann zum Beispiel, bei Kopfschmerzen kein Elektroenzephalogramm (besser bekannt unter seiner Abkürzung EEG) zu machen und keine Routine-Gesundheitschecks durchzuführen. Manche der Empfehlungen sind eigentlich Selbstverständlichkeiten, die nicht mehr extra aufgeführt werden müssten, sollte man denken. Aber es scheint sehr widerstandsfähige Ärzte zu geben. Ob die Listen tatsächlich etwas ändern, ob die Mediziner nun tatsächlich weniger tun, ist noch nicht klar. Einige unserer Empfehlungen in diesem Buch gründen aber auf den gut belegten Top-5-Listen von Choosing Wisely.

Die Initiative hat auch Einfluss auf andere Länder. Einige britische Fachgesellschaften etwa zogen Anfang 2015 nach, in der Schweiz entstand die Smarter-Medicine-Initiative, in Deutschland wurde die Gemeinsam-Klug-Entscheiden-Initiative begründet. Ihr Ansatz ist etwas anders als der von Choosing Wisely. Zum einen sollen die Patienten mehr miteinbezogen werden, zum anderen geht es den Initiatoren wohl nicht nur darum, etwas *nicht* zu tun, sondern ruhig auch mal etwas zu tun, was angebracht wäre, aber zu selten gemacht wird. Das klingt erst mal deutlich weniger radikal als das Vorgehen von Choosing Wisely, und die Frage ist, ob diese fehlende Radikalität das Vorhaben nicht verwässert. Es wird sich zeigen, wie ernst die Ärzte in Deutschland die Kampagne nehmen. Die Fachgesellschaft der Internisten hat inzwischen schon einige Top-5-not-no-do-Listen für mehrere ihrer Spezialdisziplinen erstellt, etwa die der Kardiologen. Immerhin ein guter Anfang.

Aber natürlich gibt es auch außerhalb von Initiativen viele Kämpfer für das Gute. Der Hausarzt, der seinen Patienten sagt: »Wir tun erst mal nichts, wir warten ab und beobachten das genau.« Der Hochschuldozent, der seine Studenten das Abwarten lehrt. Der Chefarzt, der seinen Assistenzärzten sagt, sie sollten sich zurückhalten mit aufwendiger Diagnose und Therapie, um keinen Schaden anzurichten. Und der Einzelkämpfer, der sich mit Gesinnungsgenossen zusammenschließt und in Fachartikeln für Gelassenheit und Zurückhaltung plädiert. Etwa Thomas Kühlein, Direktor des Allgemeinmedizinischen Instituts am Universitätsklinikum Erlangen, der zusammen mit Stefanie Joos und Tobias Freund 2013 im *Deutschen Ärzteblatt* eine Art Plädoyer für Zurückhaltung geschrieben hat. Der Titel klingt schon vielversprechend (»Patientenorientierte Medizin: Von der Kunst des Weglassens«), und der Text hält das Versprechen. Kostproben gefällig? – »Eine Kernaufgabe hausärztlicher Tätigkeit ist das Aushalten ›diagnostischer Unsicherheit‹ zusammen mit dem Patienten und die Vermeidung unnötiger Diagnostik und Therapie.« Oder auch: »Vor dem Hintergrund stetig zunehmender diagnostischer und therapeutischer Möglichkeiten erfordern die Bedürfnisse einer älter werdenden Gesellschaft für den Einzelnen oft nicht mehr Diagnostik und Therapie, sondern eine verantwortungsvolle Begrenzung medizinischer Interventionen. Diese Begrenzung sollte sich am Leiden und den persönlichen Zielen der Patienten orientieren.«

Es geht den Autoren nicht darum, medizinische Leistungen wegen wirtschaftlicher Gründe einzusparen, nein: Sie denken im Sinne der Patienten, denen man als Arzt etwas erspart, wenn man gelassen bleibt. Der Artikel aus dem *Ärzteblatt* sei nur beispielhaft genannt für einige andere, die Mediziner immer wieder daran erinnern, nur das zu tun, was nötig ist – und nicht, was möglich ist.

Möglich ist nämlich tatsächlich vieles, neuartige Geräte, Medikamente und Methoden laden geradezu ein, etwas zu tun. Einen Nutzen haben längst nicht alle. Anders als bei Autos oder Smartphones ist die Eigenschaft »neu« in der Medizin kein Qualitätsmerkmal – im Gegenteil. Denn mit neuen Verfahren hat man einfach noch nicht so viele Erfahrungen sammeln können wie mit alten – auch wenn sie noch so modern sind und ihnen Eigenschaften zugesprochen werden, die die alten in den Schatten stellen sollen.

Neue Medikamente etwa haben oft nicht mehr Nutzen als alte, man könnte auch sagen: altbewährte. Im Gegenteil: Die Nebenwirkungen von neuen Mitteln kommen oft erst dann zutage, wenn sie auf dem Markt sind, also raus sind aus dem Zulassungsverfahren, in dem in verschiedenen Phasen Sicherheit und Wirkung erprobt wurden. Das geschieht nämlich oft an relativ wenigen Probanden, manchmal nur an ein paar Hundert. Und selbst wenn es 2000 oder 3000 sind, an denen ein neuer Wirkstoff erprobt wird und bei denen nur wenige und harmlose Nebenwirkungen auftreten, heißt das nicht allzu viel. Denn eine Nebenwirkung, vielleicht sogar eine schwere, die bei einem von 10 000 Patienten auftritt, trat zuvor in der Zulassung bei den 3000 Probanden womöglich gar nicht zutage. Und schon bei einer Nebenwirkungsrate von 1:10 000 kann man wahrlich nicht von selten sprechen, man muss sich nur überlegen, dass etwa Schmerzmedikamente täglich von Hunderttausenden geschluckt werden.

Ein bekanntes Beispiel ist Vioxx, das Schmerz- und Rheumamittel, das 1999 zugelassen und fünf Jahre später wieder vom Markt genommen wurde, weil es das Risiko für Herzinfarkte und Schlaganfälle drastisch erhöht hatte. Diese Nebenwirkungen waren in der Zulassung nicht aufgefallen: Da war es nur an etwa 5000 Probanden getestet worden. Eingenommen hatten es bis zum Rückzug vom Markt aber 80 Millionen Menschen – sollte es doch deutlich seltener zu Magenblutungen führen, eine bekannte und recht häufige Nebenwirkung anderer Schmerz- und Rheumamittel wie ASS (besser bekannt unter dem Handelsnamen Aspirin) oder Diclofenac (bekannter Handelsname Voltaren). Auch bei der Antibabypille ist »neu« nicht gleich »besser«. Es gibt inzwischen vier Generationen von Verhütungspillen, die Pille der dritten und der vierten Generation aber, also die neueren, gelten unter vielen Experten als risikoreicher. Denn die Pille ist kein bunter Smartie, den eine Frau, ohne groß nachzudenken, einnehmen kann. Nein, sie ist ein Hormonpräparat, das eine tödliche Nebenwirkung haben kann: eine Lungenembolie als Folge eines Blutgerinnsels, das eine Beinvene verschließt. Bei den neueren Präparaten der dritten und vierten Generation kann dies häufiger vorkommen.

Solche bösen Überraschungen zeigen sich immer wieder, wenn neue, moderne Medikamente auf den Markt kommen. Sie müssen sich halt erst einmal bewähren, und das kann dauern. Genauso wie bei allen anderen neuen Methoden, die in die Medizin Einzug halten. Die Faustregel lautet: Je neuer, desto unbekannter, desto größer das Risiko.

Nun mag das alles für den einen oder anderen Mediziner nicht ganz überzeugend klingen, hat er doch bislang noch alles in den Griff bekommen, weil er sich auf eines verlassen kann: auf sein Können. Doch vielleicht erinnert er sich noch an einen Lehrsatz aus seinem Studium: primum nil nocere – zuerst einmal nicht schaden. In die Medizin Einzug hielt dieser Leitspruch durch Scribonius Largus ein paar Jahrzehnte nach Christi Geburt. Er war Hofarzt des römischen Kaisers Tiberius Claudius Nero Caesar Drusus, und es ging ihm damals eher um den Ruf der Ärzte, der von allerlei Mythen umrankt war. Die entstanden vor allem, wenn Menschen unter mysteriösen Umständen starben. Damals gerieten schnell die Ärzte mit ihrer Heilkunst in Verdacht, und ein Leitspruch, der die Schadenverhütung in den Mittelpunkt des ärztlichen Tuns stellte, war gutes Marketing – und bewahrte nebenbei wohl so manchen vor Unheil. Denn die Medizin war zu dieser Zeit noch nicht besonders, sagen wir mal: ausgereift. Es wurde viel getan, was den Patienten eher schadete als half, man wusste es einfach nicht besser. Bevor man dem Fortschreiten einer Krankheit einfach nur zusah, machte man lieber etwas, auch wenn es überflüssig oder schädlich war.

Anfang des 19. Jahrhunderts hatte sich die Situation noch nicht grundlegend gewandelt. Die Mediziner damals ließen ihren Patienten Einläufe, Schröpfkuren, Brechmittelgaben und Aderlässe angedeihen, manchmal bis zur Ausblutung. Beliebt waren auch in die Haut eingelegte Haarseile, die sich entzünden und Eiterherde entstehen lassen sollten – wofür auch immer das gut gewesen sein sollte. Aber ein Arzt aus Meißen kam auf eine geniale Idee, die zu seiner Zeit wohl viele Leben rettete: Er erfand eine Therapieform, die damals wenig bis keinen Schaden anrichtete. Die Methode hat sich bis heute gehalten, sie heißt Homöopathie.

Man kann von der Homöopathie halten, was man will – und ihre Daseinsberechtigung in der heutigen Zeit zu Recht anzweifeln. Damals aber war sie ein gewaltiger Fortschritt, ja fast eine Revolution für die Patienten. Denn die Methode von Samuel Hahnemann, ihrem Erfinder, war äußerst erfolgreich – gerade weil sie keine Wirkungen hatte und damit auch keine schlimmen Nebenwirkungen. Hahnemann verdünnte viele seiner Medikamente nämlich so weit, bis kein Molekül eines Wirkstoffs mehr enthalten war. Es blieb nur nebenwirkungsfreies Wasser, das auf Zuckerkügelchen geträufelt oder direkt eingenommen wurde – und eine gute Portion Glaube an die Wirkung dieser hahnemannschen Mittelchen, die im Placeboeffekt mündete und für Erfolgserlebnisse bei den Patienten sorgte. Noch heute lässt der Glaube an die Wirkung der Homöopathie viele Menschen wirkstofffreie geschüttelte Tinkturen und benetzte Kügelchen einnehmen. Es ist eine etwas andere Form des Nichtstuns, die allerdings dann Nebenwirkungen haben kann, wenn man auch bei behandlungsbedürftigen Krankheiten nicht tätig wird, also keinen Arzt aufsucht, weil man sich auf die Homöopathie verlässt oder der Schulmedizin gänzlich misstraut. Dann kann es sogar richtig gefährlich werden.

Denn natürlich gibt es auch Leiden, die unbedingt in die Hände eines Arztes gehören, der sie mit schulmedizinischen Methoden behandelt. Wir plädieren deswegen auch nicht bei allen Erkrankungen für Gelassenheit und Zurückhaltung, das können wir gar nicht, es wäre fahrlässig. Es geht uns nur darum, den Blick dafür zu schärfen, dass es oft auch mal besser ist, abzuwarten. Und bei Symptomen, die eine harmlose Ursache haben, ist das fast immer der bessere Weg. Wie aber kann man solche Beschwerden von ernsten Krankheiten unterscheiden? Ruhig bleiben kann man vor allem bei Symptomen, die man schon mal hatte und daher einordnen kann. Auf jeden Fall einem Arzt zeigen sollten Sie hingegen Ungewöhnliches, sehr Akutes, Extremes, Plötzliches, lange Andauerndes und Beschwerden, die nicht besser werden oder nicht ganz verschwinden. Kopfschmerzen, die immer wiederkommen und manchmal sogar zum Erbrechen führen, Stiche in der Brust oder im linken Arm, die etwa beim Treppensteigen oder Fahrradfahren auftreten, eine Abgeschlagenheit, die über Wochen oder gar Monate anhält; auch hohes Fieber, sehr starke Bauchschmerzen oder starker Schwindel und Sprachstörungen sind Gründe, schnell einen Arzt aufzusuchen. Und auch wenn Sie sich große Sorgen machen, sollten Sie in eine Praxis oder ins Krankenhaus gehen. Denn natürlich ist es oft besser, den Fachleuten die Entscheidung zu überlassen, ob etwas zu tun ist und was. Dabei sollte man wissen: Selbst hinter vielen dramatischen Symptomen steckt oft etwas, mit dem man gut zurechtkommen kann.

Wir kennen das auch. Paul etwa wurde eines Nachts wach, weil er nicht mehr richtig atmen konnte. Nur noch ein Keuchen war zu hören, ein Bellen, Panik war in seinen Augen zu erkennen. Nicht einmal ein Jahr alt war er da, ein kleines Würmchen, das nicht wusste, wie ihm geschah. Wir packten ihn uns und gingen schnell raus auf den Balkon. Es wurde ein wenig besser, aber er keuchte noch immer und bekam schlecht Luft. Wir dachten an das Schlimmste und glaubten, unser Sohn habe einen Asthmaanfall, sein Leben sei bedroht, in wenigen Augenblicken würde er ersticken!

Wir liefen ins Kinderkrankenhaus, das nur 200 Meter von unserer Wohnung entfernt liegt. Der Weg dorthin hatte Paul schon gutgetan, seine Luftnot war etwas besser geworden, doch verschwunden war sie noch nicht. Der Arzt aber beruhigte uns sofort: Paul habe einen Pseudokrupp-Anfall, und den bekäme man schnell in den Griff – durch kalte, feuchte Luft und ein Cortisonzäpfchen. Ursache des Pseudokrupps ist eine Entzündung der Atemwege, speziell des Kehlkopfes – daher die dramatischen Symptome und Geräusche. Und tatsächlich: Nachdem Paul ein Zäpfchen bekommen hatte und wir noch einmal mit ihm raus an die frische Luft gegangen waren, wurde es deutlich besser. Was für eine Erleichterung! Ein Problem erzählten wir dem Arzt aber noch: Wir wollten am nächsten Tag in den Urlaub fliegen, in die Toskana. Wie sollten wir das mit einem kranken Kind tun, das bis gerade eben kaum Luft bekommen hatte? Wir sahen uns schon mit der Billig-Fluglinie hart verhandeln um eine Verschiebung des Abflugtermins, rechneten aus, was das wohl kosten würde, stellten uns vor, wie wir der nur italienisch sprechenden Vermieterin unseres Apartments erklären sollten, dass wir ein paar Tage später kommen würden. Der Doktor aber blieb gelassen und sagte nur, er sei ein bisschen neidisch, gerne würde er mit in die Toskana fliegen. Aber Sorgen müssten wir uns keine machen. Es könne zwar sein, dass Paul noch einmal so einen Anfall bekäme, aber »ob er den hier in Hamburg oder in Italien bekommt, das ist egal«. Er gab uns noch ein Zäpfchen mit – und ein gutes Gefühl. Am nächsten Tag flogen wir in die Toskana und hatten einen tollen Urlaub. Einen erneuten Pseudokrupp-Anfall bekam Paul nicht – nach dem entspannten Auftritt des Arztes hätte uns der aber wohl auch nicht mehr aus der Ruhe gebracht.

Zugegeben: Wir hatten Glück mit unserem Arzt. Ein anderer hätte vielleicht deutlich mehr getan, wäre viel vorsichtiger vorgegangen und hätte Paul sogar im Krankenhaus behalten. Trotzdem: Wenn man unsicher ist, sollte man zum Arzt gehen. Man muss dann ja nicht alles mit sich machen lassen, sondern sollte ruhig mal nachfragen, ob und warum eine Diagnostik oder Behandlung notwendig ist. Dass das schwierig ist, wissen wir. Wir zeigen Ihnen nun aber, wann es tatsächlich besser für die Gesundheit ist, erst mal nichts zu tun.

»Operieren geht über Studieren«
Orthopädie

Arthrose (Verschleiß) im Knie

Im Jahr 2002 erlangte ein Arzt Berühmtheit, indem er zeigte, dass nicht immer alles so ist, wie es scheint. Bruce Moseley war ein angesehener Orthopäde, er betreute die amerikanische Basketballnationalmannschaft bei den Olympischen Spielen, das berühmte Dream-Team, und verdiente gut daran, vielen seiner Patienten eine Kniespiegelung, die sogenannte Arthroskopie, angedeihen zu lassen. Dabei wird zum einen das Gelenk auf Schäden inspiziert und mit Kochsalzlösung gespült, um es quasi von innen zu reinigen, zum anderen wird aber meist auch der Knorpel geglättet, um einen Verschleiß zu behandeln und damit die Beschwerden des Patienten zu lindern.

Moseley wollte nun wissen, ob das, was er da tagtäglich tat, auch wirklich einen Nutzen hatte. Also machte er eine Studie, in der er 180 Patienten mit Kniegelenksverschleiß in verschiedene Gruppen aufteilte. Spektakulär daran war, dass eine der Gruppen nur eine Scheinoperation erhielt – im Gegensatz zu den anderen Patienten, deren Gelenke tatsächlich entweder nur gespült oder gespült und geglättet wurden.

Mit den Scheinspiegelungen nahm Moseley es dabei ganz genau: Zunächst bekamen seine Probanden eine Narkose, dann ritzte er ihnen mit einem Skalpell in die Haut über dem Knie, bewegte das betroffene Bein – ganz so wie bei einer richtigen Spiegelung. Doch all das reichte ihm noch nicht: Ein Assistent imitierte mit einem

Eimer Wasser die typischen Spülgeräusche einer Kniespiegelung. Moseley wollte ganz sichergehen, dass seine Patienten dachten, sie würden wirklich operiert. Denn wer weiß, was die auch unter Narkose mitbekommen würden? Die Täuschung funktionierte: Nach dem Scheineingriff glaubten alle Probanden, dass sie eine Kniespiegelung erhalten hatten. Noch aber konnte niemand sagen, was es für einen Unterschied machte, ob man eine richtige Spiegelung mit allem Zipp und Zapp bekommen hatte oder ob das Knie nur äußerlich angeritzt worden war, unterlegt von Spülgeräuschen. Die spannende Frage klärte sich nach zwei Jahren, als die Studienteilnehmer gefragt wurden, wie es ihnen denn gehe. Die Auskunft war fast bei jedem die gleiche, egal ob die Probanden operiert worden waren oder nicht: Sie waren zufrieden mit ihrem Zustand, vor allem hatten sie noch immer weniger Schmerzen als vor dem (Sch)Eingriff. Was für eine Überraschung: Die teure, aufwendige und manchmal mit schweren Nebenwirkungen und Komplikationen verbundene Kniespiegelung hatte also nicht besser abgeschnitten als eine Scheinoperation! Und was für eine Blamage für eine Methode, die in den USA und Deutschland zur Routine vieler Orthopäden gehört.

Das Ergebnis bestätigte sich sechs Jahre später in einer weiteren Studie: Es zeigte sich, dass die Kniespiegelung einer Therapie, bei der die Ärzte ohne den Eingriff auskamen, nicht überlegen war. Auch nachfolgende Untersuchungen erbrachten immer wieder das Gleiche. Auf gut Deutsch: Eine Kniespiegelung zur Behandlung eines Gelenkverschleißes ist überflüssig, sie hat normalerweise keinerlei Nutzen für die Betroffenen. Zwar sorgt der Placeboeffekt dafür, dass manche Patienten eine Besserung verspüren. Aber der hält leider nicht allzu lange an – und überwiegt ganz und gar nicht den Schaden, den die Nebenwirkungen der Therapie anrichten können. Denn immerhin muss der Arzt über einen kleinen Hautschnitt mit einem Gerät in das Innere des Gelenks eindringen, sich dort mit einer winzigen Kamera umsehen, es mit einer Kochsalzlösung durchspülen, überflüssig erscheinendes Gewebe abschneiden und dann das Gerät wieder herausnehmen.

48 Medizin

Zuvor hat der Patient natürlich noch eine Narkose bekommen. All das birgt Risiken. Im Gelenk kann sich zum Beispiel eine Infektion entwickeln, die nur schwer zu bekämpfen ist, weil Antibiotika dort nicht so gut wirken.

Und trotzdem werkeln und prokeln deutsche Orthopäden mit einer Unbedarftheit am Knorpel im Knie herum, als würden sie im Garten mal eben den Rasen mähen: Bei den Frauen war die Arthroskopie des Knies im Jahr 2013 die vierthäufigste Operation, mehr als 141 000 Eingriffe verzeichnete das Statistische Bundesamt, bei den Männern war es sogar die dritthäufigste Operation mit fast 148 000 Eingriffen. »Die Zahl der arthroskopischen Eingriffe dürfte über dem medizinisch Sinnvollen liegen«, sagte der Chirurg Hartwig Bauer 2011 dem *Deutschen Ärzteblatt*. Er drückte sich so zurückhaltend aus, wie man es als Generalsekretär der Deutschen Gesellschaft für Chirurgie tut (das war er damals). Aber die Wahrheit ist: Das Knie ist ein äußerst beliebtes Tätigkeitsfeld von Ärzten, meist von Orthopäden, und wie sagt man so schön: Wo gehobelt wird, fallen Späne. Beim Knie fallen besonders viele Späne: Bei der Behandlung von Knie- und Hüftgelenksarthrosen registrierte die Bundesärztekammer für 2014 die meisten Ärztefehler.

Doch der Nachschub ist garantiert und stetig, ist die Arthrose doch die häufigste Gelenkerkrankung bei Erwachsenen, und die des Knies darunter wiederum die Nummer eins. Nach Schätzungen des Robert Koch-Instituts wird hierzulande bei etwa 12,4 Millionen Personen irgendwann eine Arthrose diagnostiziert, bei rund 6,9 Millionen Frauen und bei etwa 5,5 Millionen Männern. Vor allem ältere Menschen trifft es, die mit ihren womöglich übergewichtigen Körpern jahrzehntelang das Knie belastet oder sich in jüngeren Jahren beim Sport die Kreuzbänder verletzt haben. Die sind dann nicht richtig zusammengewachsen und konnten das Kniegelenk deswegen nicht mehr stabilisieren. Bei vielen älteren Menschen werden auch die Menisken mürbe, reißen und verlieren dadurch ihre Pufferfunktion. Das alles sind Ursachen für einen Knieverschleiß. Ein bisschen Abnutzung ist aber am Knie auch ganz normal. Ein MRT-Bild reicht lange nicht aus, um die Diagnose Arthrose zu stellen. Denn: Bei Knieuntersuchungen dürfte man auf MRT-Bildern fast immer einen pathologischen Befund sehen, sagt der ehemalige Vorsitzende des Sachverständigenrates im Gesundheitswesen, Friedrich Wilhelm Schwartz. Und der Direktor der Orthopädischen Klinik der Universität Regensburg, Joachim Grifka, sagte auf *Netdoktor*: »Grundsätzlich gilt: Wir operieren keine Röntgenbilder. Auch bei ausgeprägten Veränderungen mit Knorpelabnutzung gibt es Patienten, die wenig oder keine Beschwerden haben.« Daher ist es auch gar nicht nötig, bei einer Arthrose ständig bildgebende Apparate anzuwerfen, sondern nur dann, wenn ihr Ergebnis für die Diagnostik notwendig ist oder eine Konsequenz für die Behandlung hat.

Leider sieht die Realität hierzulande anders aus. Da werden Patienten, die von Schmerzen in ihren Muskeln, Knochen und Gelenken geplagt sind, viel zu oft in die Röhre geschoben oder vom Röntgenapparat durchleuchtet. Wenn der Arzt einem darauf dann den geschundenen Knorpel zeigt und einem klar wird, warum das Knie so sehr schmerzt, warum jedes Aufstehen aus dem Sitzen zur Qual wird, warum jede auch nur etwas längere Strecke zur Aufgabe wird – dann nimmt man die Hilfe gerne an, die einem der Arzt anbietet. Und wenn die dann noch als harmlos angepriesen wird, werden auch vielleicht aufkommende leise Zweifel schnell verdrängt. Denn was ist schon eine Arthroskopie? Morgens operiert, abends schon wieder raus aus der Klinik. Von vielen Ärzten wird die Kniespiegelung als kleiner Eingriff verkauft. Und zwar im wahrsten Sinne des Wortes verkauft. Denn natürlich verdienen die Mediziner daran. Und geben ihren Patienten nebenbei etwas Hoffnung. Dass die nicht allzu lange anhält, ist ihnen dabei oft egal, könnte man denken.

Noch harmloser und kleiner, fast nicht bemerkbar, ist eine weitere äußerst beliebte Methode: Spritzen ins Knie. Gern genommen wird dabei sogenannte Hyaluronsäure, ein ganz natürlicher Stoff. Denn die Hyaluronsäure ist ein Bestandteil des menschlichen Körpers. Und sie hat Fähigkeiten, die fast zu schön sind, um wahr zu sein: Sie kann Wasser speichern und dann als eine Art Kissen fungieren, als Puffer. Und sie kann, das ist eigentlich das Beste, das Gelenk schmieren. Wie Öl, das einen Motor rundlaufen lässt. Das optimale Mittel für kaputte Gelenke also. Könnte man zumindest denken. Doch in der Medizin ist es leider komplizierter als unter der Motorhaube eines Autos. Nicht alles ist so gut, wie es den Anschein hat, auch wenn es absolut plausibel klingt. Vorgänge im Menschen laufen nicht so planmäßig kalkulierbar ab wie ein Versuch in der Physik, bei dem man schon vorher weiß, dass B passiert, wenn A gemacht wird. Der menschliche Körper ist eben einfach unberechenbar. Das Einzige, was wirklich aussagekräftig ist, sind klinische Studien, in denen sich Medikamente und Therapien beweisen müssen. Und da sieht es nicht besonders gut aus für die Hyaluronsäure: Zwar scheinen Injektionen die Beschwerden mancher Patienten etwas zu bessern, allerdings haben sie auch Nebenwirkungen, zum Teil schwerwiegende. Weil die Wirkung zudem nicht allzu lange anhält und die Kassen die Therapie in den allermeisten Fällen nicht bezahlen, bleibt unter dem Strich die Empfehlung, darauf zu verzichten.

Wenn Sie also das Wort »gelenkaufbauendes Mittel« hören, dann sollten Sie äußerst misstrauisch werden. Auch wenn es sich um Pulver oder Tabletten handelt. Es mag zwar sehr bequem sein, mal eben eine Pille zu schlucken und damit etwas für Ihr Knie zu tun – so eine Spritze ins Gelenk ist halt doch nicht für jeden etwas –, es hilft aber auch nichts. Und es kann zu Wechselwirkungen mit anderen Medikamenten kommen, die dann nicht mehr so gut oder ganz anders wirken als gewollt. Dass viel Geld für diese Mittelchen vergeudet wird, müssen wir wohl nicht mehr groß erläutern. Deswegen nur eine Zahl, um klarzumachen, was das Geschäft mit der Hoffnung einbringt: Im Jahr 2012 gaben die Amerikaner 813 Millionen Dollar für solche Substanzen aus. Sie hätten die Dollarscheine auch verbrennen, um das Feuer tanzen und dazu Knieschwüre murmeln können – der Effekt wäre vermutlich der gleiche gewesen.

Das Knie ist eben einfach eine wichtige Geldquelle für viele

Ärzte. Und eine Quelle der Inspiration, hat man manchmal das Gefühl. So manche Orthopädiepraxis hat einen ganzen Strauß an Therapien für das Knie im Angebot, der auf große Kreativität schließen lässt. »Laser« ist dabei ein wichtiges Stichwort. Übrigens würden wir nicht ausschließen, dass auch wir eine Linderung spüren würden – obwohl wir wissen, wie nutzlos viele Verfahren sind. Aber wenn ein Laser über das Knie gleitet oder eine Spritze ins Gelenk gejagt wird, dann macht das schon Eindruck!

Die schwerwiegendste Entscheidung bei einem verschlissenen Knie ist aber immer noch die für einen Gelenkersatz – vor allem dann, wenn er eigentlich noch gar nicht notwendig ist. Denn Ärzte setzen hierzulande oft zu früh ein künstliches Knie ein. Sie verdienen am Einbau einer Prothese einfach besser als an einer nichtoperativen Behandlung. Aber auch die Patienten sind nicht unschuldig: Sie wollen heute uneingeschränkt mobil sein und wünschen sich eine Operation, weil sie denken, danach sei alles wieder gut. Da sind sie sich dann schnell mit ihrem Arzt einig, wenn der zu einer raschen Operation rät. Dabei sollte der Gelenkersatz generell die Ultima Ratio sein, das letzte Mittel, nachdem alle konservativen Behandlungen ausgeschöpft sind. Denn: Was weg ist, ist weg. Und auch ein künstliches Gelenk kann Probleme machen. Darüber hinaus hält es nicht ewig, es muss vielleicht noch einmal durch ein Neues ersetzt werden. Wer sich zu diesem unumkehrbaren Schritt entschließt, sollte daher nicht nach Ergebnissen von Aufnahmen gehen, sondern allein danach, wie stark er unter der Arthrose leidet und wie sehr sie ihn im Alltag einschränkt. Und er sollte immer etwas im Hinterkopf haben: In der Orthopädie gibt es so gut wie keine Notfalloperationen, schon gar nicht bei Verschleißerkrankungen wie der Kniegelenksarthrose. Man kann also immer noch abwarten, sich Alternativen zeigen lassen und in Ruhe das Für und Wider eines künstlichen Gelenkes abwägen, bevor man sich endgültig entscheidet.

Akute Rückenschmerzen

Schmerzen im Rücken, besonders im Kreuz, gehören zu den häufigsten Leiden überhaupt. Sie sind inzwischen zur Volkskrankheit geworden – und manchmal zur Modeerscheinung. Das Thema Rücken prangt auf den Titelblättern von Fitness-, Gesundheits-, Frauen- und Nachrichtenmagazinen. Es gibt ganze Sendungen im Fernsehen dazu, und Hape Kerkelings Alter Ego Horst Schlämmer, der Rückenschmerzen persifliert, indem er ständig darüber klagt, er »habe Rücken«. Es gab aber auch andere Zeiten: Im späten 19. und frühen 20. Jahrhundert waren Rückenschmerzen längst nicht so ein gesellschaftliches Thema wie heute, in der Literatur der damaligen Zeit etwa waren sie längst nicht so präsent. Man kann nur darüber spekulieren, warum sich ein derartiger Wandel vollzogen hat (andere Arbeitsbedingungen als heute, die Menschen bewegten sich damals mehr und häufiger …), doch fest steht, dass Rückenleiden inzwischen ein unglaublich wichtiger Gesundheits- oder besser Krankheitsfaktor sind, der eine ganze Industrie unterhält: Mehr als 70 Prozent der Menschen in Industrienationen leiden irgendwann in ihrem Leben mindestens einmal unter ihnen, in manchen Quellen ist sogar von 85 Prozent die Rede. So ist es auch kein Wunder, dass sie auf Platz zwei der am häufigsten gestellten Diagnosen in Deutschland stehen – bei 25 Prozent der Bevölkerung diagnostizierten Ärzte sie im Jahr 2011. Sie sind der fünfthäufigste Grund, warum Menschen zum Arzt gehen, und haben das deutsche Gesundheitssystem im Jahr 2008 3,6 Milliarden Euro gekostet. Aber eigentlich sind die Zahlen auch egal: Die meisten von uns haben schon mal »Rücken gehabt«, kennen diesen Schmerz, der einem beim Aufstehen ins Kreuz fährt und den ganzen Tag (und oft auch die Nacht) nicht mehr verschwinden will, der gern auch über mehrere Tage anhält und einem vieles verleiden kann. Für manche gehört er schon zum Leben dazu.

Natürlich ist die typische Bürotätigkeit mit viel Sitzen und wenig Bewegung eine wichtige Ursache, aber die Forschung hat in den letzten Jahren zunehmend einen anderen Faktor ins Visier genommen: Stress. Der führe bei der Arbeit unwillkürlich zu einer verkrampften Sitzhaltung und die wiederum zu fehlbelasteten Muskeln, so die Annahme über diesen Zusammenhang, der zunächst mal eigenartig wirkt.

Beides, die wenige Bewegung und der viele Stress, sind nicht ganz einfach aus der Welt zu schaffen, deswegen werden Sie sich freuen, wenn wir Ihnen die gute Nachricht mitteilen, dass Rückenbeschwerden zu den Leiden mit den höchsten Raten an Spontanheilungen gehören. Bei bis zu 90 Prozent der Betroffenen verschwinden akute Kreuzschmerzen innerhalb von sechs Wochen, ohne dass es einer Behandlung durch einen Arzt oder einen anderen Therapeuten bedarf. Lassen Sie also am besten erst einmal keinen Mediziner an Ihren Rücken, damit der nicht etwa ein Röntgenbild anfertigt, eine Spritze tief in die Muskulatur des Rückgrats jagt, eine Elektrotherapie beginnt oder irgendetwas anderes. Er sollte Ihnen auch nicht empfehlen, sich zu schonen. All diese Maßnahmen sind nicht nur überflüssig, sie können sogar schaden, wie sich immer wieder in Studien zeigt.

Röntgenbilder etwa: Experten schätzen, dass bis zu 80 Prozent, vorsichtig ausgedrückt, nicht nötig sind. Und weniger vorsichtig ausgedrückt: Sie können gefährlich sein für die Patienten. Wer jetzt an die Strahlenbelastung denkt, hat recht – aber die ist noch das geringere Problem. Viel schlimmer ist, dass der Arzt auf einem Bild vom Rücken, auch per Magnetresonanz- oder Computertomografie (MRT oder CT), oft etwas findet. Und das wird dann für schuldig befunden, obwohl es mit den Beschwerden vielleicht gar nichts zu tun hat. Denn: Macht man solche Aufnahmen bei Menschen, die über keinerlei Rückenbeschwerden klagen, sieht man auch bei ihnen in bis zu 87 Prozent der Scans Auffälligkeiten, die ganz und gar nicht gut aussehen. Verschlissene Bandscheiben etwa. Verschleiß aber gehört nun einmal zum Leben dazu und hat keinen Krankheitswert. Studien zeigen, dass etwa 20 Prozent der Bandscheiben von 20-Jährigen schon diese Abnutzungserscheinungen zeigen, bei 40-Jährigen sind sie bei 40 Prozent zu sehen und bei 60-Jährigen sogar bei 80 Prozent.

Trotzdem beeindruckt das angefertigte Bild sowohl den Arzt als auch den Patienten – es ist ja auch augenscheinlich, dass da etwas nicht in Ordnung ist: »Schauen Sie mal, Herr Müller, da sieht man den Grund für die Schmerzen ganz deutlich!«, triumphiert der Arzt und leiert dann etwas an, das nicht nötig ist, vielleicht Nebenwirkungen hat und schaden kann. Und der Patient? Sieht schwarz auf weiß, dass er wirklich etwas hat. Was nicht unbedingt seine Zuversicht steigert und auch nicht zur Besserung seiner Beschwerden führt, sondern manchmal zum Gegenteil: zu einer sogenannten somatischen Fixierung und damit zu einer Chronifizierung. Was er befürchtet hat, nämlich dass sein Rücken krank ist, scheint wohl zu stimmen! Sollte da nicht noch eine Untersuchung folgen, die endgültige Gewissheit bringt? Nein, sollte sie nicht. Denn echte Gewissheit gibt es fast nie auf solchen Bildern, nur eine scheinbare. Es ist ja auch zu verlockend: Äußerst detailreich sind die Veränderungen am Rücken zu erkennen. Aber auch wenn der Doktor meint, etwas Krankhaftes zu sehen: Bei 85 Prozent der Patienten können die Ärzte die Ursache des Schmerzes nicht genau benennen. Die Folge ist dann oft eine unnötige Behandlung, manchmal sogar eine überflüssige Operation.

Deswegen lautet eine Grundregel von klugen Ärzten: Innerhalb der ersten sechs Wochen von Kreuzschmerzen keine Aufnahmen machen, falls es keine bedrohlichen Warnzeichen gibt wie etwa Lähmungen. Wir können Ihnen nur zu größter Vorsicht raten, wenn Ihr Arzt Ihnen mit Nachdruck zu einer Bildgebung rät, wenn er also per Röntgenapparat, MRT, CT oder was auch immer eine Aufnahme von Ihrem Rücken machen möchte. Das Risiko, dass er das tut, ist übrigens bei einem Orthopäden höher als bei anderen Ärzten, haben Studien gezeigt. Eine gründliche Befragung des Patienten und eine körperliche Untersuchung reichen für die Diagnose vollkommen aus, wenn Sie erst seit kurzer Zeit (unter sechs Wochen) über Kreuzschmerzen klagen.

Seien Sie auch äußerst misstrauisch, wenn Ihr Arzt die Wörter »Spritze«, »sofortige Wirkung« und »ganz harmlos, obwohl die Nadel so lang ist« in den Mund nimmt. Eine Spritze in den Rücken ist immer mit der potenziellen Nebenwirkung einer Infektion verbunden. Hinzu können noch ganz andere Dinge kommen, vor allem, wenn der Mediziner nicht allzu geübt ist im Hantieren mit langen, spitzen Gegenständen. Trotzdem erfreuen sich Spritzen bei vielen Ärzten großer Beliebtheit, einige haben auch ihre ganz eigene Mixtur aus lokalem Betäubungsmittel und entzündungshemmenden Substanzen entwickelt, die sie gern anpreisen. Aber ob diese tatsächlich etwas bringen? Wahrscheinlich nicht. Es weiß aber niemand so ganz genau – die Studien, die den Nutzen untersuchen sollten, geben leider nicht allzu viel her, weil sie nicht allzu aussagekräftig sind. Viele Patienten werden aber trotzdem eine Wirkung spüren, wenn ihnen der Arzt eine Injektion verpasst hat. Denn gerade bei einer solch beeindruckenden und aufwendigen Prozedur ist der Placeboeffekt nicht zu unterschätzen.

Gleiches gilt für Physiotherapie und Massage, die allein schon deswegen helfen müssen, damit sich der Aufwand, die Verrenkungen und das schmerzhafte Kneifen und Kneten auch lohnen. Bei beiden Therapieformen wird aus der Studienlage aber nicht ganz klar, wem sie mehr nutzen: dem Patienten oder den Therapeuten. Letztere bekommen schließlich Geld von der Krankenkasse.

Eines müssen wir an dieser Stelle aber klar sagen: Der Rat, nichts zu tun, bezieht sich bei akuten Rückenschmerzen nur auf den Besuch beim Arzt oder Therapeuten und nicht auf die körperliche Aktivität. Denn die Schmerzen im Bett mit Nichtstun auszukurieren, hilft dem Rücken nicht, da sind sich die Fachleute heute einig. Besser ist es, aktiv zu bleiben, wenn nötig auch mithilfe von Schmerzmitteln, damit sich die Muskeln nicht zurückbilden, die so wichtig sind, um die Wirbelsäule zu stützen. Das geht nämlich schneller, als man denkt.

So kann man bei akuten Beschwerden ruhig eine Zeit lang der eigene Doktor sein. Wer nach mehr als sechs Wochen allerdings immer noch leidet, weil die Beschwerden nicht wesentlich besser geworden sind, der sollte auf jeden Fall den Gang zum Arzt antreten. Denn irgendwann kann der Schmerz auch chronisch werden, und das gilt es zu verhindern. Und dann kann auch eine Aufnahme vom Rücken sinnvoll sein. Man darf nämlich eines nicht vergessen: Auch wenn die Beschwerden eine hohe Selbstheilungsquote von bis zu 90 Prozent haben, gibt es immer noch 10 Prozent, bei denen sie eben nicht innerhalb von sechs Wochen einfach so verschwinden. Mögliche Ursache: ein Bandscheibenvorfall.

Bandscheibenvorfall

In den Achtzigerjahren passierte etwas schier Unglaubliches an der Universitätsklinik Bochum. Die Ärzte dort wollten ihren Patienten eine neuartige Behandlung für Bandscheibenvorfälle anbieten, eine sogenannte Chemonukleolyse. Dabei sollten Enzyme das »vorgefallene« Bandscheibengewebe auflösen. Das Prinzip klang einleuchtend, einfach und nach wenig Aufwand. Keine Operation war nötig, kein langwieriges Herumdoktern – eine einfache Spritze sollte das Problem lösen. Der Andrang der Patienten war so groß, dass viele weggeschickt wurden und ausharren mussten bis zum nächstmöglichen Therapietermin. Eigentlich unvorstellbar: In einem medizinisch hoch entwickelten Land wie Deutschland mussten Patienten mit akuten und drängenden Beschwerden warten!

Doch es geschah ein Wunder. Als endlich ein Termin für die wartenden Patienten frei wurde und sie die Segnungen der neuen Therapiemethode empfangen sollten, wollten viele von ihnen die Behandlung nicht mehr in Anspruch nehmen: Ihre Beschwerden waren verschwunden. Weg. Von den Schmerzen war nichts mehr zu spüren. Wie konnte das sein? Hatten die Patienten in der Zwischenzeit doch etwas unternommen gegen ihre Pein, hatten sie andere Ärzte aufgesucht? Nein, es war viel banaler. Das Geheimnis ihrer Linderung lag darin, dass sie nichts getan hatten. Ihre Probleme hatten sich von ganz allein gelöst. Aufgelöst. Im wahrsten Sinne des Wortes. Und das auf ganz und gar nicht wundersame Weise.

Was genau war geschehen? Man könnte nun weit ausholen und die speziellen Reparaturvorgänge und biochemischen Abläufe im Körper genau erklären, mit deren Hilfe das vorgefallene Bandscheibengewebe abgeräumt, eben aufgelöst worden war und so für die Heilung gesorgt hatte. Man kann es aber auch ganz einfach sagen: Der Körper hatte genügend Zeit gehabt, seine Arbeit zu erledigen.

Bandscheiben sind die Stoßdämpfer des Menschen. Sie bestehen aus weicherem Bindegewebe und Knorpel und befinden sich in der Wirbelsäule, eingebettet zwischen den knöchernen Wirbelkörpern. Dort puffern sie die Bewegungen des Oberkörpers ab. Dessen Gewicht und Bewegungen würden die Wirbelkörper aufeinanderdrücken, lägen die Bandscheiben nicht dazwischen. Bei ihrer Tätigkeit stehen sie unter Dauerbelastung, immer wieder werden sie oben und unten zusammengestaucht – eben wie ein Stoßdämpfer in einem Auto, das jeden Tag über mehr oder weniger unebene Straßen fährt und nur nachts in der Garage steht. Durch das andauernde Aufeinanderdrücken werden die Bandscheiben mit der Zeit spröde und manchmal verletzlich, dann reißen sie ein, wölben sich vor und können auf die Nerven im Wirbelkanal drücken.

Doch was so dramatisch klingt (Wirbelsäule! Nerven! Einengung!), muss kein Problem sein. Oder besser: Es muss noch lange keine Probleme machen. Denn nicht jeder Vorfall führt zu Symptomen. Selbst wenn man einen Bandscheibenvorfall hat, bedarf es noch lange keiner Therapie, etwa einer Operation, wie sich eindrucksvoll an den wartenden Patienten der nordrhein-westfälischen Uniklinik gezeigt hatte. Denn Bandscheibengewebe, das aus seiner natürlichen Begrenzung ausgebrochen ist und anfangs Beschwerden verursacht, weil es auf Nerven(wurzeln) oder Rückenmark drückt, trägt der Körper meist ab, ohne dass er Hilfe von außen braucht – genauso wie bei normalen Rückenschmerzen. Bei zwei Dritteln aller Betroffenen löst sich das vorgefallene Gewebe nach sechs Monaten teilweise oder ganz auf. Der Körper erledigt eben meist zuverlässig seinen Job.

Die Patienten auf der Warteliste hatten also Glück gehabt: Zum einen, weil sie zu denen gehörten, deren Körper die Heilung selbst bewältigt hatten; noch viel mehr aber, weil sie nicht in die Hände eines eifrigen Arztes gerieten, der an ihnen was auch immer für eine Therapie ausprobiert hatte. Die vorgesehene Chemonukleolyse ist dabei noch eine eher harmlosere Behandlungsmethode, die eher selten angewendet wird. Deutlich häufiger wird operiert, 2011 zum Beispiel wurden 175 000 Bandscheibenoperationen gemacht und 225 000 Operationen, bei denen die Wirbelsäule versteift wurde. Von den Eingriffen sind nicht alle wirklich nötig: Manche Studien sagen, dass nur bei 3 Prozent der Patienten mit Rückenschmerzen eine Operation überhaupt sinnvoll ist. Oder umgekehrt: 40 Prozent der Operationen am Rücken seien überflüssig, sagte der Orthopäde und Rückenspezialist Jürgen Harms dem *Spiegel*. Wobei »überflüssig« harmlos klingt, als sei so eine Operation nicht notwendig, aber auch nicht schlimm. Doch bei einem Eingriff am Rücken ist »überflüssig« gleichbedeutend mit »potenziell gefährlich«. Denn jede Operation kann schlimme Konsequenzen für den Patienten haben, mit dramatischen Nebenwirkungen und Komplikationen. Es kann zu Blutungen kommen, die Nerven können verletzt werden und Lähmungen die Folge sein. Nicht zuletzt können bei der Narkose Fehler passieren, an denen der Patient im schlimmsten Fall stirbt. Und das ist nur ein kleiner Auszug aus der langen Liste der potenziellen Nebenwirkungen.

Zugegeben: Es ist unwahrscheinlich, dass etwas so Dramatisches passiert. Doch eine vollständige Genesung durch die Operation ist leider auch unwahrscheinlich. Häufig bleibt ein Teil der Schmerzen und der Missempfindungen bestehen, die der Bandscheibenvorfall verursacht hat. Oft bringt die Operation auch überhaupt keine Besserung. Das Phänomen hat sogar schon einen prägnanten Namen: »Failed Back Surgery Syndrome« – das Syndrom der gescheiterten Rückenchirurgie. Das Scheitern liegt dabei eher selten an Fehlern, die während des Eingriffs gemacht wurden, nein: Es ist ein grundsätzliches Problem. Die Ärzte operieren etwas, das nicht operiert werden sollte, meist gar nicht operiert werden kann.

Sie handeln noch immer oft nach der mechanistischen Sicht, die unser Bild vom Körper prägt. Viele stellen ihn sich als eine Art Motor vor. Wenn etwas fehlt, muss es ersetzt werden. Wenn Material mürbe ist und an einer Stelle kaputtgeht, muss man es dort verstärken. Und wenn etwas austritt, muss das beseitigt werden. Aber ein Auto ist dann doch einfacher aufgebaut als ein menschlicher Körper. Und es hat keine Selbstheilungskräfte, die das Problem lösen könnten. Deswegen kann man sich eine Grundregel merken: Nur wenn sich der Bandscheibenvorfall mit wirklich ernsthaften Auswirkungen bemerkbar macht – wie Lähmungen oder Entleerungsstörungen von Darm und Blase –, muss operiert werden. Doch dann bitte auch schnell, um das eingezwängte Nervengewebe zu befreien, damit es keinen bleibenden Schaden nimmt!

Verstauchter Fuß/Bänderriss

Als Fußballspieler in der A-Jugend durfte ich (Jan Schweitzer) ab und an in der Herrenmannschaft mittrainieren und -spielen, und dass das etwas Besonderes war, merkte ich schnell am Trainer. Ihn als altmodisch zu bezeichnen wäre nicht ganz richtig, denn ganz so modern war er nicht. Für Spieler, die mit dem Fuß umgeknickt waren oder einen Schlag abbekommen hatten, hatte er den guten Ratschlag parat, zwei-, dreimal fest aufzustampfen – das habe er schon immer so gehalten, das würde helfen. Ich kann Ihnen aus eigener Erfahrung sagen: Es hilft nicht. In einem Spiel rutschte mir einmal ein Gegenspieler gegen den Fuß, ich knickte um, und der Fuß schmerzte nicht nur wahnsinnig, er nahm auch in Minutenschnelle die Form einer Honigmelone an. Gut, das Spiel war gelaufen (zumindest für mich, meine Mannschaft gewann noch), aber ich hatte noch eine Aufgabe für den Abend, nämlich bei meiner Tante und meinem Onkel Bier zu zapfen – sie feierten eine große Party in ihrem Haus. Also wollte ich schnell den Tipp meines Trainers umsetzen und zwei-, dreimal fest aufstampfen. Ich kam nur bis zum ersten Mal.

Zu der Party bin ich trotzdem gegangen. Das eine oder andere Bier ging nicht raus, sondern rein, und so überstand ich den Abend. Besser wäre es sicher gewesen, ich hätte mich zu Hause auf die Couch gelegt, den Fuß gekühlt, bandagiert und geschont – doch was tut man nicht alles für seine Verwandten. Die nächsten Tage schmerzte der Knöchel noch sehr, ich verband ihn immer wieder und humpelte durch die Gegend. Einen Arzt suchte ich nicht auf, ich konnte ja noch gehen – und das war die Hauptsache. Ich hatte damit wohl unabsichtlich etwas richtig gemacht, obwohl ich mit ziemlicher Sicherheit einen Bänderriss im Sprunggelenk hatte. Denn auch damals, in den Achtzigerjahren, waren Orthopäden nicht für ihre Zurückhaltung bekannt und hätten mich womöglich operiert. Das aber wäre nicht unbedingt das Beste für mich und meinen Fuß gewesen: Schaut man sich die Studienlage an, ergibt sich kein eindeutiger Hinweis darauf, dass es besser ist, die Bänder mit einer Operation wieder zusammenzunähen, als das Gelenk mit einem Gips oder einer Schiene zu versorgen. Auch dass der Fuß nach einer Operation schneller wieder belastbar ist – eine Hoffnung gerade von Leistungssportlern –, ist bisher nicht wissenschaftlich bewiesen. Dafür kann es aber zu Nebenwirkungen kommen, wenn man sich unters Messer legt: Entzündungen, Nervenschäden, Nachblutungen, Wundheilungsstörungen, die Liste ist lang.

Gut, Gips und Schiene hatte ich auch nicht getragen, aber zumindest das Gelenk mit Bandagen so eng umwickelt, dass ich es nicht bewegen konnte und es deswegen geschont hatte. Übrigens: Auch wenn man von einem Bänderriss spricht, ist es meist nicht so, dass die Bänder, die die Fußknochen außen mit dem Schienbein verbinden, tatsächlich komplett durchgerissen sind und der Fuß nun am seidenen Faden hängt, wie man denken könnte. Denn es sind insgesamt drei Bänder, von denen meist nur eines oder auch mal zwei (oft auch nur teilweise) gerissen sind.

Entscheidend für die Diagnosestellung ist, wie instabil das Fußgelenk ist, wie weit sich der Fuß also nach innen kippen lässt. Früher wurde dazu eine sogenannte gehaltene Aufnahme gemacht, eine Röntgenaufnahme, bei der der Fuß unter Kraftaufwand nach innen gedrückt wurde. Das war zwar wahnsinnig schmerzhaft, aber nicht wahnsinnig aussagekräftig. Denn damit konnte eigentlich nur der Zustand eines, und zwar des inneren der drei Bänder beurteilt werden. Das aber reißt meist nur in Verbindung mit einem der anderen Bänder. Heutzutage untersucht der Arzt mit einer schonenderen Methode, ob etwas gerissen ist: Schubladentest nennt sie sich. Es wird geschätzt, dass ein erfahrener Arzt mit diesem Test und einem ausführlichen Gespräch über Unfallhergang und Beschwerden in 90 Prozent der Fälle die Diagnose richtig stellen kann. Daher wird er auch erst bei Verdacht auf eine knöcherne Verletzung den Fuß röntgen, wenn sein Gegenüber zum Beispiel schon bei bloßer Berührung vor Schmerzen schreit oder gar nicht mehr laufen kann. Doch auch dann sollte man immer fragen, welche Konsequenz es hat, wenn ein Bild gemacht wird (egal ob Röntgen oder MRT). Und wenn der Arzt zu einer Operation rät, obwohl die bei einem Bänderriss meistens nicht notwendig ist, sollte man sich das Für und Wider ganz genau erklären lassen. In den meisten Fällen aber heißt es: Geduld, Geduld und nochmals Geduld. Bei einem gerissenen Band kann es Wochen dauern, bis der Fuß wieder voll einsatzfähig ist.

Osteoporose

Um es gleich klar zu sagen: keine Angst! Die meisten Menschen haben nie mit krankhaftem Knochenschwund zu tun, mit Osteoporose also. Selbst wenn sie Knochensubstanz verlieren. Denn das ist normal: Etwa ab dem 30. Lebensjahr verliert jeder von uns an Knochensubstanz. Mit etwa 50 Jahren nimmt der Abbau dann noch mal zu – vor allem bei Frauen, denn mit den Wechseljahren produzieren sie weniger vom knochenschützenden Geschlechtshormon Östrogen. Die Angst vor Osteoporose ist aber verständlich, denn zu dünne Knochen brechen auch leichter. Vor allem Hüftgelenksfrakturen sind gefürchtet. Doch diese Furcht wird manchmal auch schamlos ausgenutzt. Dann bekommen Menschen eine Untersuchung angeboten, die sie besser lassen sollten: die sogenannte Knochendichtemessung oder DEXA (Abkürzung für den englischen Begriff »Dual Energy X-Ray Absorptiometry«). Hierbei werden schwache Röntgenstrahlen durch den Knochen geschickt, und dann wird geschaut, wie viel Strahlung er durchlässt. Je mehr, desto weniger Knochensubstanz – das ist die Faustformel. Die Untersuchung kann tatsächlich sinnvoll sein, allerdings nur, wenn das Risiko bei jemandem erhöht ist, etwa weil er schon lange raucht oder bestimmte Medikamente (zum Beispiel Cortison) dauerhaft einnehmen muss. Ein Risikofaktor ist auch das Alter: Bei Frauen kann die Untersuchung ab 65 Jahren sinnvoll sein und bei Männern ab 70 Jahren. Alle anderen aber müssen sich der DEXA nicht unterziehen, sie hat einfach keinen Nutzen für sie. Einen Nutzen für die Knochen hat es aber, vor allem im Alter, wenn man sich regelmäßig bewegt, nicht raucht, sich kalziumreich ernährt – etwa mit Kuhmilch und daraus hergestellten Produkten, mit kalziumreichem Mineralwasser oder mit grünem Gemüse wie Brokkoli und Spinat – und in Absprache mit dem Arzt Vitamin D zu sich nimmt.

»Ich schneide, also bin ich«
Chirurgie

Mit vielen Chirurgen ist es wie mit den Orthopäden: Sie wollen ihre Hände benutzen, etwas tun, etwas reparieren. Sie sind oft echte Macher. Deswegen sollte man bei ihnen auch ein bisschen aufpassen, ob das, was sie mit einem vorhaben, auch wirklich eine so gute Idee ist. Ob sie nicht manchmal vielleicht ein bisschen voreilig operieren. Viele Eingriffe müssen natürlich sein: Ein Leistenbruch etwa sollte operativ geschlossen werden, und ein entzündeter Blinddarm muss raus. Oder vielleicht doch nicht? Es gibt Hinweise darauf, dass eine andere Therapiemethode bei einer **Blinddarmentzündung** mindestens ebenso wirksam sein kann wie eine Operation: die Gabe von Antibiotika. Denn es sind oft Bakterien, die zur Entzündung führen – und denen können Antibiotika den Garaus machen. Das fanden finnische Forscher in einer Studie heraus. Einige verwegene Experten gehen nun noch einen Schritt weiter und wollen etwas ganz Extremes machen: gar nichts. Denn vielleicht sind sowohl Operation als auch Antibiotika unnötig, sagen sie. Die finnischen Forscher wollen das nun in einer neuen Studie überprüfen. Klar ist, dass so etwas nur in einem Krankenhaus geht. Denn ein entzündeter Blinddarm kann immer durchbrechen, die Entzündung sich dann im Bauchraum verteilen – eine sehr ernste Komplikation, die auch tödlich enden kann. Es bedarf also guter Nerven, wenn man als Arzt bei einem Patienten mit starken Bauchschmerzen und dem Verdacht auf eine Blinddarmentzündung nichts tut. Aber vielleicht ist deswegen auch noch niemandem aufgefallen, dass so mancher akute Blinddarm (wie die Experten sagen) auch von allein besser wird – ohne Zutun der Ärzte. Mal sehen, was in der Studie herauskommt.

Und der **Leistenbruch,** muss der immer operiert werden? Nein, muss er nicht. Wenn er keine Schmerzen macht und die Gefahr gering ist, dass Organe des Bauchraums, zum Beispiel der Darm, eingeklemmt werden, dann kann der Arzt abwarten und den Patienten regelmäßig einbestellen, um zu schauen, ob sich etwas verändert hat (»watchful waiting«). Es sollte aber tatsächlich der Arzt beurteilen, wie die Lage in der Leiste ist, und nicht der Patient. Pauls Leistenbruch allerdings, der uns den Skiurlaub vermasselt hatte, musste operiert werden, obwohl er keinerlei Schmerzen bereitete. Die Gefahr, dass sich darin etwas einklemmen könnte, war einfach zu groß.

Apropos keine Schmerzen oder besser noch: keine Symptome – **Gallensteine** sind nichts Behandlungsbedürftiges, so lange sie keine Beschwerden verursachen. Es ist auch nicht ganz unwahrscheinlich, dass sie ein treuer Begleiter durch Ihren Alltag sind, ohne dass Sie von ihnen wissen: Mehr als 20 Prozent aller Frauen ab 40 Jahren und etwa 10 Prozent aller Männer ab 40 laufen damit durch die Gegend, die meisten bemerken sie nicht. Nur 1 bis 4 von 100 Steinträgern machen sie innerhalb eines Jahres Beschwerden. Und erst dann sollte man darüber nachdenken, etwas zu unternehmen. Wenn ein Arzt die Steine allerdings rein zufällig bei einer Ultraschalluntersuchung entdeckt und Ihnen dann etwas von der »harmlosen Schlüssellochmethode« erzählt, von einer »absolut ungefährlichen Bauchspiegelung«, mittels der er die Gallenblase, in der sich die Steine befinden, schnell und einfach herausholen will (»Ganz sanft, machen Sie sich keine Sorgen«), dann heißt es: Vorsicht! Denn ein guter Arzt würde Gallensteine, die keine Symptome verursachen, da lassen, wo sie sind, anstatt sie als etwas Schlimmes zu verkaufen, das wegmuss. Denken Sie bitte auch daran: Selbst bei dieser schonenden sogenannten Laparoskopie kann etwas passieren, kann es zu Blutungen, Entzündungen oder zu Verletzungen des Gallengangs kommen. Zwar können die Patienten in der Regel das Krankenhaus früher verlassen, wenn ihnen die Gallenblase per Bauchspiegelung entnommen wurde und nicht in einer konventionellen Operation mit einem großen Schnitt der Bauchdecke. Dass die Schlüssellochmethode weniger Komplikationen mit sich bringt, ist allerdings noch nicht ausreichend belegt. Aber wie gesagt: Bei den meisten Menschen, die steinreich sind, muss die Gallenblase gar nicht entfernt werden.

Ebenso wenig müssen **Divertikel** raus. Sie wissen nicht, was Divertikel sind? Woher auch: Sie haben zwar vielleicht welche (etwa jeder Vierte hat Divertikel, und je älter, desto wahrscheinlicher ist das), merken davon aber nichts. Denn diese Ausstülpungen der Dickdarmwand sind harmlos – und müssen selbst dann nicht operiert werden, wenn sie sich entzünden. Eine Entzündung zeigt sich in Schmerzen (meist im linken Unterbauch) sowie mit Übelkeit und Erbrechen. Nur wenn sie schwere Komplikationen machen, wenn man etwa hohes Fieber bekommt, man den Schmerz nicht mehr aushalten kann, er auch trotz einer Therapie durch den Arzt nicht nachlässt, dann sollte so eine Divertikulitis (die Endung »-itis« benennt eine Entzündung) operiert werden. In Deutschland ist das wohl nicht so bekannt, denn etwa zwei Drittel der Divertikulitis-Operationen sind unkomplizierte Fälle. Es ist klar, dass es für einen Mediziner nicht immer einfach ist, zwischen kompliziert und unkompliziert zu unterscheiden, doch die Ärzte in den Niederlanden können das anscheinend besser, dort sind nur 10 Prozent der operierten Fälle unkompliziert, also eigentlich unnötigerweise operiert worden.

Zum Schluss dieses Abschnitts möchten wir Ihnen noch nahelegen, doch bitte genau auf die Worte zu achten, die der Arzt benutzt, wenn es darum geht, eine mögliche Operation anzubahnen – mag sie auch noch so klein und nichtig erscheinen. Denn es macht für viele Menschen einen Unterschied, ob er von einer 99-prozentig sicheren Operation spricht oder von einer Komplikationsrate von einem Prozent. Das Ergebnis ist dasselbe, aber Sie ahnen bestimmt schon, was eine Studie gezeigt hat, in der untersucht wurde, bei welcher Option die Patienten eher einer Operation zustimmen: richtig, bei der 99-prozentig-sicher-Variante sagten die Patienten eher Ja zum Eingriff. Lassen Sie sich also nicht von schönen Worten überzeugen, sondern von echten Argumenten und klarer Kommunikation. Seien Sie kritisch und fragen Sie nach Nutzen und Risiken eines Eingriffs, bevor Sie an sich herumschnippeln lassen. Mehr zu diesem Thema finden Sie auch im Kapitel »Gesundheitsinformation«.

»Ohne Antibiotikum geht hier keiner raus«
Innere Medizin/Allgemeinmedizin

Erkältung

Wir haben es weiter vorne schon angedeutet: Die Erkältung ist zwar etwas Gemeines, aber nichts, was einen ernsthaft bedrohen würde. Trotzdem ist sie für viele der Grund, einen Arzt aufzusuchen. Und für diesen, etwas Falsches zu tun, nämlich Antibiotika zu verschreiben. Denn die wirken einfach nicht gegen Viren, die in etwa 90 Prozent der Fälle für Atemwegsinfektionen verantwortlich sind. Das sollte selbst renitenten und begriffsstutzigen Ärzten nicht unbekannt sein. Man muss sich also fragen, was das soll, warum immer noch so oft Antibiotika gegen Erkältungen eingesetzt werden: Laut einer Forsa-Umfrage hat 2013 etwa ein Drittel der Befragten ein Antibiotikum verschrieben bekommen und davon wiederum ein Fünftel wegen einer Erkältung. Warum geben so viele Ärzte so oft Medikamente, von denen sie wissen müssten, dass sie nicht wirken? Wir können nur mutmaßen, aber es wird wohl oft eine Mischung aus Konfliktvermeidung und Unbedarftheit sein. Konfliktvermeidung deshalb, weil wir Patienten natürlich zum Arzt gehen, damit der etwas tut, damit er uns hilft. Und unter Hilfe verstehen wir meist etwas anderes, als wenn er gelassen die Wahrheit ausspricht: »Ist zwar lästig und unangenehm, Ihre Erkältung, verschwindet aber von allein wieder – und man kann ohnehin nichts tun.« Um die vorauszusehenden Diskussionen zu vermeiden, verschreibt er dann halt etwas, eben oft auch ein Antibiotikum. Und das aus gutem Grund, zumindest aus der Sicht des Arztes. Denn wer weiß schon, ob sein Patient nicht vielleicht doch zu den 10 Prozent der Betroffenen gehört, bei denen ein Bakterium der Auslöser der Atemwegsinfektion ist? Vielleicht hilft das Antibiotikum ja. Und wenn nicht: auch nicht schlimm. Von den Nebenwirkungen bekommt der Arzt ja nicht viel mit, die Magen-Darm-Beschwerden muss der Patient mit sich selbst ausmachen. Aber ehrlich gesagt: Man muss schon ein bisschen unbedarft und stoisch sein, wenn man seinen Patienten etwas verschreibt, das mit großer Sicherheit nicht hilft gegen ihre Beschwerden, dafür aber neben den akuten auch langfristige, schwere Nebenwirkungen haben kann. Denn jeder Einsatz von einem Antibiotikum erhöht das Risiko, dass Bakterien gegen das Mittel widerstandsfähig werden, sodass es ihnen nichts mehr anhaben kann. Das macht zwar zunächst nichts, denn diese dann resistenten Bakterien, wie Fachleute sie nennen, sind für einen Menschen mit einem gut funktionierenden Immunsystem kein Problem, er hält sie ständig in Schach. Wer aber immer wieder Antibiotika nimmt, auch ohne einen echten Bedarf zu haben, der muss mit viel perfideren Langzeitfolgen rechnen: Immer mehr Bakterien werden resistent und können dann zuschlagen, wenn das Abwehrsystem mal nicht mehr so gut in Form ist, im Alter etwa oder wenn man unter einer schweren Erkrankung leidet. Und dann hilft kein Antibiotikum, sie zu bekämpfen, obwohl gerade Menschen in dieser Situation eine wirksame Behandlung besonders nötig haben. Der verschreibende Arzt bekommt von alldem aber meist erst etwas mit, wenn es bereits zu spät ist, und wird die Probleme dann nicht mehr auf die Antibiotika zurückführen, die er seinem Patienten mal irgendwann (unnötigerweise) verschrieben hat.

Was aber bleibt uns Erkälteten? Die Hoffnung, es beim nächsten Mal besser zu machen. Keine Medikamente zu fordern, die sowieso nichts bringen. Es ist ohnehin bislang noch kein Mittel bekannt, das vor oder während einer Erkältung wirksam helfen könnte. Echinacea? Hat vermutlich keinen nennenswerten Effekt.

Vitamin C? Wohl auch nicht. Und Umckaloabo? Kein Nutzen festgestellt. Auch die ganzen Mittel, die einem im Fernsehen angepriesen werden, lindern höchstens die Symptome der Erkältung – die Kopfschmerzen also oder auch die Schwellung der Nasenschleimhaut. Dafür aber muss man wirklich keine teuren Kombinationspräparate nehmen, die das Wort »Grippe« in irgendeiner Form im Namen haben, es reichen günstige abschwellende Nasentropfen und ein antientzündlicher, schmerzstillender Wirkstoff wie Ibuprofen.

Aber kann man denn gar nichts tun, um die Erkältung selbst in den Griff zu bekommen? Doch, sich Ruhe gönnen und Geduld haben. Besonders effektiv können wir sogar handeln, wenn es darum geht, sie gar nicht erst zu kriegen: mit einfachem Händewaschen. Wer das öfter gründlich macht und die Finger generell aus dem Gesicht lässt, hat mit wenig Aufwand gute Chancen, verschont zu bleiben. Denn gerade über die Hände infiziert man sich mit den Viren, die so verschiedenartig sind, dass sich das Immunsystem nicht darauf einstellen kann und man auch als Erwachsener im Durchschnitt bis zu vier Erkältungen im Jahr bekommt.

Halsschmerzen und Husten (mit Bronchitis)

Oftmals treue Begleiter der Erkältung sind Husten, Heiserkeit und Halsschmerzen. Denn wenn die Nase läuft, dann auch in den Rachen, und dort können sich die Viren fröhlich verbreiten und den Hals so malträtieren, dass es zu einer Entzündung kommt. Und welche Schlussfolgerung liegt nahe, wenn Viren die Übeltäter sind? Richtig, dass Antibiotika bei Halsschmerzen auch meist wenig bis gar nichts ausrichten könnten. Trotzdem verschreiben Ärzte sie häufig, wenn ihren Patienten das Schlucken wehtut. Man kann ihnen zugutehalten, dass sie vielleicht Angst haben, etwas Schlimmeres zu verpassen. Etwas, das sich als Komplikation entwickeln kann, wenn doch Bakterien im Spiel sind: ein sogenanntes rheumatisches Fieber nämlich, das die Gelenke und sogar das

Herz krank machen kann. Um das zu verhindern, gibt so mancher Arzt lieber routinemäßig gleich ein Antibiotikum. Doch der Nutzen ist recht gering, denn selbst wenn tatsächlich bestimmte Bakterien verantwortlich sind für die Entzündung des Halses (das ist nur in 5 bis 15 Prozent der Fälle so), muss man schätzungsweise 3000 bis 4000 Patienten mit einem Antibiotikum behandeln, um einem Patienten ein rheumatisches Fieber zu ersparen. Die restlichen 2999 bis 3999 Patienten haben zwar den Vorteil, dass ihr Hals etwas schneller besser wird (Studien zeigen: um etwa einen Tag), sie müssen aber auch mögliche Nebenwirkungen wie Durchfall oder Hautausschläge in Kauf nehmen. Es ist also meistens besser, die Medikamente wegzulassen und Geduld zu haben. Wobei die nicht mal übermäßig strapaziert wird: Nach drei Tagen geht es im Durchschnitt 34 von 100 Betroffenen schon deutlich besser, und nach einer Woche haben sogar 82 Prozent keine Beschwerden mehr – ähnlich wie bei der Erkältung. Aber die ist ja meist auch dafür verantwortlich.

Genau wie für den Husten, ihren vielleicht gemeinsten Auswuchs. Was kann der nerven, den Schlaf rauben, die Mitmenschen stören, schmerzen. Und leider ist es bei ihm mit einer Woche meist nicht getan. Also könnte man nicht vielleicht, unter Umständen, ganz eventuell doch …? Ja, vielleicht und ganz eventuell sollte der Arzt tatsächlich etwas verschreiben, nämlich sogenannte Antitussiva – Antihustenmittel. Aber auch nur dann, wenn die Betroffenen wirklich schlecht schlafen – und nur für kurze Zeit. Denn die Mittel können massive Nebenwirkungen haben, wie sich bei einem Mädchen zeigte, von dem im Fachmagazin *BMJ Case Reports* berichtet wurde. Die 14-Jährige hatte über Tage ein Medikament gegen ihren Husten genommen und wurde mit der Zeit immer eigenartiger: Sie schlief sehr viel, fast 20 Stunden am Tag, hatte Kopfschmerzen, war verwirrt, dachte etwa, sie hätte schon geduscht, obwohl sie das nicht getan hatte. Dann wechselte sie auf einmal die Sprache, konnte sich an bestimmte Dinge nicht erinnern und sich auch nicht mehr richtig konzentrieren, brachte Sachen durcheinander. Das Medikament, das sie genommen hatte, hatte es aber auch in sich: Es war Codein, ein Wirkstoff, der zu den Opioiden gehört. Die unrühmliche Verwandtschaft, etwa zu Morphium, zeigt schon, was für ein Zeug das ist: Es stillt zwar sehr wirksam den Husten, hat aber eine beträchtliche Nebenwirkungsfülle. Vor allem, wenn man es überdosiert wie bei dem 14-jährigen Mädchen. Und das ist leicht passiert, denn das Mittel ist für viele nur ein Hustensaft – was soll daran schon schlimm sein? Einiges: Für hustende Kinder ist Codein überhaupt nicht geeignet, für Jugendliche auch in den allermeisten Fällen nicht – und Erwachsene sollten damit ebenfalls sehr zurückhaltend sein. Das Verhalten des Mädchens normalisierte sich übrigens nach ein paar Tagen wieder, nachdem sie den Hustensaft nicht mehr eingenommen hatte.

Was man allerdings tun kann: ein Schmerzmittel wie Paracetamol oder Ibuprofen nehmen, vor allem, wenn der Husten sehr wehtut. Und Antibiotika? Sie werden es erraten: nein, bitte nicht. Sie nutzen nichts. Auch wenn sich die Erkältung samt Husten und Heiserkeit zu einer waschechten Bronchitis ausgewachsen hat (was sich dramatisch anhört, aber sich auch nicht groß von einer fiesen Erkältung unterscheidet), sind Antibiotika nicht die Lösung. Das müssten die Ärzte eigentlich wissen, ach was: Wir legen uns fest – sie wissen es. Und verordnen die Mittel trotzdem. In den USA haben die beiden Mediziner Michael Barnett und Jeffrey Linder vom Brigham and Women's Hospital in Boston mal genauer auf die Verschreibungszahlen geschaut und sich gewundert: »Unsere Untersuchung zeigte, dass, obwohl nur bei 10 Prozent der Erwachsenen mit Halsschmerzen Streptokokken (das sind Bakterien, Anm. d. Autoren) beteiligt sind – der einzige Grund, warum Antibiotika angezeigt wären –, die Verschreibungsrate bei 60 Prozent lag. Bei der akuten Bronchitis, bei der die Verschreibungsrate bei 0 Prozent liegen sollte, lag sie bei 73 Prozent«, sagte Linder. Es bekamen in den USA also 60 Prozent der Patienten mit Halsschmerzen und mehr als 70 Prozent derjenigen mit einer akuten Bronchitis ein Antibiotikum verschrieben, obwohl es in den meisten Fällen keinen Nutzen hatte. Den Grund benennt Linder allerdings auch präzise: Viele Verschreibungen geschehen, um den Patienten zu gefallen, denn manchmal nehme sich jemand einen halben Tag Zeit, um zum Arzt zu gehen, »und es ist sehr unbefriedigend, ihm zu sagen, er habe eine Erkältung und könne jetzt wieder gehen«. Und schon hat der Patient ein Rezept in der Hand und bald darauf eine recht dicke Tablette im Magen – die ihm nichts nutzt. In Deutschland wird die Situation ähnlich sein, sowohl, was die Verschreibungshäufigkeit angeht, als auch, was die Gründe dafür betrifft. Und wir haben es schon das eine oder andere Mal geschrieben: Es ist nur zu verständlich, wenn Patienten von ihrem Arzt erwarten, dass er etwas unternimmt – und auch, dass der das dann tut. Es könnten ja auch Bakterien beteiligt sein, kann der sich dann immer einreden. Nur gut ist es eben meist nicht.

Auch die Schleimlöser, für die so viel geworben wird, haben keinen nachgewiesenen Nutzen – selbst wenn es noch so plausibel klingt, dass das, was da im Hals so fest sitzt, nur gelockert werden muss, damit alles gut wird. Trinken Sie lieber regelmäßig und lutschen Sie ein Bonbon (irgendeines, das Sie mögen – es muss kein Hustenbonbon sein), wenn Sie nicht untätig sein wollen. Das kann für ein wenig Befeuchtung Ihres drangsalierten Halses sorgen und den Husten lindern.

Nasennebenhöhlenentzündung

Da wir gerade beim Thema Antibiotika sind: Auch wenn aus der banalen Erkältung eine weniger banale Nasennebenhöhlenentzündung wird, sind Antibiotika meist nicht die richtige, aber leider eine sehr häufige Wahl: In den USA wird jede dritte Verordnung von Antibiotika bei einer Nebenhöhlenentzündung verschrieben, und die Zahlen für Deutschland dürften ähnlich sein. Der Grund dafür liegt auf der Hand, und jeder, der schon mal an einer Nebenhöhlenentzündung litt (und das sind einige: In den USA gibt es etwa 20 Millionen Arztbesuche jedes Jahr deswegen), wird ihn nachvollziehen können: Sie ist sehr schmerzhaft und deutlich unangenehmer noch als eine ausgewachsene Erkältung – atmen durch die Nase ist nur schwer möglich, riechen kann man gar nicht mehr, der Kopf tut höllisch weh und im Bereich von Stirn, Kiefer und Augen macht sich ein Druckgefühl breit, das beim Bücken fast den Schädel platzen lässt. Klar geht man damit noch eher in die Praxis als mit einer Erkältung. Und klar verlangt man dort Hilfe und keine warmen Worte. Ruck, zuck gibt's daher ein Rezept. Obwohl nach etwa zwei Wochen auch ohne das Medikament wieder alles gut wäre, für viele auch schon früher.

Die Ärztin Jane Garbutt von der Washington University School of Medicine in St. Louis konnte das in einer Studie sehr eindrucksvoll zeigen. Sie und ihr Team rekrutierten in zehn Hausarztpraxen 166 Patienten mit eindeutig diagnostizierten Nebenhöhlenentzündungen (der Fachausdruck dafür lautet übrigens Sinusitis) und teilten die Probanden per Zufall in zwei Gruppen auf: Die eine erhielt ein Antibiotikum gegen die Nebenhöhlenentzündung, die andere nur ein Placebo, also ein Scheinmedikament. Wer welche Tablette bekam, wussten dabei weder die Patienten noch die behandelnden Ärzte. Wenn allerdings ein Patient an Fieber oder Schmerzen litt oder wenn seine Nase zugeschwollen war, bekam er auch etwas dagegen, egal ob er in der Placebo-Gruppe war oder in der, die das Antibiotikum erhielt. Die Forscher schauten nun regelmäßig, wie es den Probanden ging, und verglichen die Ergebnisse hinterher miteinander. Sie sahen, dass es zwar zwischendurch den Antibiotika-Probanden kurzzeitig etwas besser gegangen war, nämlich an Tag sieben nach Beginn der Therapie. Nach zehn Tagen allerdings gab es keinen Unterschied mehr zwischen den beiden Gruppen. Wie in anderen Studien auch zeigte sich hier ebenfalls kein Vorteil von Antibiotika. Was nicht an den Mitteln liegt. Die wären wirksam und würden den Feind abtöten – wenn er doch nur ein Bakterium wäre! Aber es sind halt meistens Viren, die uns eine Erkältung und ihre Folgen bescheren.

Bindehautentzündung

Auch dieses Leiden ist oftmals die Folge einer Erkältung, allerdings sind wir daran meist selbst schuld: Denn wenn man erkältet ist, befinden sich viele Erreger an den Händen, und die sind gern mal im Gesicht unterwegs – man merkt es noch nicht einmal, dass man sich an die Augen fasst, und wundert sich dann, dass sie rot werden, anfangen zu tränen und zu brennen. Nicht nur deswegen ist es so wichtig, sich die Hände zu waschen. Man steckt sich über sie eben nicht nur mit einer Erkältung an, sondern verteilt sie noch über den Körper. Wenn es aber nun so weit ist, dass die Augen denen eines Werwolfs gleichen, dann helfen antibiotikahaltige Tropfen nur mäßig. Wissenschaftler der Cochrane Collaboration (wir haben diesen weltweiten Zusammenschluss von Experten, die sich um eine wissenschaftsbasierte Medizin kümmern, schon weiter oben vorgestellt) haben den Unterschied zwischen der Gabe und Nichtgabe dieser Tropfen einmal untersucht. Oder genauer gesagt: Sie haben sich gut gemachte Studien angeschaut, die zu dieser Fragestellung durchgeführt wurden, und zwar elf mit insgesamt etwa 3700 Teilnehmern. Verschwand eine Bindehautentzündung ohne Antibiotika bei 46 Prozent der Probanden innerhalb von höchstens zehn Tagen, tat sie das mit Antibiotika bei 56 Prozent. Das heißt, dass bei 10 von 100 Personen die Antibiotika dafür gesorgt hatten, dass die Entzündung schneller heilte. Es ist also die Frage, ob man die Genesung eher herbeizwingen will, mit allerdings unbekannten Erfolgsaussichten, und dabei Nebenwirkungen riskiert oder ob man die Geduld hat, abzuwarten. Wir würden zum Abwarten raten.

Hörsturz/Tinnitus

Für manche ist er die Vorstufe zur Hölle, für andere ist er schon die Hölle: Ein Tinnitus, ein permanentes Ohrgeräusch, kann das

Innere Medizin/Allgemeinmedizin 75

Leben zur Qual machen. Das Wort »permanent« muss man hier relativ sehen, vielleicht ist »länger« besser, denn ein Pfeifen oder Piepen oder Zischen haben viele von uns ab und an mal, bis zu 20 Prozent der Menschen in Deutschland. Das kann dann auch länger, über mehrere Stunden oder auch Tage, anhalten – verschwindet dann aber einfach wieder genauso plötzlich, wie es gekommen ist. Also: nicht in Panik geraten, wenn es mal im Ohr pfeift. Aber natürlich ist es sehr eindrucksvoll und beängstigend, wenn das Geräusch ganz plötzlich da ist.

Ich (J. S.) habe diese Erfahrung selbst gemacht. Während meines Medizinstudiums, mit Anfang 20, spielte ich mit Freunden jede Woche Squash. Man kann nicht sagen, wir wären nur deswegen von einer Ecke in die andere gewetzt und hätten uns den Ball und die Schläger um die Ohren gehauen (es ist sehr eng in einem Squash-Court), um einen guten Grund für den Saunagang und das anschließende Kaltgetränk zu haben. Nein, wir haben uns wirklich verausgabt und auch den einen oder anderen ansehnlichen Ballwechsel zustande gebracht. Einer davon aber hatte leider Folgen, die mich bis heute beschäftigen. Nachdem mein Freund den kleinen Gummiball mit einer derartigen Kraft gegen die Wand gehämmert hatte, dass er im hohen Bogen auf mich zuflog, machte ich einen Überkopfschlag – und hörte mit einem Mal alles nur noch sehr dumpf und verwaschen auf dem rechten Ohr. Ich beendete das Spiel, beachtete das komisch taube Gefühl im rechten Ohr aber nicht allzu sehr und ließ Sauna und Kaltgetränk folgen. Spätabends legte ich mich in der Gewissheit schlafen, am nächsten Tag sei es schon vorbei mit dem komischen Gefühl im Ohr. War es aber nicht. Also musste ich doch wohl zum HNO-Arzt, damit der mir den Schmodder aus dem Ohr spülte, der doch bestimmt für mein wattiges Gefühl verantwortlich war.

Ich kannte das von meinen Eltern: Einmal im Jahr gingen sie zum HNO-Arzt und ließen sich das Ohr spülen. Es war ein bisschen so wie der jährliche Frühjahrsputz, den manche Menschen zelebrieren – und ähnlich wichtig. Aber sie taten es immer wieder. Und nun also ich. Dass ich mit meinen gerade einmal 21 Jahren zu einem HNO-Arzt gehen würde, der mir das Ohr ausspült, hätte ich mir damals nicht vorstellen können. Aber es war einfach nicht besser geworden mit dem Ohr. Der Arzt allerdings nahm mir schnell die Hoffnung, dass man mein Problem so einfach davonspülen könnte: Er blickte mit seinem Gerät in porentief reine Gehörgänge, nichts zu sehen von irgendwelchen Brocken, die mir eventuell das Hören erschwerten. Und damit stand fest, dass der Schaden tiefer lag, nämlich im Innenohr. Das, was ich tatsächlich hatte, konnte er nur beschreiben, mit dem Wort »Hörsturz«, über eine genaue Ursache nur spekulieren. Sicher war wohl, dass es zu einer Durchblutungsstörung meines Innenohres gekommen war. Aber egal, was die Ursache war, er begann sofort mit einer Therapie, die noch heute für viele Ärzte das Notfallverfahren bei einem Hörsturz ist: einer Infusionsbehandlung. Und dann gab er mir Tabletten mit, die ich von da an über Jahre nehmen würde (was mir damals aber noch nicht klar war). Er wollte damit natürlich vor allem den Hörsturz behandeln, inzwischen war mir auch ziemlich schwindelig (im Innenohr liegt das Gleichgewichtsorgan), aber ich sollte durch die Therapie auch verschont bleiben von dem, was in Deutschland so viele Menschen trifft: einem Tinnitus, der über Jahre und Jahrzehnte anhält. Und die Medizin hat einiges dagegen in ihrem Arsenal.

Was aber davon hilft? Wenig bis nichts, man muss es leider so hart sagen. Zumindest ist bei vielen Methoden kein Nutzen nachgewiesen. Eine der beliebtesten, seit Jahrzehnten schon, ist die Infusionsbehandlung mit sogenannter Hydroxyethylstärke (die auch ich bekam), abgekürzt HES. Sie war lange Jahre ein sehr beliebtes Notfallmittel auch in Rettungswagen, das helfen sollte, den Kreislauf zu stabilisieren, vor allem wenn die Patienten viel Blut verloren hatten. Ein Notfall ist so ein Pfeifen und Zischen im Ohr ja auch, also passt es doch gut, könnte man denken. Die HES aber hatte in den letzten Jahren keine so gute Presse, sie ist ein bisschen in Verruf gekommen. Oder ehrlich gesagt: Sie ist massiv in Verruf gekommen. Dazu beigetragen haben, wie könnte es anders sein, Studien. In denen zeigte sich, dass der Wirkstoff die Nieren schädigen kann. Deswegen lautete die Empfehlung vieler Experten, auf HES in der Notfalltherapie zu verzichten. Auch über Hautprobleme wurde vielfach berichtet, über wirklich unangenehme, und das ebenfalls bei der Therapie des Tinnitus: HES kann zu Juckreiz führen, der über Monate noch anhalten kann und nur schwer behandelbar ist. Hinzu kommt, dass sie allergische Reaktionen auslösen kann. Und außerdem, und damit sind wir wieder beim Tinnitus, gibt es keinen Nachweis dafür, dass HES eine Wirkung auf die Ohrgeräusche hat. Es ist noch nicht einmal richtig klar, wie HES den Tinnitus bessern soll.

Wenn Ihnen also eine Infusionstherapie mit HES angeboten wird gegen Ihren Tinnitus: Lehnen Sie höflich ab. Auch bei den anderen Therapien, die Ihnen vorgeschlagen werden, sollten Sie immer im Hinterkopf haben, dass sich akut aufgetretene Ohrgeräusche auch oft ganz von allein bessern – und dass bei keiner der Therapien nachgewiesen ist, dass sie sie lindern können. Auch wenn sie so klangvolle Namen haben wie »Tinnitus-Masker« (soll mit einem künstlichen Rauschen das unangenehme eigene Rauschen überdecken, »maskieren«), Hypnose, Akupunktur oder Ginkgo biloba.

Auch bei mir trat nach kurzer Zeit ein Tinnitus auf, inzwischen ist er zum Sound meines Lebens geworden. Obwohl ich jahrelang ein Medikament mit dem Wirkstoff Pentoxifyllin geschluckt habe. Es soll die Fließeigenschaften des Blutes verbessern, also dafür sorgen, dass die roten Blutkörperchen sich besser durch die klitzekleinen Gefäße in meinem Innenohr quetschen und den dringend benötigten Sauerstoff abliefern können. Ich war quasi süchtig danach, war Dauergast am Tresen der Praxis meines HNO-Arztes, um dort auf seine nötige Unterschrift auf dem Rezept zu warten und damit dann in die Apotheke zu rennen. Denn nicht allzu lange Zeit nach meinem folgenreichen Überkopfschlag war der Tinnitus mein kleinstes Problem geworden: Ich hörte auf dem rechten Ohr nicht mehr so gut, und, viel schlimmer, es kam immer wieder ganz plötzlich ein Schwindel auf, der mir kalte Schweißausbrüche auf die Haut trieb und mich hinsetzen lassen musste, egal, wo ich gerade war.

Diesen Schwindel hatte ich nur durch die Pentoxifyllintabletten einigermaßen im Griff. Dachte ich zumindest. Denn als ich nach Jahren mal an einem Sonntag merkte, dass ich keine Tabletten mehr hatte, und am folgenden Montag auch vergaß, mir ein Rezept zu holen, kam der Schwindel eigenartigerweise nicht wieder. Ich holte mir noch ein, zwei Rezepte, nahm die Tabletten aber nur noch unregelmäßig – und hatte trotzdem genauso selten Schwindelattacken wie während der Pentoxifyllinkur. Im Nachhinein, denke ich, hatte ich Glück, dass dieses Medikament keine Nebenwirkungen bei mir hatte (zu denen neben Herzrhythmusstörungen ironischerweise auch Schwindel gehören kann). Geholfen hat es mir zumindest nicht. Aber ich habe mich an das permanente Sausen im Ohr gewöhnt, es macht mir nichts mehr aus. Es ist halt da und wird nie mehr weggehen – was soll ich mich also aufregen und grämen? Ab und an habe ich noch Schwindelattacken. Inzwischen habe ich aber die Gewissheit, dass sie wieder verschwinden, von ganz allein. Sollen sie doch kommen, mir ist es (fast) egal.

Herz-Kreislauf-Erkrankungen

Die Hoffnung war groß, als die Wissenschaftler die Studie begannen. Und das zu Recht. Denn das Mittel, das sie da untersuchten, konnte eigentlich nur helfen. Es senkte nicht nur einfach den Cholesterinspiegel, nein, es machte alles richtig: Das böse LDL-Cholesterin im Blut reduzierte es, das gute HDL-Cholesterin erhöhte es. Nachweislich. Und auch in der Studie sahen die Forscher in der Gruppe der Probanden, die den Cholesterinsenker mit Namen Evacetrapib bekamen, diese Effekte. Effekte, die vor Krankheiten des Herz-Kreislauf-Systems schützen sollten, die also vor Herzinfarkten oder Schlaganfällen bewahren sollten und damit letztendlich vor dem Tod. Doch die Überraschung war groß, als die Wissenschaftler die Ergebnisse auswerteten: Die guten Blutwerte hatten so gut wie keine Auswirkungen auf Herz-Kreislauf-Krankheiten. Die große Frage sei, »wie ein Medikament, das etwas senkt, das also mit einem Nutzen verbunden ist, keinen Nutzen haben kann«, sagte einer der beteiligten Forscher, Stephen J. Nicholls, der *New York Times*.

Es ist tatsächlich eine große Frage: Wie kann etwas, das die Blutwerte positiv verändert, keinen Nutzen haben? Es ist aber auch eine Frage, die sich nicht ganz so selten in der Medizin stellt. Immer wieder zeigt sich: Es reicht noch lange nicht, wenn etwas wirksam erscheint, wenn es einen Nutzen haben muss, wenn alles dafür spricht, dass es hilft. Der Körper ist eben eine Blackbox, ein undurchschaubares System, dem man zwar ein paar Messwerte entnehmen kann, das aber nicht berechenbar ist. Aber es ist immer noch ein Problem in der Medizin, dass Ärzte nicht den Patienten, sondern einzelne Blut- beziehungsweise Laborwerte behandeln, mit dem Ziel, sie auf Normalwert zu bringen. Wenn jemand ein Medikament schluckt, ist aber nicht entscheidend, dass sich die Werte normalisieren. Was allein zählt ist, dass es dem Patienten besser geht, dass er also seltener krank wird und länger lebt.

Natürlich gibt es Medikamente, die einen belegten Nutzen haben bei einem zu hohen Cholesterinspiegel, die sogenannten Statine etwa. Und wir wollen auch gar nicht davon abraten, etwas für Herz und Gefäße zu tun. Dabei sollten Sie sich aber vor allem auf eine ausgewogene Ernährung und körperliche Betätigung (das muss nicht unbedingt Sport sein!) konzentrieren, am besten auch noch aufhören zu rauchen, wenn Sie es denn tun. Arztbesuche mit Untersuchungen bringen allerdings oftmals leider vor allem Unsicherheit und keinen Nutzen. Dabei hat die Medizinindustrie einiges in ihrem Arsenal, mit dem man Schäden an Herz und Kreislauf aufspüren können soll. Gerne untersuchen die Ärzte die großen Gefäße, die am Hals entlanglaufen und das Gehirn mit Blut versorgen, die sogenannten Carotiden (von Arteria carotis). Entdeckt man hier eine Engstelle, so die Vorstellung, dann hat man auch schon die Ursache für alles Übel dieser Welt gefunden, na ja, zumindest für einen Schlaganfall – Übel genug. Es klingt ja auch logisch: Wenn das Blut nicht mehr richtig durch die Engstelle kommt, gelangt es auch nicht dorthin, wo es hinsoll: ins Gehirn. Und das führt eben zu einem Schlaganfall, so die Theorie. Und die ist auch richtig, im Prinzip zumindest. Viele Ärzte legen deswegen ihr Stethoskop auf die großen Gefäße am Hals, um zu hören, ob es da nicht ein Geräusch gibt, das auf eine Engstelle hinweist – ähnlich wie eine große Schwelle in einem Fluss auch Lärm macht. Wenn sie dann etwas hören, ist das natürlich ein Alarmzeichen. Auch das ist im Prinzip richtig, nur ist das Risiko für etwas Schlimmes wie einen Schlaganfall nicht so drastisch erhöht, wie man denken könnte. Hat man sonst kein erhöhtes Risiko für einen Schlaganfall, raucht man also nicht schon lange Jahre oder leidet nicht an einem Bluthochdruck, dann sollte der Arzt keine Folgeuntersuchungen veranlassen, wenn er so ein Geräusch hört. Gemeint ist damit etwa ein Ultraschall. Nun kann man sich natürlich zu Recht fragen, ob es denn in so einem Fall überhaupt sinnvoll ist, und genau das ist es, was sich jeder Arzt fragen sollte, bevor er etwas veranlasst: Ist das, was ich da gerade vorhabe, wirklich sinnvoll? Oder anders: Hat es eine Konsequenz, wenn ich etwas tue? Wenn ja: welche? Wenn nicht: Sollte ich es dann nicht besser sein lassen?

Natürlich gibt es eigentlich keine Steigerung von »sein lassen«, aber wir machen jetzt mal eine Ausnahme. Denn was man noch mehr sein lassen sollte als Arzt, das ist eine routinemäßige Computertomografie der Herzkranzgefäße, wenn jemand keinerlei Symptome einer koronaren Herzkrankheit zeigt. Die Strahlenbelastung dabei ist hoch, die Aussagekraft bescheiden. Oder anders gesagt: Was heißt es schon, wenn in dieser CT-Untersuchung verkalkte Gefäße gesehen werden? Es heißt bei vielen Patienten, dass sie Angst bekommen vor etwas, das meist nicht eintritt, nämlich vor einem Herzinfarkt. Und es heißt, dass wahrscheinlich weitere, manchmal aufwendige und auch potenziell schädliche Untersuchungen folgen, und das immer wieder. Vielleicht empfiehlt der Arzt sogar bestimmte Medikamente, vorsichtshalber, die aber keinen Nutzen haben, manchmal sogar ausschließlich einen Schaden. Es heißt aber nicht unbedingt, dass jemand jemals ein Problem mit dem Herzen bekommen wird. Als Arzt sollte man es sich also wirklich gut überlegen, eine solche CT-Untersuchung anzuordnen.

Es geht aber auch noch eine Nummer kleiner: Schon eine harmlos erscheinende Methode wie ein Elektrokardiogramm (das die meisten Menschen wahrscheinlich unter seiner Abkürzung EKG kennen) sollte überdacht werden, bevor ein Arzt sie anordnet. Falls Sie nicht wissen, warum das EKG eigentlich harmlos ist: Es werden einem metallene Plättchen auf die Brust geklebt, sogenannte Elektroden, die die elektrischen Herzströme messen und auf einem mitlaufenden Papier aufzeichnen. Mehr ist das nicht, keine Strahlung, keine unmittelbaren Nebenwirkungen, nichts. Trotzdem kann ein EKG Folgen haben, sonst würde ein Arzt es ja nicht anordnen. Das können weitere Untersuchungen sein, aber auch Medikamente, die er dann verordnet. Beides kann sinnvoll sein, allerdings nur bei Menschen, die tatsächlich ein erhöhtes Risiko haben für eine Herz-Kreislauf-Erkrankung oder mit Beschwerden in die Praxis kommen. Einfach nur mal schauen, ob im EKG auch alles gut aussieht, und das am besten auch noch jährlich, nutzt Gesunden nichts – im Gegenteil. Auch die verschärfte Version davon, das Belastungs-EKG, ist als Routineuntersuchung, um einfach mal nur zu schauen, nicht sinnvoll. Beim Belastungs-EKG sitzen die Patienten verkabelt auf einem Rad und müssen sich verausgaben, dabei wird das EKG aufgezeichnet. Die Hoffnung ist, etwa eine noch verborgene koronare Herzkrankheit aufzuspüren, die sich nur bei Belastung bemerkbar macht, wenn das Herz also viel leisten muss.

Es ist bei beiden EKG-Formen ähnlich wie beim CT: Ein etwaiger Nutzen ist gering bis nicht vorhanden, etwaige negative Folgen aber können beträchtlich sein, man gerät einfach schnell in eine Mühle aus Folgeuntersuchungen und -therapien, die allesamt Nebenwirkungen haben können.

Check-up-Untersuchungen

Untersuchungen wie CT oder EKG, mit denen die Gesundheit des Herzens gecheckt werden sollen, stehen prototypisch für viele andere. Hinter ihnen steckt ein sehr verbreiteter Gedanke: frühzeitig Krankheiten oder besser »Auffälligkeiten« aufzudecken, um sie abzuwenden oder in einem Stadium behandeln zu können, in dem sie (zumindest fast) noch heilbar sind. »Wehret den Anfängen« scheint ein sehr plausibler Gedanke zu sein, und so hat sich ein ganzer Industriezweig in der Medizin entwickelt, der uns durch bestimmte Untersuchungsverfahren viel schreckliches Leid ersparen will.

Alle zwei Jahre sollen etwa in einer Untersuchung die wichtigsten Funktionen geprüft werden. Dann entdeckt man etwaige Schäden möglichst früh und sorgt so für mehr Sicherheit. Zumindest im Straßenverkehr ist das so. Die Hauptuntersuchung für Autos, der gute alte TÜV, ist deswegen auch vorgeschrieben. Ein kaputter Motor, der Abgase produziert, die nicht gesund sind; ein Reifen, der in der nächsten steilen Kurve aufplatzen könnte; eine Bremse, die beim Vollstopp nicht mehr richtig zupackt – all das kann der Ingenieur beim TÜV mit der Untersuchung von ein paar ganz grundlegenden Funktionen aufspüren und so vielleicht großes Leid verhindern.

Wie sinnvoll aber ist so eine regelmäßige Untersuchung beim Arzt? Check-up 35 heißt sie dort. Die Krankenkassen empfehlen und zahlen sie alle zwei Jahre allen Mitgliedern, die 35 Jahre und älter sind, Symptome müssen sie dafür gar nicht haben. Dabei fragt der Arzt in einem Anamnesegespräch einen völlig Gesunden etwa, ob er Beschwerden hat und ob es Vorerkrankungen in der Familie gibt. Er untersucht den Körper, tastet den Bauch ab, testet grob die Nervenfunktionen und wie beweglich die Gelenke sind. Dann hört er auch noch Herz und Lunge nach besonderen Geräuschen ab. Zusätzlich nimmt er Blut ab, um den Cholesterinwert und den Blutzucker zu bestimmen, und lässt den Urin unter-

Innere Medizin/Allgemeinmedizin 83

suchen, um etwaige Nieren- und Blasenerkrankungen sowie Diabetes aufzuspüren.

Dänische Wissenschaftler der (schon des Öfteren erwähnten) Cochrane Collaboration wollten im Jahre 2012 nun einmal genau wissen, ob die Check-ups ihre Aufgabe erfüllen, Krankheiten aufspüren und am besten Todesfälle verhindern. Sie werteten dafür insgesamt 16 Studien mit mehr als 180 000 Probanden aus, in denen zwei Gruppen miteinander verglichen wurden: Patienten, die regelmäßig zu Check-ups gegangen waren, und Menschen, die das nicht getan hatten. Das Resultat war ernüchternd: Zwar wurden bei den Check-up-Patienten Auffälligkeiten entdeckt, etwa ein erhöhter Blutdruck oder Cholesterinwert. Auf die Sterblichkeit hatte das aber keinen Einfluss – in beiden Gruppen war die Todesrate so ähnlich, dass es keinen statistisch signifikanten Unterschied gab. Oder anders: Die Check-ups hatten keine Leben gerettet – und damit nicht das getan, was man sich von ihnen erhofft hatte. Warum sie in der Cochrane-Studie derart durchgefallen sind, ist nicht ganz klar. Ein Grund könnte sein, dass die Ärzte meist nur mäßige Grenzüberschreitungen von Blutdruck oder Cholesterinwert aufspürten, die keine oder nur geringe negative Auswirkungen auf die Gesundheit hatten. Gerade der Cholesterinwert sagt nicht allzu viel darüber aus, ob jemand ein höheres Risiko für eine Herz-Kreislauf-Erkrankung hat, wenn nur er allein erhöht ist.

Drei Autoren der Studie von 2012, Peter Gøtzsche, Karsten Jørgensen und Lasse Krogsbøll, ließen die Check-ups aber anscheinend keine Ruhe. 2014 veröffentlichten sie einen weiteren Artikel dazu im renommierten *British Medical Journal,* in dem sie unter der Überschrift »Es ist Zeit, sie gehen zu lassen« zunächst einmal auch den Vergleich mit dem Auto anstellten, der generell gern herangezogen wird – um ihn dann ganz schnell, mit nur zwei Sätzen, auseinanderzunehmen: »Es scheint so einfach zu sein, aber der menschliche Körper ist kein Auto, und im Gegensatz zum Auto hat er die Möglichkeit, sich selbst zu heilen.« Wenn also etwas kaputt ist, dann braucht es meist keinen Mechaniker, um es zu reparieren. Die drei Wissenschaftler kamen dann zu einem eindeutigen Schluss: Ärzte sollten ihren Patienten die Check-ups nicht mehr anbieten, Regierungen sollten Check-up-Programme nicht mehr einführen, bestehende Programme sollten ausgesetzt werden. Dass das schwierig wird, ist den Autoren allerdings klar: »Einige Ärzte glauben sehr an die Vorzüge der Untersuchungen, andere verdienen ihren Lebensunterhalt damit, und es müssen viele Gesichter gewahrt werden«, schreiben sie. Deswegen, und weil es natürlich auch für uns Patienten absolut logisch klingt, dass man etwas Schlimmes verhindern kann, wenn man es früh entdeckt, wird an den Untersuchungen wohl auf absehbare Zeit nicht gerüttelt. Dass sie nebenbei auch reine Geldverschwendung sind, wenn sie ohnehin keinen Nutzen haben, sei nur nebenbei erwähnt. Wobei das eigentlich kein Nebenaspekt ist, denn auch solche Verfahren tragen zu unserem monatlichen Unkostenbeitrag bei, den wir den Krankenkassen zukommen lassen. Und wer bezahlt schon gerne Geld für etwas, das überflüssig ist?

Es mag sein, dass die Check-ups irgendwann so weiterentwickelt werden, dass sie tatsächlich einen Nutzen haben, momentan aber sollte man es sich gut überlegen, ob man als Gesunder ohne Risikofaktoren eine solche Untersuchung in Anspruch nimmt.

Magen-Darm-Erkrankungen

Magen und Darm sind beliebte Betätigungsfelder für Ärzte, auch für solche, die mit einem Endoskop, also einem Schlauch, von unten oder oben das Innere unseres Körpers untersuchen. Meist wollen sie damit einen Tumor oder eine Vorstufe davon aufspüren, Früherkennung nennt man das – auf dieses große Thema gehen wir in einem separaten Abschnitt ein. Viele Mediziner blicken aber auch von außen ins Innere hinein, mit einem Ultraschallgerät. Komplett harmlos sind diese Ultraschallwellen, die Untersuchung selbst auch, und man kann damit Veränderungen an Organen wie der Leber, den Nieren und der Gallenblase oder auch an Gefäßen sehr gut erkennen. Was also soll dagegen sprechen,

Innere Medizin/Allgemeinmedizin **85**

ab und an mal eine Ultraschalluntersuchung des Bauchs machen zu lassen? Nichts, wenn man Beschwerden hat, etwa regelmäßige Bauchschmerzen oder Koliken. Wenn man aber beschwerdefrei ist, sollte man keinen Ultraschallkopf (so heißt das Ende des Geräts, mit dem der Arzt auf dem Bauch herumfährt) an sich heranlassen – die Gefahr ist einfach zu groß, dass der Arzt etwas entdeckt und als bedrohlich einstuft, das nicht krankhaft ist und keiner Behandlung bedarf. Gallensteine etwa, von denen man bis dahin nichts wusste und die da bleiben sollten, wo sie sind, in der Gallenblase also (siehe Abschnitt Chirurgie, S. 63 ff.). Und wenn etwas anderes Auffälliges entdeckt wird, ist das manchmal der Beginn von etwas Großem, nämlich von einer Aneinanderreihung unnötiger Untersuchungen. Die können allerdings, anders als der Ultraschall, Nebenwirkungen haben. Lassen Sie sich also nicht von Ihrem Arzt zu einer routinemäßigen Ultraschalluntersuchung überreden – sie wird Ihnen nichts nutzen.

Oftmals ist aber tatsächlich etwas los in Magen und Darm, das einige von uns sehr beschäftigt. Wobei: Manchmal ist auch so wenig los, dass es uns sehr beschäftigt. Eine Verstopfung ist nämlich nicht schön. Also was tun? Medikamente nehmen, seien es pflanzliche oder andere? Irgendwann: ja. Aber erst einmal hilft auch der gute alte Ratschlag, es mit viel Trinken und viel Bewegung zu versuchen. Damit geht es oftmals schon voran, ganz ohne Flohsamen oder andere Hausmittelchen. Ganz zum Schluss können auch Medikamente helfen, etwa solche mit den Wirkstoffen Macrogol oder Lactulose.

Das Gegenteil hat man leider auch ab und an mal, gern im Urlaub, wenn das Essen zwar lecker ist, aber auch mal keimbelastet. Natürlich soll der Ausflug in die nahe liegende Stadt nicht ausfallen und der Aufenthalt im Meerwasser nicht, nun ja, getrübt werden, deswegen nimmt man dann lieber ein Mittel ein, das jegliche Darmbewegung und damit auch den Durchfall zum Stopp bringen soll. Was man aber dabei beachten sollte: Der Durchfall schwemmt auch die Keime mit heraus, die für ihn verantwortlich sind. Er heilt sich also quasi selbst, und man hindert ihn in gewisser Weise daran, wenn man etwa Medikamente mit dem Wirkstoff Loperamid (besser bekannt unter dem Handelsnamen Imodium akut) nimmt. Wenn Sie es aushalten können, dann warten Sie erst mal ab. Es sei denn, Sie bekommen starke Bauchkrämpfe, Fieber, oder es mischt sich sogar Blut in den Durchfall. Dann sollten selbst gekaufte Medikamente aber auch nicht das sein, was Ihnen hilft, sondern ein Arzt.

Manche Menschen fügen sich auch absichtlich einen Durchfall zu, Darmspülung nennt sich das dann, eine Art Frühjahrsputz für den Dickdarm. Verantwortlich dafür ist oft der Glaube, dass die Darmflora in irgendeiner Form aus den Fugen geraten ist, dass sich dort Pilze finden oder bestimmte Bakterien, die dort nicht hingehören. Das soll man daran merken, dass man immer so müde ist und dass das Immunsystem nicht mehr richtig funktioniert. Also lässt man seinen Stuhlgang untersuchen, und siehe da: Der Test findet nicht selten Keime. Nur sind die meist für nichts verantwortlich oder nicht die Ursache von etwas. Trotzdem folgt dann oft eine Darmspülung in der Hoffnung, sich damit das Böse und Schlechte aus dem Körper zu spülen und so Müdigkeit, Rheuma oder auch Allergien zu vertreiben. Ob das gelingt, ist die Frage, wahrscheinlich ist es nicht. Es ist sogar wahrscheinlicher, dass man sich mit der Spülung einen Schaden zufügt, etwa die Darmwand verletzt. Wir empfehlen beides nicht, weder die Stuhluntersuchung noch die Darmspülung. Sie machen sich damit nur Probleme, wo keine sind.

»Mit viel Aufwand wenig erreichen« Dermatologie/Hautpflege

Warzen

Man hört in letzter Zeit viel von der »sprechenden Medizin«, dass Ärzte also mehr mit ihren Patienten reden sollten. Eine ganz besondere Form praktiziert so manch selbst ernannter Heiler: die *be*sprechende Medizin. Er spricht dann nicht so viel mit den Patienten, sondern eher mit Anhängseln von ihnen. In ein paar Sitzungen werden da hartnäckige Warzen besprochen – und auf einmal sind sie weg. Tatsächlich! All die Tinkturen und Torturen des Arztes haben nicht geholfen, und dann kommt da jemand, der mit den Warzen von fremden Menschen spricht – und hat damit auch noch Erfolg.

Bevor wir zum Geheimnis dieses Erfolges kommen, sei kurz gesagt, dass etwa ein Drittel aller Kinder und Jugendlichen sowie etwa 5 Prozent der Erwachsenen Warzen haben. Die meisten sind hartnäckig und bleiben über Wochen und Monate an Ort und Stelle. Manchmal verbreiten sie sich sogar noch weiter, sie sind nämlich ansteckend, weil sie durch Viren ausgelöst werden, die dort, wo sie hingelangen, die Vermehrung von Hautzellen anregen, sodass eine Hornhaut wächst – und die Warze ihre Form annimmt. Wer also gern mal seine Warzen anfasst und sich ungern die Hände wäscht, verteilt sie womöglich auf andere Körperstellen oder andere Menschen. Gleiches kann über Handtücher, Socken oder Schuhe geschehen.

88 Medizin

Das aber, und hier kommt die gute Nachricht, ist nicht richtig schlimm, denn Warzen sind meist harmlos. Sie schaden nicht der Gesundheit, nur manchmal der Optik, und dann zeigt man sie dem Arzt und lässt ihn sein Glück versuchen. Der nimmt gern Tinkturen mit dem Wirkstoff Salicylsäure und trägt sie über Wochen immer wieder auf die Warze auf. Oder er vereist die Stelle mit flüssigem Stickstoff, auch das mehrfach. Manche Warzengeplagte haben Glück, und die Therapie hilft, das hat sich in Studien gezeigt. Behandelt man zum Beispiel drei bis sechs Monate mit Salicylsäure, sind etwa 14 von 100 Menschen ihre Warze schneller los als die, die nichts tun. Das Ziel, möglichst alle Viren abzutöten, erreicht der Arzt allerdings nicht immer. Zumindest dauert es meist recht lange, bis sich ein Erfolg einstellt.

Das war uns leider nicht so ganz klar, als wir einmal die Bekämpfung einer Warze in die Hand nahmen. Nicht bei uns selbst, sondern bei einem unserer Kinder. Das hat das Gemetzel zum Glück vergessen, weil es damals noch zu klein war, um sich daran erinnern zu können. Wir nennen keinen Namen, denn bei diesem Gedächtnisverlust soll es aus verständlichen Gründen bleiben, man will sich ja nicht ohne Not Feinde in der eigenen Familie machen. Zahlreiche Schwimmbadbesuche hatten unserem Nachwuchs die unliebsame Hautwucherung beschert, und wir dachten, wir könnten ihr schnell mal den Garaus machen, indem wir hart und unerbittlich zuschlagen. Ein befreundeter Hautarzt erklärte uns, was wir zu tun hatten (»Ihr seid ja Mediziner, das könnt ihr selbst übernehmen, dann müsst ihr nicht dauernd in die Praxis kommen«), und so legten wir los. Wir holten ein Pflaster mit Salicylsäure und einen scharfen Löffel aus der Apotheke: Ersteres zum Aufweichen der Haut, Letzteren zum Ausgraben der Warze.

Nach sieben Tagen hatte die Säure ihre Arbeit getan: Die Haut war weiß und sah abgestorben aus, also legten wir Hand an. Der Kräftigere von uns nahm das Kind in den Arm, die Geschicktere den scharfen Löffel in die Hand, und ab ging es. In einer einzigen Sitzung versuchten wir, die Wucherung aus der Haut zu graben, sagten dem jammernden Kind immer wieder, das könne doch gar

Dermatologie/Hautpflege 89

nicht wehtun, schließlich sei die Haut tot, abgestorben mitsamt ihrer Nerven, bis es sich schließlich nur noch wimmernd seinem Schicksal ergab.

Irgendwann war das Gemetzel dann vorbei. Wir fragten uns aber, ob wir denn tatsächlich alle Teile der Warze erwischt hatten. Unser Kind hingegen fragte nichts mehr, es war mit den Nerven komplett am Ende. Dass wir bei unserem Aktionismus einen entscheidenden Fehler gemacht hatten, merkten wir aber erst Wochen später – als wir sahen, dass wir der Warze nicht den Todesstoß versetzt hatten. Sie erblühte an ihrem alten Platz, und so fragten wir den befreundeten Hautarzt erneut um Rat. Der schaute uns nur in einer Mischung aus Erstaunen und Entsetzen an, als er hörte, was wir unserem Nachwuchs angetan hatten. Die Pflasterbehandlung hätte über mehrere Wochen erfolgen müssen, um die Haut samt Warze abzutöten, sagte er uns. Außerdem hätten wir einmal pro Woche ganz vorsichtig, peu à peu nur die alleroberste Hautschicht entfernen dürfen. Alles andere sei wahnsinnig schmerzhaft (wir schluckten), so schmerzhaft, dass er das Abschaben der toten Haut in der Praxis seinen Arzthelferinnen überlasse, um nicht das Vertrauen seiner kleinen Patienten zu verlieren. Viele von ihnen würde er nämlich in der Pubertät wiedersehen und wegen Akne behandeln müssen (wir schluckten erneut). Unser schlechtes Gewissen war so groß, dass wir die Warze nun einfach Warze sein ließen, anfangs nur noch ein Pflaster drüber machten, fertig. Und ein paar Wochen später war sie weg, fiel einfach als trockenes Hautknötchen ab und war für immer verschwunden. Der Körper hatte sich ihrer ganz allein entledigt, wir mussten ihm nur die Zeit dafür lassen. Hätten wir doch gleich diese Geduld gehabt, unserem Kind und uns wäre eine unschöne Erfahrung im Leben erspart geblieben.

Aber natürlich sind wir mit unserer Ungeduld nicht allein. Wenn die Warze nicht schnell ausgemerzt ist und Wochen oder sogar Monate ins Land gehen, dann wird man eben auch mal tätig. Wer weiß denn schon, dass Studien mit Schulkindern und Jugendlichen ergeben haben, dass etwa 50 Prozent von ihnen nach einem Jahr ihre Warze wieder los waren, etwa 70 Prozent nach zwei Jahren? Und wenn die Salicylsäure oder die Vereisung nicht hilft, dann hat der Arzt noch andere, zum Teil sehr aufwendige (und für den Patienten teure) Methoden in seinem Warzenbekämpfungsrepertoire. Da werden dann verschiedenste Laser ausprobiert oder die einen oder anderen Mittel in die Warze hineingespritzt. Das bringt meist genauso wenig wie alles andere. Und der Patient probiert dann irgendwann, nach wochen-, manchmal monatelangen Heilversuchen beim Arzt, etwas aus, das er eigentlich nicht tun würde, weil es doch so irrational ist, irgendwie nach Geisterheilung klingt: Er geht zu jemandem, der ihm empfohlen wurde, weil er erfolgreich Warzen bespricht. In unserem Familien- und Freundeskreis kennen wir allein zwei Menschen, die diesen Weg gegangen sind, bis heute fest überzeugt davon, dass es geholfen hat. Und den Retter in der Not zu finden ist nicht schwer. Es gibt immer jemanden, der jemanden kennt, der schon mal bei so einem Warzenbesprecher war und dem das Besprechen so gut geholfen hat, dass die Warze, nun ja: einfach irgendwann weg war.

Sie ahnen bestimmt, welche Erklärung für diesen erstaunlichen Erfolg jetzt kommt, wenn Sie sich noch einmal vor Augen führen, welche Odyssee die Betroffenen hinter sich haben, welch lange Zeit sie schon von der Warze geplagt werden…

… und Sie haben recht: Warzen heilen fast immer ganz von selbst, ohne dass man irgendetwas tun muss – die Körperabwehr beseitigt sie, wenn man ihr nur genug Zeit dazu gibt. Also verschwinden Warzen irgendwann, ob mit Tinktur, Laserbehandlung und Besprechung oder auch ganz ohne Therapie. Die Warzenbesprechung steht aber nun mal meist ganz am Ende aller Versuche, sie passiert also meist in der Phase, in der die Warze ohnehin auch ganz von allein abheilen würde. Der Erfolg aber wird nicht den körpereigenen Abwehrkräften oder den Therapieversuchen des Arztes zugesprochen, die die Viren vielleicht geschwächt und dem Körper die Bekämpfung erleichtert haben, nein: Den ganzen Ruhm bekommt der Warzenbesprecher.

Dermatologie/Hautpflege 91

Zeit ist oft eine Erklärung für die manchmal verblüffenden Erfolgsquoten von Alternativmedizinern und -heilern. Viele Krankheiten und Leiden, bei denen sie aufgesucht werden, bessern sich oder heilen nach einer Weile gar ganz, und zwar von selbst, ohne dass es ihrer Hilfe bedurft hätte. Den Ruhm dafür ernten aber eben nicht die Selbstheilungskräfte, sondern die Therapeuten mit ihren oft obskuren Methoden.

Bei der Besprechung von Warzen nimmt das manchmal sogar sehr kuriose Formen an. Einige Heiler behaupten, sie müssten gar nicht unbedingt beim Patienten sitzen, sie könnten auch aus der Ferne wirken. Wie praktisch, lässt sich der Aufwand so doch auf ein Minimum reduzieren, auf beiden Seiten. Einer der bekanntesten Kritiker von Alternativmedizin, Edzard Ernst, lange Jahre Chef des Department of Complementary Medicine an der University of Exeter, hat sich mit Kollegen mal den Spaß gemacht und in einer Studie untersucht, wie durchschlagend der Erfolg dieser Wunderheiler ist. 84 Probanden mit durchschnittlich acht Warzen nahmen teil, 41 davon bekamen sechs Wochen lang eine Fernbehandlung von einem der zehn Heiler, die zuvor von den Forschern auserwählt worden waren, 43 bekamen: nichts. Gemessen wurde die Anzahl und Größe der Warzen in beiden Gruppen. Und siehe da: Bei den Probanden, die keine Fernbehandlung genossen hatten, war am Ende des Versuchs im Durchschnitt eine Warze weniger zu sehen.

Ein Ergebnis, wie es Edzard Ernst oft gesehen hat. Er ist inzwischen pensioniert, doch als er noch forschte, besuchte ich (J. S.) ihn mal in seinem Institut in England. Man hatte das Gefühl, dass Edzard Ernst das Genre der Alternativmedizin immer mit einem gewissen Schmunzeln sah – er lud sich deswegen auch den einen oder anderen selbst ernannten Heiler ein, auf dass der ihm seine Kunst vorführen sollte. So kam einmal ein Mann mit Sauerstoffwasser vorbei, das Wunder bewirken sollte (als nichts anderes kann man es wohl bezeichnen, wenn ein Wasser alles heilen können soll). Ernst nahm sich ein Fläschchen davon mit nach Hause und verschüttete dort aus Versehen ein paar Tropfen auf seine Socken. Das bewahrte ihn wohl vor größerem Übel: Die Socken entfärbten sich an den benetzten Stellen, was auf irgendeine Art von Säure schließen ließ. Und so war es dann auch, wie sich bei einer Analyse der Flüssigkeit herausstellte: Es handelte sich um Perchlorsäure. Gott sei Dank hatte niemand das obskure Wunderwässerchen getrunken, der Schaden begrenzte sich auf das zerstörte Sockenpaar.

Das Thema Fernheiler (auch Geistheiler genannt) beschäftigte ihn mehrfach, Menschen also, die meinen, nur mit der Kraft ihrer Gedanken Leiden kurieren zu können. So testete er einmal deren Fähigkeit, Patienten chronische Schmerzen zu nehmen, indem er vier Gruppen von Probanden bildete. Die erste Gruppe setzte er vor einen Spiegel, auf der anderen Seite, nicht sichtbar, saß ein Geistheiler. Bei der zweiten Gruppe befand sich niemand hinter dem Spiegel, und bei den Gruppen drei und vier gab es keinen Spiegel, dafür aber jemanden, der ihnen direkt gegenübersaß. Allerdings handelte es sich dabei nur in der Hälfte der Fälle um echte Geistheiler, die anderen waren vorher trainiert worden, sich lediglich wie solche zu verhalten. Die Probanden aber waren durchaus beeindruckt, erzählte Ernst, sie spürten ein Kribbeln, und einigen ging es tatsächlich besser mit ihren Schmerzen. Ein Patient, der wegen seiner Beschwerden im Rollstuhl saß, konnte auf einmal wieder laufen. »Es war wie in der Bibel«, erzählte Ernst damals bei meinem Besuch. Nur war das Wunder dann doch sehr bescheiden ausgefallen: Zwischen denjenigen, die tatsächlich einem echten Geistheiler gegenübergesessen hatten, und den anderen gab es statistisch gesehen keinen Unterschied in der Besserung der Schmerzen. Wenn man unbedingt einen Unterschied sehen wollte, dann schnitten sogar eher die Probanden besser ab, die keine Geistheilung genossen hatten. Aber der Glaube versetzt eben Berge: Er lässt manche Menschen aus ihrem Rollstuhl aufstehen – und Warzen verschwinden, die eh verschwunden wären.

Dermatologie/Hautpflege 93

Ekzeme

Auch beim Hautarzt spielen Antibiotika, über die wir schon an der einen oder anderen Stelle geschrieben haben, eine nicht ganz unwichtige Rolle. Nicht alle Dermatologen (so der Fachausdruck für Hautärzte) gehen kritisch mit diesen Medikamenten um, manche verordnen sie eher einmal zu viel als einmal zu wenig. Antibiotika sind zwar sehr effektiv und hilfreich, aber nur unter bestimmten Umständen. Dazu gehört vor allem, dass Bakterien die Auslöser einer Krankheit sein müssen oder zumindest entscheidend beteiligt sind. Gegen Viren helfen sie nicht. Man kann das gar nicht oft genug schreiben, da viele Ärzte diese Tatsache zu ignorieren scheinen. Wahrscheinlich kann man das nur ändern, wenn wir als Patienten mit darauf achten, dass mit den Antibiotika kein Unfug getrieben wird.

Aber noch mal zurück zu den bestimmten Umständen, die dafür sorgen können, dass ein Antibiotikum die richtige Wahl ist. Bakterien: ja, auf jeden Fall. Aber ihre alleinige Anwesenheit reicht nicht in allen Fällen, um den Einsatz eines Antibiotikums zu rechtfertigen, gerade auf der Haut nicht. Denn dort gibt es eine spezielle Situation: Sie ist einer unserer (wenn nicht *der*) Außenposten zur Umwelt und steht deswegen ständig in Kontakt mit einer ganzen Flut von Organismen. Einige von ihnen leben sogar auf ihr. Wir schreiben bewusst von »Organismen« und nicht von Feinden, denn nicht alles, was sich auf der Haut tummelt, ist gefährlich für uns. Im Gegenteil: Viele der Bakterien, die sich auf ihr befinden, gehören dahin, sie bilden zusammen mit anderen Organismen, wie etwa Pilzen, die sogenannte Hautflora, die ein wichtiger Bestandteil des ersten Abwehrbollwerks sind. Denn jeder potenzielle Eindringling muss zunächst einmal an diesen Bakterien und Pilzen vorbei, wenn er tiefer vordringen will. Und das lassen die nicht so einfach zu, denn für die Organismen der Hautflora ist das auch ein Kampf gegen Rivalen und damit um ihre Existenz, den sie nicht so einfach verloren geben. Allerdings reagieren manche dieser nützlichen

94   Medizin

Bakterien empfindlich auf Antibiotika, denn die sind in ihrer Wirkung nicht so wählerisch, wie sie sein sollten. Und wenn die »guten« Bakterien in ihrer Anzahl reduziert oder gar ganz weg sind, haben es »böse« Keime leichter, einzudringen.

Deswegen sollten Ärzte sehr zurückhaltend mit der Verordnung von Antibiotika sein, auch wenn die Haut stark gerötet oder schuppig ist und juckt, wenn die Betroffenen also unter einem Ekzem leiden. Das ist ein Sammelbegriff für eine Gruppe entzündlicher Hauterkrankungen, die viele verschiedene Auslöser haben können. So gibt es zum Beispiel trockene oder fettige, allergische oder toxische Ekzeme, die eines gemeinsam haben: Sie sind nicht infektiös. Zwar kann es manchmal sein, dass mal mehr Bakterien als normalerweise auf der geschundenen Haut tätig sind, und ein Antibiotikum tötet sie auch tatsächlich. Nur greift man damit eben auch die Organismen an, die der Hautflora ihre Widerstandskraft geben, und verändert deren perfekt funktionierendes Barrieresystem, wenn man öfter Antibiotika verwendet.

Besser sind in dem Fall Salben oder Cremes, die je nach Art des Ekzems eher feuchtigkeits- oder fettspendend sein sollten oder auch (für kurze Zeit) mal Cortison enthalten können. Sie helfen deutlich effektiver, vor allem gegen den Juckreiz. Und sie haben nicht die Nebenwirkungen, die Antibiotika haben können. Nur wenn sich das Ekzem tatsächlich bakteriell entzündet hat, wenn etwa Eiter zu sehen oder die Haut an der Stelle ungewöhnlich warm ist, sind die Medikamente eine richtige und dann auch sehr wichtige Wahl. Ein guter Arzt erkennt diese Warnzeichen und deutet sie richtig. Es schadet aber nie, nachzufragen, ob und warum ein Antibiotikum nötig ist, wenn man es verordnet bekommt.

Hautcremes

Eine Sache müssen wir aber noch klarstellen: Unser Hinweis mit Cremes und Salben richtet sich an Menschen, die an Hauterkrankungen leiden, etwa einem Ekzem, und daher eine besondere

Pflege benötigen. Wenn Sie eine ganz normale Haut ohne irgendwelche Besonderheiten haben (wie die meisten Menschen, auch wenn Sie denken, Ihre Haut sei ständig trocken oder sonst wie besonders), dann können Sie sich natürlich trotzdem eincremen – es wird Ihnen nur nicht allzu viel nutzen. Nur wenn die Haut besonders stark beansprucht wird, wenn man sich etwa sehr häufig mit Seife wäscht, gibt es einen nachweisbaren Effekt. Aber vielleicht ist es manchmal auch wichtiger, was man selbst spürt, und nicht, was tatsächlich ist. Nach dem Eincremen fühlt sich die Haut oft einfach besser an, frischer, irgendwie … neuer!

Dieses Gefühl spielt auch eine große Rolle bei vielen Cremes, die in Drogerien, Supermärkten oder auch Parfümerien angeboten werden. »Tag für Tag erscheinen Falten sichtbar reduziert«, versprechen sie, »Nach vier Wochen werden Falten sichtbar gemildert« oder auch »Tiefe Falten werden gemildert, und die Haut wirkt straffer«. Falten müssen wohl eines der Grundübel unserer Gesellschaft sein, wenn man solche Aussagen sieht, sich die Größe des Angebots in den Supermärkten und Drogerien dieser Republik anschaut und weiß, dass die Deutschen jährlich mehr als 30 Millarden Euro für Körperpflegeprodukte ausgeben. Dabei gehören Falten doch zum Leben dazu, oder anders: Sie zeigen, dass wir leben – sie speichern unser Leben gleichsam. Jeder Sonnenstrahl, der jemals auf die Haut getroffen ist, lässt sie ein ganz kleines bisschen älter werden. Denn Sonnenstrahlen sind UV-Strahlen, und die schädigen die Haut. Reparaturmechanismen beheben diese Schäden, aber mit der Zeit, mit dem Alter eben, kommen sie nicht mehr so gut hinterher – die Haut altert sichtbar, Falten bilden sich.

Aber zum Glück gibt es ja die vielen Cremes, die allerlei Wunderstoffe enthalten, wie Coenzym Q10, irgendwelche wissenschaftlich klingenden »Komplexe« oder auch Vitamine in verschiedensten Formen. Damit können wir die Haut ja bei ihren Ausbesserungsarbeiten unterstützen und sie länger glatt und geschmeidig halten, so das Kalkül. Und wenn die cremigen Jungbrunnen dann auch noch »dermatologisch geprüft« oder ihre »Hautverträglichkeit gestestet« ist – dann muss das doch etwas bringen! Denken zumindest viele Frauen (immer noch die Hauptzielgruppe von Antifaltencremes), wie eine Umfrage der Stiftung Warentest im Herbst 2015 zeigte. Danach erwartete fast jede zweite Frau eine sichtbare Verbesserung der Faltensituation im Gesicht, wenn entsprechende Cremes einwirken. Vielleicht liegt das aber auch an den oben zitierten Versprechungen, die die Stiftung Warentest zusammengetragen hatte.

Die hat sich natürlich nicht nur auf die Umfrage beschränkt, nein, sie wollte auch wissen, was die Cremes denn zu leisten imstande sind, und hat 270 Frauen vier Wochen lang ihr Gesicht eincremen lassen, um zu überprüfen, was das Zeug hält. Morgens und abends trugen die Frauen kräftig auf – allerdings durften sie nur eine Gesichtshälfte mit dem Wundermittel benetzen, die andere bekam eine ganz profane Feuchtigkeitscreme. Vorher aber wurde die ausgewählte Region per Kamera genau von Experten inspiziert, damit man hinterher beurteilen konnte, ob und was sich geändert hatte. Das Urteil fiel ernüchternd aus – wir zitieren einfach mal nur die Überschrift des Artikels der Stiftung Warentest: »Nichts zu sehen«. Weder große Falten noch kleine Fältchen waren sichtbar weniger geworden, zumindest mit bloßem Auge war keine Besserung zu erkennen. Manche Cremes hatten sogar, im Gegenteil, zu einer Faltenzunahme geführt.

Rein (physio-)logisch gesehen verwundert das nicht so recht, denn wie sollen die tollen Q10- und alle anderen »Komplexe« in die tieferen Hautschichten kommen, um schlaffe Bindegewebsfasern wieder zu straffen? Die Moleküle vieler dieser Substanzen sind einfach zu groß, sie können die oberen Hautschichten gar nicht durchdringen. Und so ist es vor allem der Glaube an die Wirkung, der die Frauen (und sicher auch den einen oder anderen Mann) immer wieder zugreifen lässt. Eine Art Placeboeffekt der Schönheit. Apropos Placeboeffekt: Wenn ein Produkt als »geprüft« oder »getestet« ausgewiesen ist, dann fügen Sie bitte nicht in Gedanken ein »gut« oder gar »sehr gut« hinzu. Denn vielleicht ist es tatsächlich genau das: nur getestet und geprüft worden – wie gut das Ergebnis ausgefallen ist, weiß allein der Hersteller. Und wenn es nicht dem entspricht, was er sich davon erhofft hat, dann verspricht er nicht zu viel, wenn er das Produkt als »getestet« bezeichnet. Dass er damit Assoziationen bei den Konsumenten auslöst? Dafür kann er doch nichts!

Im Grunde könnte sich das Sortiment der Hautcremes in den Drogerieregalen auf Sonnencremes mit Lichtschutzfaktor beschränken, denn die schützen die Haut nachweislich vor krebserregenden UV-Strahlen. Alles andere an Pflege könnte sie allein schaffen, wenn wir sie ließen und nicht täglich den Körper mit Duschgel bearbeiteten und das Gesicht mit alkoholischen Wässerchen, Reinigungslotionen und Peelings. Denn die Haut produziert in speziellen Drüsen quasi ihre eigene Creme, den sogenannten Talg, ein fetthaltiges Sekret, das unsere Haut geschmeidig hält und vor dem Austrocknen bewahrt. Und sie besitzt den sogenannten Säureschutzmantel, einen Film aus verschiedenen Säuren und anderen Stoffen, die aus Schweiß- und Talgdrüsen sowie abgestorbenen Zellen stammen. Und der ist mit seinem niedrigen pH-Wert nicht nur ein optimaler Nährboden für die Organismen der schützenden Hautflora (von der haben wir oben bereits berichtet), sondern hält die Haut auch feucht, weil die Säuren Wasser binden. Eigentlich würde es daher also vollkommen ausreichen, den Körper ausschließlich mit Wasser zu duschen und nur die geruchsintensiveren Regionen wie Füße, Achseln und Po mit einer milden Waschsubstanz zu reinigen. Weniger ist mehr – das gilt eben auch bei der Hautpflege, obwohl Hersteller und Händler etwas anderes propagieren.

Lippenherpes

Die gute Nachricht zuerst: Bei den meisten Mitteln, die gegen die fiesen, schmerzhaften Bläschen auf den Lippen helfen sollen, treten keine schlimmen Nebenwirkungen auf. Tja, und jetzt kommt die schlechte: Sie haben anscheinend auch so gut wie keine Wirkung. Cremes wohl gar nicht und Tabletten nur sehr begrenzt.

Letztere muss man auch schon deutlich vor dem ersten Auftreten von Herpesbläschen nehmen, damit sie überhaupt ihre sehr geringe Wirkung entfalten können. Dabei gibt es einen großen Bedarf: Bis zu 50 Prozent aller Erwachsenen sind mindestens einmal im Leben von Herpes betroffen, und viele von ihnen leiden darunter. Die Verursacher sind Viren, mit denen man sich meist schon in der Kindheit ansteckt. Und wenn sie einmal da sind, wird man sie nie wieder los. Sie schlummern dann im Nervensystem und treten oft wieder zutage, wenn es gerade viel Stress gibt. Schon Sonnenlicht kann die Viren hervorlocken und die Bläschen entstehen lassen. Deswegen haben einige Betroffene (genauer: 5 bis 10 Prozent) auch sehr oft (genauer: mindestens sechsmal jährlich) mit den Viechern an den Lippen zu kämpfen – ohne dass sie das eigentliche Übel jemals wieder loswerden können. Zum Schluss noch eine gute Nachricht: In den meisten Fällen ist auch gar keine Behandlung nötig, weil die Erkrankung innerhalb weniger Tage von allein abheilt. Man muss sich also, so hart das auch klingt, irgendwie mit diesem Übel arrangieren – Cremes hin oder her.

»Wenn die Mundhöhle zur Goldgrube wird«
Zahnheilkunde

Es sollte eine große Überraschung werden. Unsere Tochter Frieda war ins Bad geschlichen, um zu duschen. Sie wollte alles ganz allein machen – und dann mit frisch gewaschenen und geföhnten Haaren herauskommen, um unsere erstaunten Gesichter zu sehen. Doch leider wurde aus dem glamourösen Auftritt ein blutiges Horrorszenario. Schuld war unsere Wäschekiste, eine Plastikbox. Die ist eigentlich immer bis oben hin prall gefüllt mit dreckigen Klamotten, sodass sie mühelos dem Gewicht eines Erwachsenen standhält. Doch dieser Tag war anders: Die Box war fast leer, und das wurde Frieda zum Verhängnis. Denn als sie sich mit beiden Händen von der Dusche aus auf die vermeintlich volle Wäschebox stützte, um im Spiegel nachzusehen, ob sie noch Schaum im Haar hatte, brach sie mit beiden Armen in die Box ein. Das allein wäre noch kein großes Problem (natürlich hätte es Geschrei wegen des Schrecks gegeben). Allerdings stand die Wäschekiste unter dem Waschbecken. Und so kam es nicht erst am Boden der Box zum Aufprall, sondern schon am Rand der Keramik: Friedas Kinn schlug mit voller Wucht dagegen. Die Folgen: viele Tränen, sehr viel Blut und etwas, das fehlte, nämlich ein Stück linker Schneidezahn. Wobei wir Letztes erst gar nicht bemerkt hatten, weil Frieda ja so blutüberströmt dastand und erst einmal beruhigt werden musste. Auf ihrer noch feuchten Haut hatten sich Wasser und Blut ganz schnell vereinigt – es sah aus, als würde ihr ganzer Oberkörper bluten.

Zum Glück kannten wir dieses Kleine-Wunde-große-Wirkung-Phänomen bereits von unserem Freund Tom. Der hatte mal mit seinem kleinen Sohn zusammen die Todesrutsche im Spaßbad genommen und sich schon im ersten Viertel der Bahn schlimm den Kopf angehauen, weil er beide Arme zum Festhalten des Jungen brauchte und der Kurvenbeschleunigung relativ hilflos ausgeliefert war. Als das Vater-Sohn-Geschoss dann aus der unteren Rutschenöffnung flog, hatte die eigentlich kleine Platzwunde an Toms Schläfe genug Zeit gehabt, zusammen mit dem Wasser auf der Haut, Vater und Sohn komplett blutüberströmt aussehen zu lassen. Ein Anblick, den wir nicht so schnell vergessen – wir standen als Empfangskomitee unten an der Rutsche. Und so gerieten wir nun bei Friedas Anblick nicht in Panik und konnten sie recht schnell beruhigen.

Leider hatte sich aber das abgebrochene Stück Zahn wohl mit dem Abwasser zusammen auf den Weg Richtung Kläranlage gemacht oder war in Friedas Magen gelandet, zumindest konnten wir es nicht finden. Da waren die neuen Schneidezähne noch nicht mal ganz durchgebrochen und schon fehlte eine Ecke! Frieda trug es mit Fassung, Papa und Bruder auch, schließlich hätte sie sich bei ihrem Sturzflug auch beide Arme oder den Kiefer brechen können. Manch einer schlägt sich dabei sogar die komplette Zahnfront raus. Nur Mama hatte Probleme mit dem ramponierten Gebiss. Obwohl selbst der Zahnarzt tags darauf riet, nichts zu tun und abzuwarten, bis der Schneidezahn vollständig herausgewachsen war (zum Glück war das fehlende Stück nicht groß genug, um das Zahnmark samt Nerven zu gefährden), muss ich (Ragnhild Schweitzer) ihn so flehentlich angesehen haben, dass er dann doch die fehlende Ecke durch ein Kunststoffstück ersetzte. Allerdings schon mit der Warnung, dass es wohl nicht lange halten werde, weil Kinder in dem Alter in Gedanken noch vieles in den Mund nehmen und vom Finger bis zum Lollistiel alles mit den Zähnen bearbeiten. Egal, ich wollte, dass Frieda wieder so aussah wie vorher, schließlich hatte ich auch die Wäschebox geleert und so ihren Sturz erst möglich gemacht. Als wir die Praxis verließen, war der

Zahn fast schöner als vorher, doch nun sollte der Stress erst beginnen. Denn ich konnte den Zahn nicht Zahn sein lassen, erinnerte Frieda bei jedem Stift, Eisstiel oder Lolli, den sie in den Mund nahm, daran, doch bitte aufzupassen – gefühlte hundert Mal am Tag. Das Schlimmste jedoch war, dass ich immer auf ihre Zähne schauen musste, wenn sie redete. Ich dachte, ich täte dies heimlich, bis Frieda irgendwann meinte, ich würde sie mit dem Geglotze auf ihren Mund auch schon ganz hibbelig machen. Irgendwann kam es, wie es kommen musste: Das erste kleine Stückchen der Kunstzahnecke bröckelte ab, dann das zweite, und irgendwann hatte Frieda die gesamte Ecke im Mund – gerade als wir bei meiner Schwester auf dem Sofa saßen. Alle jubelten wie damals, als Frieda ihren ersten Milchzahn verlor, und schlugen ihr gratulierend auf die Schulter. Da wurde mir bewusst, wie sehr ich meine Familie genervt haben musste. Und ganz ehrlich, auch ich war irgendwie erleichtert und fühlte mich wie befreit.

Meine Schwester (sie ist Kieferorthopädin, hat also viel mit ramponierten Kinderzähnen zu tun) erklärte mir, dass wir Friedas Zahn jetzt wirklich Zahn sein lassen sollten, weil bei jedem neuen Anklebeversuch auch immer etwas vom schützenden Schmelz verloren gehe, sei es durch das Glattschleifen oder durch die Säure im Zement, der als »Kleber« benutzt wird. Wenn sie älter sei, könne man immer noch entscheiden, was man macht. Ich gab keine Gegenwehr – man muss einfach wissen, wann man verloren hat. Und so konnte Frieda wieder kommentarlos auf Stiften und Eisstielen kauen, und ich schaute ihr beim Reden wieder in die Augen statt auf den Mund. Was für ein Segen für alle Beteiligten! Hätte ich doch gleich auf den Zahnarzt gehört und nichts getan. Uns wäre viel Ärger und Stress erspart geblieben. Der grinste dann auch, als wir das nächste Mal in seinem Sprechzimmer saßen, und riet Frieda nur eins: den Zahn gründlich zu putzen. Womit wir beim nächsten Thema wären.

Zähneputzen

55 000 Mal in seinem Leben reinigt sich der Durchschnittsdeutsche die Zähne (wenn er es zweimal täglich tut). Schon die Menschen im vorchristlichen Jahrtausend bearbeiteten ihre Zahnzwischenräume mit Pflanzenfasern, und auch Ötzi säuberte seine Kauleiste, und zwar mit Holzstöckchen. Doch während das Handwerkszeug damals eher schlicht daherkam, hat man heute die Qual der Wahl: weiche oder harte Borsten? Handzahnbürste oder elektrische? Rotierend-oszillierende oder schallaktive Putzhilfe? Zahnseide oder Zahnzwischenraumbürstchen? Hinzu kommen unzählige Zahnpastavariationen, von universal über supersensitiv bis ultraweiß. Und am heimischen Waschbecken muss man auch wieder entscheiden, ob man kreist oder wischt, drei oder fünf Minuten putzt, nur ausspuckt oder mit Wasser ausspült. Manche halten sich an die komplizierten Empfehlungen des Zahnarztes, andere an die Anleitung, die ihrer neuen Ultraschallzahnbürste beiliegt. Oder man macht es einfach noch so, wie die Eltern es einem beigebracht haben. Falsch ist das alles nicht, denn: Niemand kann sagen, wie man richtig putzt. Ja, Sie haben richtig gelesen: Niemand weiß, mit welcher Methode wir die Beläge aus Bakterien am besten von unseren Zähnen bekommen, auch die Wissenschaft nicht. Zwar ist heute sicher, dass sie runtermüssen, nicht nur wegen der reinen Zahnhygiene, sondern auch um richtig ernsten Krankheiten vorzubeugen, die man nicht unbedingt mit dem Mund in Zusammenhang bringt, wie Herzinfarkten oder Schlaganfällen. Tatsächlich erhöht sich das Risiko für solche Erkrankungen, wenn man die Bakterien im Mund nicht regelmäßig, am besten zweimal täglich, und effektiv mit einer Zahnbürste bekämpft. Aber hinter dem »Wie« steht immer noch ein riesiges Fragezeichen. So richtig bewusst wurde das vielen Zahnärzten wohl erst, als im Sommer 2014 eine Studie veröffentlicht wurde, in der britische Zahnmediziner zeigten, dass es sehr große (entschuldigen Sie das Wortspiel) Lücken gab zwischen den verschiedenen Arten

der täglichen Zahnpflege. Denn die Unterschiede in den Empfehlungen zur richtigen Zahnputztechnik waren länderübergreifend doch recht groß: Lehrbücher, Fachorganisationen, Zahnärzte und Hersteller von Zahnpflegeprodukten – alle sagten etwas anderes. Das Problem: wo keine Forschung, da kein wissenschaftlicher Beweis dafür, welche Methode die Zähne am besten säubert. Ob man sich nun kompliziert in der Mundhöhle verrenkt oder ganz einfach drauflosbürstet, ob man rotiert und vibriert oder nur kreist – man kann sich im Prinzip anstrengen, wie man will, es ist egal. Wie Zähneputzen richtig geht, hat noch niemand herausgefunden.

Kaum zu glauben, oder? Da schicken wir heute Sonden zum Mars und erforschen den Weltraum, doch unser Mundraum gleicht noch einem schwarzen Loch. Die meisten der vielen gut gemeinten Putzempfehlungen stammen aus alter Vorzeit, nämlich aus der ersten Hälfte des letzten Jahrhunderts, und sie werden wohl vor allem deswegen befolgt, weil man es immer schon so gemacht hat. Vielen Menschen kommt es sicher auf das gute, frische Gefühl an, das einem die Zahnpasta verschafft, sie fahren die Bürste daher eher leichthändig durch den Mund. Andere aber drücken und scheuern auf den Zähnen herum, um mit Gewalt die Bakterien zu vertreiben – »dabei reicht dafür der Druck, den ein normaler Brief auf der Hand ausübt. Denn die schädlichen bakteriellen Beläge sind so weich, dass man sie mit leichten Bürstenbewegungen wegputzen kann«, sagt Dietmar Oesterreich, Vizepräsident der Bundeszahnärztekammer und niedergelassener Zahnarzt. Und das Putzen sollte einfach sein, sagt Stefan Zimmer von der Universität Witten/Herdecke, Lehrstuhlinhaber für Zahn-, Mund- und Kieferheilkunde und Leiter der Abteilung für Zahnerhaltung und Präventive Zahnmedizin: »Das ist wie bei einem Formel-1-Wagen: Der ist zwar ein tolles Auto und rast schneller um die Kurven als alle anderen. Aber das nutzt einem nichts, wenn man ihn nicht fahren kann.«

Denn auch zu den Putzutensilien kann man noch keine pauschalen wissenschaftlichen Empfehlungen geben. Zähne und Zahnfleisch jedes Einzelnen unterscheiden sich einfach zu sehr.

Und auch Alter und Geschicklichkeit spielen eine Rolle dabei, welche Bürste und Zahncreme individuell am besten ist. Die schlechte Nachricht ist also, dass man nicht allzu viel richtig machen kann, weil eben niemand so genau weiß, was richtig ist. Die gute Nachricht aber ist, dass man nicht allzu viel falsch machen kann – aus ebendem gleichen Grund. Wer sich seine ganz eigene Systematik und Gründlichkeit beim Zähneputzen angewöhnt hat, mit der er alle Zahnflächen von Belägen befreien kann, und dabei zweimal am Tag fluoridhaltige Zahnpasta verwendet, tut seinen Zähnen schon mal was Gutes. Und dabei ist es egal, wie lange das dauert. Die Vorgabe einer Putzdauer ist laut Experten nicht sinnvoll, weil sie uns nur in falscher Sicherheit wiegt, sobald die Zeit rum ist. Wer seinen Rasen gründlich mähen will, hört schließlich auch nicht nach der halben Wiese auf, nur weil der Timer piept. Also einfach so lange putzen, bis wirklich alle Zähne komplett von Belägen befreit sind.

Den Zahnzwischenräumen regelmäßig mit Zahnseide einen Besuch abzustatten, nutzt übrigens auch nicht unbedingt etwas – zumindest weiß auch hierbei niemand, ob es wirkungsvoll die Anzahl der Bakterien im Mund reduziert und somit Karies oder Parodontose verhindert. Die Wissenslage ist so unklar, dass in den USA die Empfehlungen für die Zahnreinigung per Seide aus den sogenannten Dietary Guidelines for Americans gestrichen wurde. Diese Richtlinien werden alle fünf Jahre erneuert und sollen den Amerikanern Tipps für eine gesunde Ernährung geben (inklusive der Tätigkeit nach der Nahrungsaufnahme, also dem Zähneputzen) – etwas, was es in Deutschland so nicht gibt. Die allerorten empfohlene Zahnseidenreinigung könnte man sich demnach also auch sparen und sofort auf Interdentalbürsten umsteigen – wenn da nicht die Warnung von Experten wäre, dass man deren Gebrauch richtiggehend lernen muss. Denn sonst schrubbt man sich mir nichts, dir nichts Substanz von den Zähnen ab, die nichts mit dem Bakterienbelag zu tun hat, sondern für deren Festigkeit und Haltbarkeit wichtig ist. Schon bei der Wahl der Größe von Zahnzwischenraumbürsten kann man einiges falsch machen. Wenn man sich aber richtig von seinem Zahnarzt anlernen lässt, scheint es so, als könne man mit den Bürstchen mehr bewirken als mit der Seide, auch wenn man sie nur einmal am Tag benutzt – zumindest deuten Studien darauf hin.

Professionelle Zahnreinigung

Wenn niemand weiß, wie man zu Hause die Zähne putzen soll, weil es einfach keine Studien gibt, die das untersucht haben, klingt es doch sinnvoll, beim Zahnarzt zumindest ab und an mal eine professionelle Zahnreinigung (PZR) machen zu lassen, oder? Sie werden es kaum glauben, und es ist uns auch fast peinlich, es wieder schreiben zu müssen, aber: Auch zur PZR sind fast keine tauglichen Studien gemacht worden. Da gibt es etwa eine Untersuchung aus dem Jahr 1988 mit 22 (!) Probanden – viel zu wenige, um eine gute Aussage treffen zu können – oder auch eine von 1978 (!), bei der zwar immerhin 120 Soldaten teilnahmen, von denen aber etwa 20 Prozent frühzeitig abbrachen und deren Ergebnisse nicht mehr ausgewertet werden konnten. Und dann gibt es noch eine Studie von 2003, die über drei Jahre lief und an der 400 Probanden teilnahmen. Diese Untersuchung war besser, hatte aber auch einen Makel: In ihr wurde überprüft, welchen Nutzen eine professionelle Zahnreinigung zusammen mit einer Anleitung zur richtigen Zahnhygiene hat, dass und wie die Zähne also gereinigt werden müssen. Es zeigte sich tatsächlich ein Effekt, Zahnfleischentzündungen traten bei diesen Probanden seltener auf. Nur worauf das zurückzuführen war, ob auf die PZR oder auf die Anleitung zur Mundhygiene, war nicht auszumachen. Und auch Wissenschaftler des Medizinischen Dienstes des Spitzenverbandes Bund der Krankenkassen beurteilen die Studienlage im Hinblick auf den medizinischen Nutzen der PZR bei Menschen mit gesunden Zähnen nach genauer Betrachtung als unklar. Sie fanden weder Hinweise auf einen Nutzen noch auf einen Schaden, weil es einfach keine aussagekräftigen Untersuchungen gibt. Und so bleibt die Erkenntnis, dass man sich gut überlegen sollte, ob man wirklich etwa 40 bis 150 Euro für eine PZR aus eigener Tasche bezahlen will, ohne zu wissen, ob sie die Zähne tatsächlich gesünder macht. Vielleicht fragen Sie Ihren Zahnarzt einfach mal, wenn er wieder zu dieser Prophylaxe rät, ob er den Nutzen der PZR speziell bei Ihnen für wahrscheinlich hält – und schauen Sie ihm dabei tief in die Augen. Sollten Sie sich dann für die Spezialreinigung entscheiden, lassen Sie sich genau erklären, was er warum und wie von Ihren Zähnen entfernen muss und mit welchem Satz er die Leistung abrechnet. Denn die Kosten können von Praxis zu Praxis und je nach Aufwand sehr unterschiedlich sein.

Zahnspangen

Alexander Spassov ahnte wohl nicht, was sein Artikel für Folgen haben würde. Am 4. März 2014 erschien der Text, den er zusammen mit Kollegen geschrieben hatte, in der Fachzeitschrift *Ethik in der Medizin* – und danach war auf einmal alles anders. Spassov war damals wissenschaftlicher Mitarbeiter in der Poliklinik für Kieferorthopädie der Universitätsmedizin Greifswald, und zu so einer Stelle gehört es natürlich auch, dass man wissenschaftlich publiziert, also in Fachzeitschriften veröffentlicht. Doch der Artikel, den er da verfasst hatte, kam nicht überall gut an. »Asymmetrien bei der Einschätzung des kieferorthopädischen Behandlungsbedarfs« überschrieben ihn Spassov und seine Mitstreiter, und die Wörter »Asymmetrien« und »kieferorthopädischer Behandlungsbedarf« deuten nur zart auf den Sprengstoff, den der Text enthielt: Es ging darin um den Nutzen von Zahnspangen. Oder besser: um den fehlenden Nutzen von Zahnspangen. Und damit um eine der Grundlagen der Kieferorthopädie. Dass es da Widerstand geben würde, war zu erwarten. Wie konnte man auch behaupten, dass eine Zahnspange nichts für die Gesundheit bringt? Schaut man auf die Internetseiten von Kieferorthopäden (tun Sie das ruhig auch mal, googeln Sie das Wort »Kieferorthopäde« in Kombination mit Ihrer Heimatstadt), spielt die Ästhetik natürlich eine große Rolle – Zähne sollen eben schön aussehen (das wollen wir auch gar nicht anzweifeln). Es werden aber eben oft auch medizinische Gründe angeführt: Wenn Fehlstellungen der Zähne durch eine Spange korrigiert wurden, dann soll das Karies, Parodontitis, Sprachprobleme und Schlafstörungen verhindern, und es soll bei Kindern dafür sorgen, dass ihre Schneidezähne nicht so schnell Schaden nehmen, wenn sie als Bremse bei einem Sturz oder als Stoßstange bei einem Schlag fungieren. Es ist schon eine Palette von Segnungen, die eine Zahnspange da spenden soll – muss es doch auch einen guten Grund für das viele Geld geben, das für das filigrane Drahtgeflecht oft ausgegeben wird. In einer Befragung der Krankenversicherung hkk gab ein Drittel der Eltern an, zwischen 500 und 1000 Euro bezahlt zu haben, 15 Prozent hatten zwischen 1000 und 2000 Euro und 3 Prozent sogar noch mehr ausgegeben. Da darf man schon mal die Frage stellen, welche der versprochenen Wirkungen tatsächlich nachweisbar sind. Der Kieferorthopäde Henning Madsen aus Ludwigshafen tat das und hat sich mal die Studienlage angeschaut. Und, was soll man sagen: Es bleibt nicht viel übrig. Hier mal ein ganz kleines bisschen (in speziellen Fällen kann eine Zahnspange sinnvoll sein für die Sprachentwicklung und auch zur Verhinderung von Frontzahnschäden), dort dann aber leider gar nichts (Karies, Parodontitis). Vielleicht ändert sich die Studienlage ja irgendwann noch mal, und irgendein findiger Kieferorthopäde erfindet eine Spange, die etwa vor Zahnfäule schützt. Momentan aber sollte man seine Erwartungen herunterschrauben, was den Einsatz von Zahnspangen angeht – zumindest wenn es um gesundheitliche Auswirkungen geht. Und wie jeder medizinische Eingriff kann auch eine Zahnspange Schaden anrichten, Karies und Entkalkungsflecken verursachen, Zahnschmelz, Zahnfleisch und Zahnwurzel schädigen, Kleinteile können verschluckt werden. Und manch eine kieferorthopädische Behandlung geht mit der Auflage einher, regelmäßig eine professionelle Zahnreinigung machen zu lassen, die man natürlich aus eigener Tasche zahlen muss und die oft auch nicht ganz günstig ist.

Und so wollte wohl auch Alexander Spassov mit seinem Artikel nur sagen, dass man kritisch sein und in puncto Gesundheit nicht zu viel von einer Zahnspange erwarten sollte. Für manchen der insgesamt mehr als 3000 Kieferorthopäden in Deutschland musste sich das aber anfühlen, als ob er ihnen damit den Boden unter den Füßen habe wegziehen wollen. Denn die Zahnspangen bringen ihnen gutes Geld, von den Eltern der betroffenen Jugendlichen, aber auch von den Krankenkassen, die 2011 etwa 740 Millionen Euro dafür gezahlt haben. Rechnet man die Labor- und Materialkosten noch hinzu, kommt man sogar auf 970 Millionen Euro. Und so dauerte es auch nicht lange, bis die Folgen sichtbar wurden: Der Direktor der Poliklinik für Kieferorthopädie, an der Spassov arbeitete, erließ die Dienstanweisung, dass ihm von nun an »sämtliche Veröffentlichungen vor dem Einreichen vorzulegen seien«, so *Spiegel Online*. Konsequenzen für Spassov selbst hatte der Artikel ein paar Monate später, vermutete er: Sein befristeter Vertrag wurde nicht verlängert. Spassov arbeitet nun in seiner eigenen Praxis, der Name ihrer Internetpräsenz ist Programm: *wenigeristmehrzahnspange.wordpress.com.*

Weisheitszähne

»Weniger ist mehr« ist ja auch so was wie das Motto dieses Buchs, und wir machen in dem Sinne auch gleich weiter und schreiben über eine Unsitte, die Gott sei Dank heute nicht mehr so häufig ist – aber immer noch vorkommt: das Ziehen von Weisheitszähnen. An und für sich ist das keine schlechte Idee, zugegeben, aber oftmals sollten es die Ärzte bei der Idee belassen. Nämlich genau dann, wenn die Weisheitszähne keine Probleme machen. Sie einfach so, »prophylaktisch«, zu entfernen, weil sie sich vielleicht mal irgendwann entzünden oder andere Zähne stören könnten, ist Unsinn. Es gibt allerdings immer noch Zahnärzte, die alles rausreißen, was ganz vielleicht, unter Umständen, eventuell mal stören könnte. Wenn Sie also zu denjenigen gehören, die noch Weisheitszähne haben (bis zu 80 Prozent der jungen Menschen in Europa haben noch welche), dann setzen Sie sich für sie ein, dann kämpfen Sie für sie – wenn sie ihren Nachbarzähnen und Ihnen keine Probleme machen. Denn es ist nicht nur einfach sehr schmerzhaft und unangenehm, wenn sie gezogen werden – es birgt auch immer das Risiko, dass etwas passiert, dass dabei etwa Nachbarzähne geschädigt werden, Wundinfektionen oder Blutungen auftreten oder es zu Gefühlsstörungen kommt, die manchmal nicht mehr verschwinden und etwa dazu führen, dass Wärme oder Kälte unangenehm empfunden werden.

»Die helfen meist nur einem: dem Arzt«

Individuelle Gesundheitsleistungen (IGeL)

Wussten Sie eigentlich, dass Sie bei manchen Ärzten ein Abo abschließen können? Wenn wir ehrlich sind: Wir wussten es nicht. Und hätten es auch nicht für möglich gehalten. Natürlich, auch Ärzte müssen heutzutage sehen, wo sie bleiben. Dass sie den ersten Porsche schon mit Anfang 30 in ihrer Assistenzarztzeit kaufen, gehört der Vergangenheit an, meistens zumindest. Und wer eine Praxis betreibt, muss auch die Miete bezahlen, das Material und das Personal. Es ist nicht mehr so leicht, innerhalb von fünf Jahren die erste Million zu verdienen. Aber dass man beim Arzt tatsächlich ein Abo abschließen kann? Nun ja, es kommt wohl tatsächlich vor.

Eigentlich übernehmen ja die Krankenkassen all das, was der Arzt für uns tut, wir bezahlen mit unseren monatlichen Beiträgen an sie eine Art Flatrate und können damit von einem Arzt zum anderen rennen, uns eine Therapie nach der anderen verschreiben lassen. Eigentlich. Es gibt allerdings auch Diagnose- und Behandlungsmethoden, die die Kassen nicht bezahlen. Diese Verfahren haben einen schönen Namen: Individuelle Gesundheitsleistungen, kurz IGeL. Klingt nach einem süßen Tier und zudem noch nach Therapien, die zurechtgeschnitten sind auf den Einzelnen und nur das Beste für unseren geschundenen Körper versprechen: pure Gesundheit. Impfungen vor einer Fernreise oder eine Untersuchung auf Tauchfähigkeit bei Hobbytauchern mögen noch für unser Wohlergehen sorgen, aber vieles auf dem IGeL-Markt ist einfach nur unverschämt.

Kommen wir also noch mal auf das Abo zu sprechen. Eine schwangere Frau war bei ihrem Gynäkologen zur Untersuchung – regelmäßige Routine, die von den Krankenkassen bezahlt wird, um etwaige Schwierigkeiten bei Mutter und ungeborenem Kind möglichst frühzeitig aufspüren und verhindern zu können. Eine Ultraschalldiagnostik gehört auch zu dieser Untersuchung, allerdings zahlt die Kasse sie nur dreimal während der gesamten Schwangerschaft. Wer diesen Ultraschallscan aus eigener Erfahrung kennt, der weiß, wie beeindruckend er ist. Man hat das Gefühl, der Arzt könne mithilfe der Ultraschallwellen dem Fötus beim Wachsen und Gedeihen zusehen, so scharf sind die Bilder inzwischen. Und natürlich kann er darauf auch alles erkennen, was Probleme machen könnte. Denkt man zumindest. Ganz so zuverlässig ist das Verfahren nicht, aber, wie gesagt, sehr eindrucksvoll. Das wissen die Ärzte natürlich, und sie kennen den Drang der werdenden Mutter, bei jeder Routineuntersuchung auch einen Ultraschall zu verlangen. Also bot der besagte Arzt der Frau ein Ultraschall-Abo an – mit dem Argument, es sei wichtig, regelmäßig nach dem Kind zu schauen. So beschreibt es die Frau auf der Internetseite *IGeL-Ärger.de,* die die Verbraucherzentrale betreibt. Als sie sagte, dass sie daran interessiert sei, hielt ihr der Arzt einen Zettel hin, den sie unterschreiben sollte. Das tat sie dann im Glauben an das Gute, ein Preis war darauf aber nicht verzeichnet. Schnell wurde sie dann aus dem Behandlungszimmer bugsiert, um an der Anmeldung ein EC-Gerät unter die Nase gehalten zu bekommen. Eingetippt war der Betrag 180 Euro, und so perplex, wie sie war, bezahlte sie ihn. Hinterher aber ärgerte sie sich über sich selbst, zumal sie von ihrem Arzt nie eine Rechnung über das abgeschlossene Abo bekam. Der Patientin dämmerte dann wohl langsam, dass er sich vielleicht nicht ganz so verhalten hatte, wie man es sich von seinem Arzt wünscht. Ihre Lehre: keine IGeL mehr bei ihm in Anspruch zu nehmen. Die Konsequenz daraus bekommt sie immer noch zu spüren: »Seit ich mich weigere, weitere IGe-Leistungen zu machen, werde ich dort trotz akuter Schmerzen nicht mehr wahrgenommen, und die Wartezeiten trotz Termin haben sich verdreifacht.«

Das Verhalten dieses Gynäkologen mag extrem sein, extrem geldgierig. Und es ist auch nicht auszuschließen, dass es dem einen oder anderen Mediziner bei den Individuellen Gesundheitsleistungen auch um das Wohl seines Patienten geht. So mancher Arzt mag sich bestimmt auch einreden, dass es gut für den Patienten sei, wenn er ihm eine bestimmte IGeL verkauft. Aber im Großen und Ganzen geht es um eines: Geld. Schaut man auf die Seite der Verbraucherzentrale, dann kommt man zu dem Schluss, dass es nicht ganz selten ist, dass Ärzte ihren Patienten vor allem deswegen bestimmte Leistungen anbieten, weil sie an ihnen verdienen wollen, und nicht, weil sie ihnen helfen wollen – was ja das eigentliche Anliegen sein sollte.

So ist 2014 jedem dritten Patienten, der gesetzlich versichert war, eine IGe-Leistung angeboten worden. Das hat eine Umfrage des Wissenschaftlichen Instituts der AOK (WIdO) ergeben. In den meisten Fällen fragt nicht der Patient danach, sondern der Arzt ergreift die Initiative. Die Umfrage zeigte auch, wem sie vor allem angeboten wird: denen, die mehr verdienen, und nicht denen, die kränker sind – was man ja eigentlich vermuten könnte. Hochgerechnet gaben die Deutschen 2014 etwa eine Milliarde Euro für die IGeL aus, am häufigsten für verschiedenste Arten von Ultraschalluntersuchungen (wie der beschriebenen) und für Glaukom-Früherkennungsuntersuchungen. Und weil das Geschäft mit den IGeL so einträglich ist, gibt es inzwischen sogar Hilfe von Profis, wie man denn am besten eine solche individuelle Leistung an den Mann und die Frau bringt. Agenturen etwa bieten spezielle Verkaufstrainings und Schulungen für Ärzte an, Bücher geben Tipps für das richtige Marketing in der Arztpraxis.

Viele Ärzte lehnen es allerdings kategorisch ab, IGeL anzubieten. Sie sagen, es verstoße gegen ihre Berufsehre. Andere hingegen haben zu den Zeitschriften in ihrem Wartezimmer auch Prospekte über besondere Diagnose- und Therapiemethoden verteilt, die notwendig klingen und auch Leiden heilen, von denen man oft gar nicht wusste, dass man sie hatte. Manch ein Doktor stellt sogar ganze Regale mit bunten IGeL-Flyern in der Praxis auf, mit so wohlklingenden Namen wie »Proliferationstherapie«, »Kinesio-Taping«, »3D-/4D-Wirbelsäulenvermessung« oder »pulsierende Magnetfeldtherapie«.

Mehrere Hundert Zusatzangebote gibt es inzwischen, und man kann dafür auch mehrere Hundert Euro ausgeben, wenn man Pech hat und die falsche IGeL erwischt. Gynäkologen und Augenärzte bieten sie am häufigsten an, zeigte die WIdO-Umfrage, es folgen die klassischen Hausärzte, also praktische Ärzte und Allgemeinmediziner, und dann Orthopäden, Hautärzte und Urologen. Wenn Sie also bei einem Mediziner dieser Fachrichtung sitzen, seien Sie besonders vorsichtig, halten Sie Ihre Brieftasche fest oder nehmen Sie sie am besten gar nicht erst mit. Denn die Wahrscheinlichkeit ist groß, dass Sie das Geld für eine Methode mit unbewiesenem Nutzen ausgeben.

Es wäre vielleicht auch besser, die Individuellen Gesundheitsleistungen, die IGeL, in IAL umzubenennen, Individuelle Arztleistungen. Denn mit Leistungen für die Gesundheit haben sie oft so gut wie nichts zu tun, es sind eher Leistungen, von denen der Arzt profitiert. Ganz grob kann man nämlich sagen, dass bei den meisten IGeL nicht klar ist, ob sie einen Nutzen haben. Und wenn es ihn gibt, dann ist er oft nicht groß. Man kann es schon daran erkennen, dass man selbst dafür bezahlen muss, dass die Krankenkassen die Kosten also nicht übernehmen (zumindest in den meisten Fällen – manchmal kann man seine Kasse auch dazu überreden). Denn das tun sie eigentlich nur dann, wenn es für einen Nutzen auch einen wissenschaftlichen Nachweis gibt. Natürlich gibt es Ausnahmen, die Kassen zahlen auch für viel medizinischen Schund und verweigern andererseits manchmal die Kostenübernahme von sinnvollen Methoden, aber als grobe Faustregel taugt es.

Gehen wir nun aber mal ein paar der IGeL exemplarisch durch und schauen, wie es um ihre Sinnhaftigkeit steht. Auch an anderen

Stellen des Buches (etwa in den Abschnitten Orthopädie, Zahnheilkunde und Früherkennung) kamen wir schon und kommen wir noch auf sie zu sprechen, den Großteil wollen wir aber doch in diesem eigenen Abschnitt abhandeln, weil sie eine besondere Position innerhalb medizinischer Diagnose- und Therapiemethoden einnehmen – sie müssen vom Patienten selbst bezahlt werden.

Akupunktur in der Schwangerschaft

Die Methode gehört zur sogenannten traditionellen chinesischen Medizin (TCM): Meist mit Nadeln (manchmal auch mit Druck oder auch Wärme/Hitze) werden bestimmte Punkte am Körper gereizt. Nach der reinen Lehre dürfen die Ministiche durch die Nadeln nur auf den sogenannten Meridianen gesetzt werden, bestimmten Linien auf dem Körper, damit eine Wirkung eintritt. Akupunktur wird gegen viele Leiden eingesetzt, und auch wenn die Schwangerschaft eher nicht als Krankheit gilt, so gerät in der Zeit doch das eine oder andere aus dem Gleichgewicht, was sich in Übelkeit, Schlafstörungen oder auch Schmerzen äußern kann.

Letztes begegnete uns (genauer: einer von uns) zum Ende der Schwangerschaft, bei der Geburt. Unser Sohn Paul hatte sein Kommen zwar durch eine geplatzte Fruchtblase angekündigt, dann aber lange, sehr lange nichts mehr von sich hören lassen, sodass Hebamme und Arzt entschieden, die Geburt mit einem Medikament einzuleiten. »Einzuleiten« hört sich nach einem Automatismus an, nach »Medikament rein, Kind raus«. Ganz so automatisch war es dann doch nicht, und die Idee erwies sich auch nach 15 Stunden des Wartens als nicht besonders fruchtbar, dafür aber als sehr schmerzhaft. Also kam die Hebamme auf die Idee, Nadeln einzusetzen, Akupunkturnadeln. Sie pikste der werdenden Mutter eine in den Kopf, am höchsten Punkt des Scheitels, eine in die Hand zwischen Daumen und Zeigefinger und schüttete ihr zudem noch ordentlich Globuli in den Mund. Die Mutter aber war das Warten auf Paul so leid, dass sie zu allem nur noch Ja sagte und gespickt mit Nadeln über die Entbindungsstation rollte. Paul aber ließ das völlig ungerührt, im wahrsten Sinne des Wortes. Er blieb an Ort und Stelle, genau wie die Schmerzen. Noch über Stunden ging das so, aber als er dann endlich seinen Weg ins Freie gefunden hatte, waren wir so glücklich, dass wir die Tortur schnell vergaßen. Und nicht nur die. Denn zwei Tage später fragten Freunde, die zu Besuch kamen, was denn da in den Haaren der glücklichen Mutter glänze. Zum Glück, sonst wäre die Nadel wahrscheinlich noch heute an Ort und Stelle. Genutzt hat das Piksen damals nichts, allerdings mussten wir es auch nicht bezahlen.

Nimmt eine Frau die Akupunktur allerdings während ihrer Schwangerschaft bei ihrem Gynäkologen in Anspruch, muss sie etwa 50 Euro für jede Sitzung ausgeben – die Kasse übernimmt die Kosten nicht. Trotzdem tun das viele werdende Mütter, laut einer Umfrage der Bertelsmann Stiftung etwa jede Dritte. Es gibt ja auch wirklich gute Gründe dafür, denn in der Schwangerschaft möchte man Medikamente vermeiden und versucht es dann lieber mal mit alternativmedizinischen Methoden, die schonender sein sollen. Allerdings muss man sich dann auch darauf einstellen, dass der Nutzen nicht allzu groß ist.

Glaukom-Früherkennung

Kommen wir nun zu einem Paradestück aus der Abteilung »Kann man machen, sollte man aber nicht«: der Früherkennung des sogenannten Glaukoms (auch grüner Star genannt). Diese Erkrankung tritt vor allem im höheren Alter auf und geht mit einer Einschränkung des Gesichtsfeldes einher. Das bedeutet, dass der Bereich, den man sehen kann, ohne seine Augen zu bewegen, immer kleiner wird. Ursache ist oft, aber nicht immer, ein zu hoher Augeninnendruck durch Gewebeflüssigkeit. Die wird vom Auge selbst gebildet, um etwa die Hornhaut mit Nährstoffen zu versorgen. Bei einem Glaukom kann sie nicht richtig abfließen, und der Druck im Auge erhöht sich. Das kann dann den Sehnerven schädigen

116 Medizin

und zunächst zu Sehstörungen führen und später auch, in seltenen Fällen, zur Erblindung.

4 Prozent der Menschen über 40 haben einen erhöhten Augeninnendruck. Das klingt nach viel. Aber bevor Sie jetzt Angst bekommen, sei Ihnen diese Zahl hier auch noch genannt: Nur 10 von 100 Betroffenen (also 10 Prozent) mit diesem erhöhten Augeninnendruck erleiden innerhalb von fünf Jahren einen Sehverlust. Aber auch wenn das selten ist: Man will natürlich nicht zu den 4 Prozent gehören, und schon gar nicht zu den 10 Prozent von den 4 Prozent. Wenn einem der Augenarzt dann etwas von einer Methode erzählt, mit der er den erhöhten Augeninnendruck aufspüren kann, einer sogenannte Tonometrie, die ganz einfach ist, sehr effektiv und gar nicht teuer, nur 20 Euro etwa, dann überlegen Sie es sich bitte dreimal (gerne auch öfter), ob sie das mit sich machen lassen. Denn ein Nutzen der Untersuchung konnte bislang noch nicht gezeigt werden. Das liegt vor allem daran, dass der noch nicht in qualitativ hochwertigen Studien untersucht wurde. Niemand weiß also, ob die Untersuchung Vorteile oder Nachteile hat oder wer von ihr eventuell profitieren könnte. Auch nicht der Augenarzt, der Ihnen vielleicht von drohender Erblindung erzählt und betont, wie einfach man das verhindern könnte.

Zwar stimmt es, dass es wirksame Methoden gibt, um ein Glaukom zu behandeln oder sein Fortschreiten zu verzögern – wenn es denn tatsächlich diagnostiziert wurde. Augentropfen mit bestimmten Medikamenten können helfen, eine Operation als nächster Schritt auch. Das zumindest ist klar. Nur eben nicht, ob die Früherkennungsuntersuchung etwas nutzt, ob sie mehr falsche Alarme erzeugt, als sie echte Glaukome aufspürt, oder mehr Glaukome übersieht als findet. Wer sich auf das unwiderstehliche Angebot des Arztes einlässt, muss sich dessen bewusst sein und sollte ihn dann auch den Zustand des Sehnerven mit einer zusätzlichen Augenspiegelung beurteilen lassen. Geschieht das nicht, ist das laut Berufsverband der Augenärzte ein Kunstfehler. Allerdings: Auch wenn der Arzt beides zur Früherkennung des Glaukoms tut, den Augeninnendruck messen und das Auge mittels einer Lampe und einer Lupe spiegeln, ist das kein Garant dafür, dass alles gut ist. Schließlich kann der Arzt ein Glaukom übersehen oder fälschlich etwas diagnostizieren, was gar nicht existiert. Vielleicht zeigt sich irgendwann einmal, dass die Früherkennung des Glaukoms etwas nutzen kann – wenn es dann auch bessere Methoden gibt. Momentan aber kann man sich nicht darauf verlassen und sich somit eine unnötige Geldausgabe sparen.

Thrombosecheck

Bis zu 40 000 Menschen sterben jedes Jahr an den Folgen einer Thrombose, also an dem Verschluss eines Gefäßes durch ein Blutgerinnsel. Dabei ist es nicht die Thrombose selbst, die zum Tod führt, sondern das Blutgerinnsel, das meist zunächst eine Vene im Bein verstopft, von dort nach oben in die Lunge gespült wird und hier dann wichtige Gefäße verschließt – Lungenembolie nennt man das dann. Ursache einer Thrombose können schwerere Verletzungen sein, etwa durch Verkehrsunfälle, längere Liegezeiten, zum Beispiel im Krankenhaus, oder sehr langes Sitzen mit angewinkelten Beinen auf Langstreckenflügen. Aber auch angeborene Störungen im Blutgerinnungssystem können das Risiko erhöhen. Meist müssen jedoch mehrere Faktoren zusammenkommen, damit es in einer Vene zur Bildung eines Blutgerinnsels, eines Thrombus, kommt. Und eine Lungenembolie ist nur selten die Folge. Aber auch wenn keine Embolie entsteht, kann sich später einmal ein sogenanntes postthrombotisches Syndrom im Bein entwickeln, bei dem es dann zu Hautschäden kommen kann, manchmal sogar zu richtigen Hautgeschwüren, die nur schwer in den Griff zu bekommen sind. Kurz gesagt: Eine Thrombose ist nicht schön, und ihre Folgen sind es erst recht nicht, auch wenn sie selten vorkommen. Das kann ich (J.S.) aus eigener Erfahrung sagen. Nach einem schweren Motorradunfall habe ich das volle Programm erlebt, von der Thrombose über die Lungenembolie bis hin zum postthrombotischen Syndrom. Braucht niemand, will niemand.

Also ist es verständlich, wenn Menschen, die zum Beispiel beruflich viel nach Übersee fliegen, eine Thrombose vermeiden möchten. Eine Möglichkeit, mit der man das tun kann, sind Medikamente, die man teilweise spritzen muss. Aber das möchte man ja nur tun, wenn es auch wirklich nötig ist. Und so lässt mancher Langstreckenfluggast seine Thromboseneigung beim Arzt bestimmen, also seine genetische Anfälligkeit. Das sogenannte Protein C etwa spielt dabei eine Rolle. Ist das dafür verantwortliche Gen verändert, gerinnt das Blut leichter, das heißt, ein Gerinnsel bildet sich schneller als bei Menschen, deren Gen nicht verändert ist. Von diesen Faktoren gibt es noch einige andere, die der Arzt untersuchen kann, natürlich zum Selbstkostenpreis von manchmal mehr als 200 Euro. Und jetzt wird's spannend: Wenn der Test nun zeigt, dass das Thromboserisiko tatsächlich erhöht ist, was sollte der Arzt seinem Patienten dann raten? Dass er regelmäßig Medikamente zur Vorbeugung einnehmen soll? Oder dass er sich zumindest vor einem Langstreckenflug vorbereiten und mit Spritzen die drohende Thrombose abwenden soll? Die meisten Ärzte werden nichts davon tun – aus gutem Grund, denn das Risiko für eine Thrombose ist auch dann nicht so groß, wenn es erhöht ist. Und man muss auch immer die potenziellen Nebenwirkungen der Medikamente einberechnen in seine Schaden-Nutzen-Analyse. Denn jedes Medikament, das eine Wirkung hat, hat auch eine Nebenwirkung – eine pharmakologische Binse, die man sich allerdings immer wieder klarmachen sollte. Aber wenn der Test ohnehin keine Konsequenzen hat, warum bitte sollte man ihn dann durchführen? Stellen Sie diese Frage doch mal Ihrem Arzt. Denn auch das ist eine Binse in der Medizin: Alles, was man tut, sollte eine mögliche Konsequenz haben. Und wenn es keine Konsequenz haben wird, sollte man es auch nicht tun. Vom Patienten ist es aber eindeutig zu viel verlangt, sich vor einer medizinischen Maßnahme zu überlegen, ob sie eine Konsequenz haben wird – wie soll er auch das Ausmaß und die Folgen als Laie beurteilen können? Nein, das muss der Arzt tun, und wenn er sich vorher nicht überlegt, ob der Test auf eine Neigung zur Thrombose eine Konsequenz hat, ist er nicht besonders versiert, um es vorsichtig zu sagen. Wenn er es sich aber vorher überlegt und den Test trotzdem durchführt, ist er wohl eher in argen Geldnöten als in Sorge um Ihre Gesundheit. Ein weiteres Argument sollte ihn auch davon abhalten, Ihnen den Test für das viele Geld anzubieten: Es gibt keine guten Studien, die einen Nutzen zeigen.

Bestimmung des Immunglobulins G (Nahrungsmittelallergie)

Ach, es klingt schon so vielversprechend: Immuncheck. Mit diesem Wort laden manche Ärzte ihre Patienten freundlich zu einem »Test auf eine Nahrungsmittelallergie« ein. Sie bestimmen dann oft das sogenannte Immunglobulin G, und etwas mit einem so komplizierten Namen muss einfach krank machen, also bezahlt man für dessen Bestimmung im Blut gerne einen gewissen Betrag, der natürlich höchstens die Unkosten des Arztes deckt. Mit acht Euro ist man dann schon dabei – wenn man einen zurückhaltenden Doktor hat. Die weniger schüchternen Ärzte verlangen auch mal 60 Euro, und manche hemmungslosen sogar mehrere Hundert. Immerhin lassen sie dann auch noch andere Sachen im Blut bestimmen – man bekommt also etwas für sein Geld. Aber ist das auch sinnvoll? Um diese Frage zu beantworten, schauen wir uns einmal genauer an, was denn dieses Immunglobulin eigentlich ist. Fangen wir mit dem Namen an, unter dem es eher bekannt ist: Antikörper. Das heißt, dass es ein Bestandteil des Immunsystems ist, der sich gegen Eindringlinge richtet. Nun könnte man natürlich Brötchenkrümel oder Apfelstückchen und ihre Bestandteile als Eindringlinge bezeichnen, in gewisser Weise sind sie das auch. Aber trotzdem lässt der Körper diese normalerweise passieren, er braucht schließlich ihre Kohlenhydrate, Fette, Vitamine und Mineralien. Nur wenn etwas falsch läuft, wenn das Immunsystem sein Gespür dafür verloren hat, was es eindringen lassen darf und was nicht, dann setzt der Körper seine Waffen ein und bekämpft auch Nahrungsmittel und deren Bestandteile. Das nennt man dann tatsächlich »Allergie« – im Unterschied zu einer Unverträglichkeit, bei der der Körper bestimmte Nahrungsmittel nicht richtig aufnehmen oder in seine Bestandteile zerlegen kann.

Der Arzt hat also recht, wenn er den Immuncheck als Test auf eine Nahrungsmittelallergie anpreist. Nur: Das Immunglobulin G (IgG) sollte er dafür nicht bestimmen. Bei einer Allergie auf Nahrungsmittel ist das Immunglobulin G nämlich gar nicht ursächlich beteiligt, sondern das Immunglobulin E (IgE). Trotzdem ist die Wahrscheinlichkeit hoch, dass die Konzentration von IgG im Blut erhöht ist, denn dafür reicht die einfache Tatsache, dass man irgendwann bereits Kontakt hatte zu dem Lebensmittel, auf das getestet wird, es also irgendwann einmal gegessen hat. Man kann also auf alle möglichen Lebensmittel testen, das IgG wird im Blut wahrscheinlich erhöht sein, ohne dass das ein Zeichen für eine Allergie oder irgendein anderes Leiden wäre. Das Einzige, was der Arzt mit der Bestimmung des IgG erreicht, ist eine Verunsicherung des Patienten. Und natürlich eine Aufbesserung seines finanziellen Polsters.

Blutegel bei Kniegelenkverschleiß

Tiere gegen Schmerzen, was für eine tolle Therapieidee! Nur handelt es sich hier nicht um possierliche Pferde oder bezaubernde Beagle, sondern um eklige Egel. Aber was tut man nicht alles für sein Knie, dem der Verschleiß zusetzt (im Fachjargon Arthrose genannt). Bis zu 50 Euro kosten dabei allein die Tätigkeiten des Therapeuten, also die Untersuchung des Knies, die Beratung und das Aufsetzen der Tiere. Die Blutegel sind in diesem Preis noch gar nicht enthalten, aber rechnen Sie mit weniger, als Sie für ein Pferd bezahlen würden (sicher ein Vorteil der Egeltherapie). Und dann lehnen Sie sich am besten entspannt zurück und lassen den Arzt arbeiten. Oder besser: die Egel. Die ernähren sich vom Blut von Säugetieren, und nichts anderes sind Sie dann in dem Moment, in

Individuelle Gesundheitsleistungen (IGeL) 121

dem die Tierchen ihre Tätigkeit auf Ihrem Knie aufnehmen und damit beginnen, ihre scharfen Zähne in die Haut zu graben, sie aufzuritzen, um dann ein feines Gemisch aus etwa 20 Substanzen in Ihr Blut abzusondern, damit das beim Saugen nicht gerinnt. Etwa eine Stunde dauert die Mahlzeit, der Chemikaliencocktail soll in der Zeit seine Wirkung entfalten und die Kniebeschwerden bessern. Dass er die Arthrose im Knie nicht heilen kann, dürfte klar sein, auch den größten Optimisten unter den Ärzten, denn die ist einfach nicht zu heilen: Abgenutzter Knorpel, die Ursache des Verschleißes, wächst nicht wieder nach, auch wenn die Egel noch so lange lutschen. Aber irgendwann haben die Tierchen auch genug, nämlich dann, wenn sie etwa das Fünffache ihres Gewichts erreicht haben. Dann sind sie satt, erst nach einem Jahr brauchen sie wieder Blut.

Um nun zu testen, ob die Blutegeltherapie die Schmerzen lindern kann, wurde sie in einer Studie mit einer Scheinbehandlung verglichen. Dazu wurden Probanden in zwei Gruppen aufgeteilt: Denen in der einen Gruppe wurden Egel aufgesetzt, den anderen wurde die Haut eingeritzt und dann eine feuchte Binde aufgeklebt, ohne dass sie das sahen. So hofften die Studienleiter, den Probanden vorzutäuschen, auch sie bekämen Egel auf die Haut gesetzt. Es wurde also die echte Therapie gegen eine sogenannte verblindete Placebobehandlung getestet und damit das getan, was man von einer guten Studie erwartet. Das Ergebnis war recht klar: Die Blutegeltherapie linderte die Schmerzen effektiver als die Scheinbehandlung. Allerdings: Auch in der Placebogruppe berichteten die Probanden über eine Besserung ihrer Beschwerden. Was das zeigt? Dass Schmerzen sehr gut mit einem Placebo zu bessern sind. Aber warum schnitt die Tiertherapie etwas besser ab als die Scheinbehandlung? Wahrscheinlich, weil die Verblindung nicht richtig funktioniert hatte: Die Probanden mit der Scheintherapie hatten gemerkt, dass sie keine Egel auf die Haut gesetzt bekommen hatten, sie hatten sich nicht täuschen lassen und bekamen so das Gefühl, dass ihre Behandlung einfach nicht so gut wirken konnte wie die mit den Blutegeln – also wirkte sie auch nicht so gut. Betrachtet man die wissenschaftlichen Daten, die es zu der Behandlungsmethode gibt, kann man nur von ihr abraten.

Eigenbluttherapie bei Sehnenschmerzen

Das eigene Blut soll gereizte und deswegen schmerzende Sehnen kurieren: Hört sich ein bisschen nach Carmen Thomas (die Älteren erinnern sich sicher an ihre Bucherfolge, die Jüngeren müssen es googeln) an, und nach Quacksalberei. Und was sollen wir sagen: Es ist auch ein bisschen Quacksalberei. Aber fangen wir vorne an. Eigenbluttherapien gibt es einige. Bei allen wird mit verschiedenen Methoden Blut abgenommen und später wieder zurückgegeben. Dazwischen aber, zwischen Entnahme und Rückinjektion des Bluts, kann viel passieren – muss es aber nicht. Manche Therapeuten behandeln das entnommene Blut mit homöopathischen Mitteln oder Sauerstoff, andere lösen die Zellen im Blut auf oder bestrahlen es mit UV-Licht. All das soll dem Blut besondere Eigenschaften verleihen und mal »beruhigend«, mal »stimulierend« oder auch »umstimmend« wirken – ganz wie man es eben gerade braucht. Und wo man es braucht: ob bei Allergien, Akne, HIV-Infektionen, Neurodermitis, Migräne oder auch bei Erschöpfung. Ein Tausendsassa, dieses Blut. Auch die Verabreichung passiert auf vielen verschiedenen Wegen: mit einer Spritze in den Muskel oder in eine Vene oder auch oral eingenommen, also über den Mund. Es ist auch nicht unüblich, dass Kinder einen Tropfen Blut ihrer Eltern bekommen. Mehr ins Detail gehen wollen wir an dieser Stelle nicht, sondern nur noch kurz anfügen: Nutzen tut das alles nichts. Zumindest hat sich in Studien kein Nutzen gezeigt. Und dann sollte man es lassen, auch wenn die Methode nicht zu den teuersten gehört: Mit etwa 10 Euro pro Sitzung ist man dabei. Allerdings wird es wohl nicht bei einer Sitzung bleiben, denn malträtierte Sehnen heilen nur recht langsam. Das aber tun sie irgendwann auch ganz von allein, wenn man ihnen Zeit und Ruhe gibt. Man muss nur Geduld haben.

Nützliche IGeL

Zu Anfang des Abschnitts haben wir über die Grundregel geschrieben, dass eine Methode dann von den Krankenkassen bezahlt wird, wenn sie einen nachgewiesenen Nutzen hat. Wir haben aber auch geschrieben, dass es Ausnahmen gibt, natürlich auch bei den IGeL. Die Beispiele, die wir Ihnen hier vorgestellt haben, zeigen nun die Bandbreite von IGe-Leistungen: die ganze Absurdität, aber auch, dass man bei manchen Methoden einen (kleinen) Nutzen eben nicht ganz ausschließen kann. Von Letzteren gibt es natürlich noch deutlich mehr, die Lichttherapie bei Winterdepression etwa oder auch die Akupunktur zur Vorbeugung einer Migräne. Sie alle schneiden beim IGeL-Monitor, einem sehr guten Bewertungsportal der gesetzlichen Krankenversicherungen, mit dem Urteil »tendenziell positiv« ab. Und das heißt schon was, denn die Experten dort schauen unter den Maßgaben der evidenzbasierten Medizin sehr genau und streng auf die verschiedenen Methoden. Aber auch dieses Urteil ist keine Garantie auf Erfolg.

Man muss in solchen Fällen für sich selbst entscheiden, ob man bereit ist, für einen fraglichen Nutzen Geld auszugeben. Denn das ist der Unterschied zu den allermeisten anderen Therapien: Man kann nicht einfach die Krankenkassenkarte zücken und seine »Flatrate« in Anspruch nehmen, die einem ja fast alles ermöglicht, Gutes und Schlechtes (und die im Übrigen natürlich auch die Gemeinschaft belastet, wenn sie für Unsinniges eingesetzt wird).

Also Vorsicht, wenn Sie schon beim Betreten der Praxis IGeL angepriesen bekommen in Form von Flyern, Zetteln auf freundlich gerichteten Klemmbrettern oder warmen Worten des Arztes. Fragen Sie immer nach, welchen Nutzen die IGeL gerade für Sie hat, ob er in wissenschaftlichen Studien nachgewiesen wurde und warum die Krankenkasse die Kosten nicht übernimmt. Das ist der beste Schutz vor unnötigen Therapien, denn viele IGeL sind eben reine Abzocke.

»Wer nicht krank werden möchte, sollte nicht zur Vorsorge gehen«
Früherkennung/Vorsorge

Es schien alles so gut zu laufen für Elizabeth Holmes: Studentin an der renommierten Stanford University in Kalifornien, Erfinderin, Firmengründerin, Milliardärin – all das schaffte sie in nur wenigen Jahren. Dann aber kam der Absturz. Doch von vorne.

Elizabeth Holmes ist eine äußerst talentierte Studentin, so ganz anders als all die anderen an der Stanford University. Sie sprüht vor Ehrgeiz und Tatendrang, damals, im Herbst 2003, als sie in das Büro ihres Professors stürzt, dem Chemieingenieur Channing Robertson, und ihm sagt: »Lassen Sie uns eine Firma gründen.« Robertson hat schon viele Studentinnen kennengelernt und erlebt, er lehrt seit Jahrzehnten an der Elite-Uni, aber diese 19-Jährige ist wirklich besonders, das hat er gemerkt, obwohl Holmes erst seit einem Jahr dort studiert. Komplexe Probleme betrachtet sie auf sehr spezielle Weise, erzählt er später dem amerikanischen Wirtschaftsmagazin *Fortune*.

In Robertsons Seminar hat Holmes etwas darüber gehört, wie man Medikamente mit Pflastern oder Kontaktlinsen in die Blutbahn bringen kann. Das ist schon keine ganz einfache Aufgabe, Holmes aber geht einen Schritt weiter: Sie zeigt Robertson einen Antrag für ein Patent über ein Pflaster, das zusätzlich auch noch Blutwerte messen und so erkennen soll, ob die Behandlung den gewünschten Effekt hat und die Dosis die richtige ist. Therapie und Therapiekontrolle also in einem einzigen Verfahren – eine naheliegende, aber geniale Idee, auf die Robertson in 30 Berufsjahren nicht gekommen ist, wie er sagt.

Allzu lange hält es Holmes nicht mehr an der Elite-Uni aus. Ein Semester später verlässt sie sie ohne Abschluss, um sich ganz ihrer eigenen Firma zu widmen, die sie tatsächlich gegründet hat. Mit der will sie nichts weniger als eine ganz neue Technologie entwerfen, »die allen Menschen hilft, ungeachtet ihrer Geografie, Ethnie, ihres Alters oder Geschlechts«, so sagt sie es Robertson. Es wäre eine Art Demokratisierung der Medizin.

»Theranos« nennt sie ihre Firma, eine wortmalerische Schöpfung aus »therapy« und »diagnosis«, und steil geht es bergauf mit Holmes: Innerhalb von ein paar Jahren wird sie zur jüngsten Selfmademilliardärin der Welt. Allerdings nicht mit ihrem Spezialpflaster, sondern mit einem Bluttest. Edison heißt er, nach dem Erfinder Thomas Alva Edison. Das Revolutionäre daran: Es genügt ein Hundertstel bis Tausendstel einer normalen Probe, um Krankheiten wie Diabetes, AIDS oder Krebs aufzuspüren. Patienten muss also nicht mehr in eine Vene gestochen und mehrere Milliliter an Blut abgenommen werden, ein kleiner, fast schmerzloser Piks in eine Fingerkuppe reicht. Was für eine Erlösung für viele Menschen, denen die Blutentnahme eine große Qual bereitet!

Das ist aber nicht der einzige Vorteil des Theranos-Tests: Er liefert auch noch schneller Ergebnisse, innerhalb von Stunden nur, und er ist deutlich günstiger als die Analyse einer herkömmlichen Blutprobe. Holmes' Ziel: Jeder Mensch sollte in der Lage sein, sein Blut zu Hause selbst auf Krankheiten wie Krebs zu testen. Sie will eine Welt erschaffen, »in der niemand jemals wieder sagen muss: Hätte ich es doch früher gewusst«. So erzählt sie es 2014 auf einer Veranstaltung. Denn wer sein Blut mit ihrem Test analysiert, der hat eine Chance auf die frühe Entdeckung schwerer Krankheiten – und damit darauf, dass er noch geheilt werden kann.

Doch es dauert nicht lange, bis erste Zweifel an ihrem Bluttest aufkommen. Ehemalige Mitarbeiter berichten im *Wall Street Journal* davon, dass der Apparat, der das Blut analysiert, fast nie eingesetzt werde, sondern herkömmliche Analysegeräte von anderen

Herstellern. Ist ihr Verfahren also doch nicht so gut, wie sie es allerorten verkündet? Funktioniert es überhaupt richtig? Schnell verliert sie das Vertrauen von Investoren und, schlimmer noch, das der amerikanischen Behörde, die ihren Bluttest zulassen musste. Im Juli 2016 entzieht die ihr die Genehmigung und beschließt, dass Holmes zwei Jahre lang keine Firma für Bluttests besitzen oder führen darf. Im Oktober 2016 entlässt Holmes fast die Hälfte ihrer Angestellten. Sie ist erst mal raus aus dem Geschäft mit den Tests für jedermann, ihre Revolution ist am Ende. Doch einige Experten sagen, dass es gar nicht ihr zweifelhaftes Testverfahren war, das man äußerst kritisch sehen musste, sondern ihr Ansatz, mit mehr Tests die Menschen gesünder machen zu wollen – eine Kritik am grundsätzlichen Prinzip der Früherkennung.

Einem Prinzip, das so elegant daherkommt. Das so viel Nutzen verspricht. Denn was kann es Besseres geben, als ein Leiden so früh aufzuspüren, dass noch alle Behandlungsmöglichkeiten offen sind? Was ist smarter, als mit so wenig Aufwand so viel zu erreichen? Mit welcher Methode sonst kann man noch so einfach Erkrankungen aufdecken und Leben retten? Gut, es gibt ein Verfahren, das noch eleganter und überzeugender ist: die Vorsorge. Aber ist das nicht fast das Gleiche, Vorsorge und Früherkennung? Heißt es nicht auch Krebsvorsorge, wenn man zur Darmspiegelung oder zur Mammographie geht? Heißt es – und es ist falsch. Aber dazu kommen wir später.

Mit der Früherkennung jedenfalls könnte es so einfach sein. Es ist nur nicht so einfach. Man könnte auch sagen: Nur wenige Prinzipien in der Medizin sind so umstritten wie die Früherkennung, vor allem die von Krebs. Denn was so wahnsinnig einleuchtend klingt, ist so unglaublich kompliziert. Und das ist schwer zu verstehen. Denn zunächst einmal klingt es ja plausibel, vor allem, wenn man die Früherkennung an einem Menschen durchdekliniert: Ein Patient, im besten Alter, sportlich, kerngesund, geht zu seinem Hausarzt, um sich mal wieder durchchecken zu lassen. Der Doktor tut das gerne und findet tatsächlich etwas, sagen wir mal: einen verdächtigen Hautfleck am Arm. Nur ganz klein, aber irgendwie kommt ihm der Fleck eigenartig vor. Er überweist seinen Patienten zum Hautarzt, damit der sich ihn mal genauer anschaut. Der Doktor will sich mit einer Blickdiagnose gar nicht groß festlegen, er schreitet schnell zur Tat und betäubt lokal die Haut um den Fleck herum, schneidet ihn dann großzügig heraus und schickt das Gewebe zu einem Spezialisten, einem Pathologen, der es unter dem Mikroskop untersucht. Und tatsächlich: Es ist Hautkrebs im Frühstadium. Der Pathologe kann an dem Gewebeschnitt zusätzlich erkennen, dass sein Kollege, der Hautarzt, gut gearbeitet hat, denn der hat das Skalpell so großzügig angesetzt, dass er den Tumor komplett entfernt hat, nichts ist zurückgeblieben. Der Hausarzt aber will sichergehen und ordnet noch weitere Untersuchungen an, mit denen überprüft werden soll, ob der Tumor nicht vielleicht gestreut hat. Es stellt sich heraus: Der Patient hat Glück gehabt, es gibt keine Anzeichen darauf, dass noch irgendwo in seinem Körper bösartiges Gewebe schlummert, das den Krebs wiederbringen könnte. Man kann also mit Fug und Recht sagen: Die Früherkennung hat das Leben dieses Mannes gerettet. Wäre er nicht zum Arzt gegangen, wäre er vielleicht an dem Krebs gestorben.

Spielen wir nun, etwas ausführlicher, ein anderes Beispiel durch, das dem ersten sehr ähnelt. Wieder geht ein Mann zum Hausarzt, er erfreut sich ebenso guter Gesundheit und ist genauso fit wie unser erster Beispielpatient. Wieder ist der Anlass für den Arztbesuch ein Check-up. Und wieder findet der Hausarzt eine verdächtige Stelle und schickt seinen Patienten zum Hautarzt, damit der sich das mal genauer anschaut. Der ehemals kerngesunde Mann ist auf einmal ein kranker Patient, ein todkranker sogar, so fühlt er sich zumindest. Bis zum Termin beim Hautarzt gehen einige Tage ins Land, in denen sich unser Patient viele Gedanken und noch viel mehr Sorgen macht. Was ist, wenn es wirklich Krebs ist? Wie lange werde ich noch leben? Wie sage ich es meiner Familie? Dann endlich ist der Tag gekommen, an dem der Hautarzt zum Termin bittet. Er will sich mit einer Blickdiagnose gar nicht groß festlegen und schreitet zur Tat. Mit einer kleinen Spritze betäubt er die Haut lokal und fängt an zu schneiden. Nun aber passiert etwas, womit niemand gerechnet hat: Der Patient reagiert auf die Betäubung, und zwar nicht gut. Er erleidet einen Kreislaufschock, ein Notarzt wird hinzugerufen, mit dem Krankenwagen geht es in die Klinik, wo sein Kreislauf stabilisiert werden kann. Nachdem er sich von dem Schock erholt hat, bieten ihm die Ärzte im Krankenhaus an, den Fleck zu entfernen – natürlich wollen sie dabei ein anderes Betäubungsmittel benutzen. Da er nun schon mal an der richtigen Stelle ist, willigt er ein – es muss schließlich geklärt werden, was es mit diesem Hautfleck auf sich hat! Diesmal wird etwas mehr Aufwand betrieben, denn es ist nicht ausgeschlossen, dass der Mann auch auf das zweite Betäubungsmittel reagiert, obwohl es ein anderer Wirkstoff ist. Ein Notfallmediziner von der Intensivstation des Krankenhauses steht bereit, als ein Arzt mit einer feinen Nadel das Betäubungsmittel in die Haut injiziert. Nichts passiert – das ist also schon mal gut gegangen! Nun schneidet der Arzt großzügig den verdächtigen Fleck samt umliegender Haut heraus, auch dieses Gewebe wird zu einem Pathologen geschickt, auf dass dieser es sich genau anschaut. Und siehe da: Es sind keine Krebszellen zu erkennen! Es war also ein Fehlalarm. Man könnte nun sagen: Die ganze Aufregung war umsonst, aber da es doch etwas mehr als nur Aufregung war, kann man sich auch fragen, ob das alles denn wirklich nötig war. Denn in dem Fall hat die Früherkennung kein Leben gerettet, sondern eines bedroht.

Zugegeben: Es passiert äußerst selten, dass jemand so dramatisch auf ein lokales Betäubungsmittel reagiert, wie es beim zweiten geschilderten Fall passiert ist. Aber es passiert auch nicht besonders häufig, dass jemandem mit der Früherkennung das Leben gerettet wird. Es ist leider nicht so einfach damit, wie man meinen könnte. Deswegen ist es so wichtig, Fakten zu haben, auf deren Grundlage man als Patient Entscheidungen treffen kann, gerade wenn es darum geht, Krebs zu bekämpfen.

Dafür muss man sich zunächst einmal klarmachen, dass Krebs vor allem eine Krankheit des Alters ist. Man darf das nicht vergessen, obwohl es natürlich auch junge Menschen gibt, die daran erkranken. Erst seitdem die Menschen im Durchschnitt richtig alt werden, ist

Krebs eine nennenswerte Todesursache. Er hat die Menschen zwar schon immer getötet, nur passierte das früher deutlich seltener als heute. Infektionen waren damals die Todesursache Nummer eins, Tuberkulose oder auch Lungenentzündungen rafften die Bevölkerung in Scharen dahin; Epidemien, etwa die Pest, zogen Schneisen durch die Landstriche. Deswegen wurden die meisten Menschen nicht besonders alt: Noch zu Beginn des 20. Jahrhunderts hatten Neugeborene eine Lebenserwartung von nur etwa 50 Jahren. Mit zunehmendem Wohlstand und besseren hygienischen Bedingungen aber erreichten die Menschen ein höheres Lebensalter, auch Fortschritte in der Medizin trugen dazu bei, etwa die Entwicklung von Antibiotika. Heute liegt die Lebenserwartung eines Neugeborenen bei mehr oder weniger 80 Jahren. Die Menschen werden also erst seit ein paar Jahrzehnten so alt, dass sie überhaupt in größerem Ausmaß Krebs bekommen können. Um es plastisch zu machen: Starben 1905 nur etwa 4 Prozent der Menschen an Krebs, waren es gut hundert Jahre später, im Jahr 2010, 26 Prozent. Krebs liegt damit auf Platz zwei der Todesursachen, nur an Krankheiten des Herz-Kreislauf-Systems sterben noch mehr Menschen.

Der Aufschwung von Krebs liegt also nicht an schlechteren Nahrungsmitteln (die gar nicht so schlecht sind) oder den vielen schädlichen Umwelteinflüssen (die gar nicht so viele und gar nicht so schädlich sind), wie manche vielleicht meinen, sondern eben daran, dass wir alt werden: Etwa die Hälfte aller Krebstoten ist älter als 75 Jahre. Krebs ist also eine Art Alterserscheinung, er gehört wohl oder übel zum Leben dazu, wenn man alt wird. Und das wird auch so bleiben, da können noch so viele Medikamente oder Früherkennungsmaßnahmen entwickelt werden.

Das liegt auch daran, dass es immer Krebsarten geben wird, die schnell metastasieren, die also schnell Tochterzellen in den Körper streuen. Diese Metastasen sind es, die Krebs gefährlich machen, nicht unbedingt der sogenannte Primärtumor, die ursprüngliche Geschwulst. Denn die Absiedlungen sind oft nur schwer zu bekämpfen, ob mit Medikamenten per Chemotherapie, mit Bestrahlung oder durch eine Operation. Wenn der Tumor erst einmal gestreut hat, dann ist es oft zu spät und es nutzt nichts mehr, dass er entdeckt wird. Das bedeutet: Metastasiert ein Tumor frühzeitig, ist eine Früherkennung oft wirkungs- und nutzlos. Umgekehrt ist ein Tumor, der spät streut, häufig auch dann noch gut zu behandeln, wenn er erst spät entdeckt wird – und eine Früherkennung nicht unbedingt nötig für eine erfolgreiche Therapie.

Der amerikanische Krebsforscher und Epidemiologe H. Gilbert Welch erklärt die Aggressivität von Krebs ganz plastisch, indem er ihn mit Tieren vergleicht, die auf dem Hof einer Farm leben und von dort nicht fliehen dürfen. Da sind die Schildkröten, die so langsam und behäbig sind, dass sie nirgendwohin ausbüxen werden. Sie entsprechen einem Krebs, der spät streut und sehr gut zu behandeln ist. Er muss dafür nicht mit einer aufwendigen Rasterfahndung aufgespürt werden – er würde, wie die Schildkröten, ohnehin keinen Ärger machen. Dann laufen auf dem Hof Kaninchen herum, schon deutlich lebendiger als die Schildkröten. Sie können jederzeit woanders hinhüpfen – wie der schon beschriebene Krebs, der in den Körper streuen kann. Man kann die Tiere aber noch rechtzeitig einfangen, wenn man sie im Blick behält. Übertragen auf den Krebs bedeutet das: Regelmäßig nach ihm zu schauen kann sich lohnen, muss es aber nicht. Oder eben: Früherkennung kann Leben retten, muss sie aber nicht. Die dritte Tierart, die Welch als Vergleich heranzieht, sind Vögel: Sie sind so schnell und flatterhaft, dass man sie niemals wird einfangen können. Manche kann man kaum mit den Augen verfolgen, so schnell verschwinden sie – wie ein Tumor, der so schnell in den Körper streut, dass es keinen Sinn hat, ihn aufwendig zu suchen. Was Welch damit zeigen will: Es hängt extrem von der Art des Krebses ab, wie erfolgreich eine Früherkennung ist.

Das zeigte sich auch in Südkorea. Dort hat das Schilddrüsenkarzinom in wenigen Jahren eine steile Karriere hingelegt: Inzwischen ist es der Krebs, der am häufigsten diagnostiziert wird. Wie es so weit kommen konnte? Durch ein Screeningprogramm der Regierung, das 1999 eingeführt wurde: Die Südkoreaner wurden seitdem breit auf diverse Arten von Krebs untersucht, Brust-,

Darm-, Magen-, Leber- und Gebärmutterhalskrebs sollten möglichst frühzeitig gefunden werden. Und wenn die Menschen doch gerade ohnehin schon beim Fachmann sind, könnte man dann nicht gleich auch noch mal das Ultraschallgerät auf den Hals halten und schauen, was die Schilddrüse so macht (die sitzt dort nämlich recht oberflächlich)? Könnte man, sagten viele Südkoreaner, zahlten umgerechnet 30 bis 50 Euro dafür und ließen die Ärzte nach einem Schilddrüsenkarzinom fahnden. Und siehe da: Sie wurden fündig. Innerhalb von nur 15 Jahren erhöhte sich die Anzahl der Diagnosen um das Fünffache, jedes Jahr waren mehr als 40 000 Südkoreaner von einem Tag auf den anderen Krebspatienten. Was sich allerdings nicht verändert hatte, war die Zahl der Menschen, die an dem Tumor starben. Sie blieb und bleibt konstant niedrig bei jährlich 300 bis 400. Es ist klar, was dahintersteckt: ein Schildkrötenkrebs, der zu Überdiagnosen führt, ein Krebs also, der sehr langsam wächst und wohl nie Probleme gemacht hätte und auffällig geworden wäre, wenn man nicht nach ihm gesucht hätte. Vielen Tausend Südkoreanern aber macht er dann Probleme: Neben der Last, mit der Diagnose Krebs leben zu müssen, werden sie operiert. Die Schilddrüse wird ihnen entweder ganz oder zumindest teilweise herausgenommen. Die Hormone, die ihnen danach fehlen, müssen sie als Medikament zu sich nehmen, ihr ganzes Leben lang, und immer wieder muss kontrolliert werden, ob der Blutspiegel der Hormone denn auch im Normalbereich liegt. 2 Prozent der Operierten hatten mit einer noch weit drastischeren Konsequenz zu kämpfen: Sie litten nach der Operation an einer Lähmung der Stimmbänder.

Auch in anderen Ländern ist die Suche nach Schilddrüsenkrebs beliebt und führt zu vielen Überdiagnosen, also zu Diagnosen von Krankheiten, die für die Betroffenen keine Bedeutung gehabt hätten. Forscher der Internationalen Agentur für Krebsforschung (IARC), die zur Weltgesundheitsorganisation (WHO) gehört, schätzten in einer Studie von 2016, dass es in Italien zu 65 000 Überdiagnosen gekommen war, in Frankreich zu 46 000 und in Japan zu 36 000. Eine ganze Menge – vor allem weil man

132   Medizin

schon seit Jahrzehnten weiß, dass etwa ein Drittel aller Erwachsenen Bereiche in der Schilddrüse hat, in denen sich die Krebszellen befinden, die für die meisten nie gefährlich werden.

Eine solch große Anzahl an Überdiagnosen ist sicher nicht die Regel, sie zeigt aber eine große Problematik beim Thema Früherkennung: Sie hat einen viel zu guten Ruf. Das hat viele Gründe. Eine, wenn nicht sogar die wichtigste Ursache ist, dass ihr Prinzip einfach zu einleuchtend klingt – wir haben es oben schon beschrieben: Krebs so früh zu diagnostizieren, dass er noch gut behandelbar ist – das klingt schon sehr reizvoll. Und dann ist alles auch noch so verlockend einfach: mal schnell auf den Untersuchungstisch legen und untersuchen lassen, schon ist die Gefahr gebannt.

Schuld am unkritischen Umgang mit der Früherkennung ist aber auch die Sprache, zumindest in Deutschland. Hierzulande geht man zur »Vorsorge«, wenn man eigentlich eine Früherkennungsuntersuchung in Anspruch nimmt. In einer Umfrage der Bertelsmann -Stiftung und der Krankenkasse Barmer GEK sagten nur 22 Prozent der Teilnehmer, die Aussage sei falsch, dass »Krebsvorsorge und -früherkennung das Gleiche« seien. Dabei stehen die Begriffe für ganz unterschiedliche Ansätze. Bei der Vorsorge, auch Prävention genannt, wird das Entstehen einer Krankheit verhindert. Bei der Früherkennung hingegen geht es, wie der Name schon erkennen lässt, nur um die frühe Diagnose einer Krankheit, mit der ihr Fortschreiten dann verzögert oder im besten Fall aufgehalten werden kann. Und doch werden beide Begriffe oft synonym verwendet. Kein Wunder, dass bei den Schwierigkeiten, die viele Menschen mit den Wörtern haben, die Euphorie groß ist und 95 Prozent der Umfrageteilnehmer die (falsche) Aussage »Wer zur Krebsfrüherkennung geht, bekommt keinen Krebs« als »richtig« werteten.

Aber es sind auch die Aufklärungsbroschüren, die dafür sorgen, dass die Früherkennung einen Ruf wie Donnerhall hat. Erwähnt werden dort vorzugsweise die Vorteile der Untersuchungen, die Risiken kommen, wenn überhaupt, oft nur verharmlost vor. Es gibt viele Studien, die dieses Missverhältnis seit Jahren, wenn nicht sogar seit Jahrzehnten anzeigen, und zwar bei fast allen Krebsarten und in fast allen Broschüren. In der letzten Zeit ist es schon besser geworden, inzwischen wird in dem einen oder anderen Flyer deutlich ausgewogener und realitätsnäher informiert. Aber man hat immer noch oft das Gefühl, als dürfe der Ruf dieser vermeintlich eleganten und smarten Methode nicht gefährdet werden. Man kann es vielleicht mit dem Dieselmotor vergleichen, der in den letzten Jahren in Misskredit geraten ist. Auch da durfte es nicht sein, dass etwas in Verruf gerät, mit dem weniger verbraucht wird, das so billig ist und so breit eingesetzt wird. Dass die Autos zuhauf schädliche Abgase ausstoßen? Interessierte lange Zeit niemanden so richtig.

Bei der Früherkennung ist es tatsächlich aber etwas komplizierter, auch weil es viel unmittelbarer um Leben und Tod geht. Um den Menschen die Nachteile zu erklären, braucht es Objektivität. Wie aber kann man objektiv sein, wenn Betroffene davon berichten, dass die Früherkennung ihr Leben gerettet hat? Was soll man ihnen entgegnen, wenn sie solche Sätze sagen wie »Wenn ich nicht zur Mammographie gegangen wäre, wäre ich jetzt tot«? Eine zugegebenermaßen nicht ganz einfache Möglichkeit: Man kann mit Zahlen argumentieren und muss die Einzelfälle beiseitelassen. Mit Zahlen aber haben wir alle so unsere Probleme, am liebsten würden wir gar nichts von ihnen hören oder lesen. Ein weiterer Grund, warum eigentlich nur von den Vorteilen der Früherkennung die Rede ist. Dabei ist es gar nicht so schwer, sich mit Zahlen zum Beispiel mal anzuschauen, wie gut ein Test wirklich ist. Das kann man nämlich recht einfach ausrechnen.

Also los! Nehmen wir an, ein Test entdeckt einen Tumor bei 90 Prozent der Personen, die einen haben, aber nicht davon wissen, und er liegt bei Menschen ohne Tumor in 95 Prozent der Fälle richtig (er erkennt also, dass sie keinen Tumor haben). Beide Zahlen, die 90 und die 95 Prozent, sind realistische Annahmen für eine Früherkennungsuntersuchung. Nicht so realistisch an unserem Zahlenspiel ist die Vorgabe, dass der Test einen Tumor aufspüren soll, den 2 Prozent der Bevölkerung haben – das ist nämlich eine recht große Anzahl an Betroffenen. Aber egal, es lässt sich gut rechnen damit, tun wir es also: Von 100 Menschen haben 2 den Tumor, hochgerechnet auf 1000 Menschen sind es also 20. Diese 20 schauen wir uns zunächst genauer an: Wir haben gesagt, der Test entdeckt bei 90 Prozent der Betroffenen den Tumor, das wären 18 von 20, bei denen der Test zeigt, dass sie einen Tumor haben. Bei 2 von diesen 20 aber schlägt der Test nicht an, obwohl sie auch den Krebs haben – diese beiden Menschen leben also weiter in dem Glauben, keinen Tumor zu haben.

Kommen wir nun zu den anderen 980 Menschen, denen ohne Krebs. Wir haben gesagt, dass der Test in 95 Prozent der Fälle richtig-, in 5 Prozent also falschliegt. 5 Prozent von 980 sind 49 (sie müssen das nicht nachrechnen, vertrauen Sie uns an dieser Stelle einfach blind). Diese 49 Menschen (oder eben 5 Prozent) bekommen also fälschlicherweise die Diagnose Krebs, obwohl sie keinen Tumor haben. Insgesamt haben nun also 67 Menschen die Diagnose Krebs bekommen, 18 richtigerweise und 49 fälschlicherweise. Und jetzt kommt die entscheidende, die wichtige Zahl, wir drücken sie in Prozent aus: Nur 27 Prozent der Testresultate, die einen Tumor angezeigt haben, lagen richtig, 73 Prozent waren falsch. Ohne dass wir geschummelt hätten, ist aus einem Test, der zu Beginn noch sehr vertrauenswürdig und präzise schien (immerhin lag er in 95 Prozent richtig und spürte 90 Prozent der Tumore auf), ein fehlerhaftes Verfahren mit eher zweifelhafter Aussagekraft geworden. Wer das aber nicht nachrechnet, wie wir gerade, der glaubt weiterhin an die Verlässlichkeit des Tests und erkennt die Fehler nicht.

Grundsätzlich muss man sagen: Jeder Test verursacht Fehler, das ist einfach so. Bei der Früherkennung sind die beiden hypothetischen Fehlerraten von 5 und 10 Prozent durchaus realistisch, wir haben es eben erwähnt. Es gibt für die beiden auch Fachausdrücke. Wenn ein Test einen Tumor nicht findet, obwohl er da ist, nennt man das einen falsch-negativen Befund. Wenn er anzeigt, dass jemand erkrankt ist, obwohl er keinen Tumor hat, nennt man den Befund falsch-positiv. Jetzt kennen Sie die beiden Ausdrücke –

Früherkennung/Vorsorge 135

falls Sie mal mit Ihrem Arzt in eine kleine Fachdiskussion über den Wert von Untersuchungen einsteigen wollen. Das sollten Sie nämlich ruhig mal tun. Und genau das wollen wir Ihnen an dieser Stelle auch mitgeben. Denn Früherkennungsuntersuchungen sind keine Selbstläufer. Sie machen Menschen zu Krebspatienten, obwohl sie keinen Krebs haben. Sie machen Menschen zu Krebspatienten, die zwar einen Tumor haben, der ihnen aber nie Probleme gemacht hätte – ein Tumor, *mit dem* sie gestorben wären, nicht *an dem* sie gestorben wären. Sie machen Menschen zu Krebspatienten, die tatsächlich einen Tumor haben, der aber nicht behandelbar ist – deren Leben durch die Diagnose also nicht verlängert wird, die nur früher wissen, dass sie krank sind. Aber natürlich machen sie auch Menschen zu Krebspatienten, die von einer Therapie tatsächlich profitieren – und retten ihnen so das Leben. Das ist nur nicht so häufig der Fall, wie man denken könnte.

Und weil es eben nicht so einfach ist, wie es zunächst scheint, wie es einem vielleicht auch von Verwandten, von Freunden, von ehemals betroffenen Prominenten und auch von Ärzten gesagt wird, sollte man es sich mit einer solchen Untersuchung auch nicht einfach machen, sondern kritisch sein, bei seinem Arzt nach dem Nutzen-Schaden-Verhältnis fragen und es sich vielleicht sogar einmal vorrechnen lassen. Auf die Früherkennungsuntersuchungen für die häufigsten Krebsarten bei Frauen und Männern, Brust- und Prostatakrebs, gehen wir später näher ein. Sie zeigen noch einmal ganz konkret, welche Chancen und Gefahren es bei dieser scheinbar so eleganten Methode gibt.

Eine gute Nachricht haben wir übrigens an dieser Stelle noch, allerdings nur für die Raucher unter Ihnen: Wenn Sie auf die Zigaretten verzichten, können Sie Ihre Lebenserwartung um bis zu zehn Jahre erhöhen (die positive Wirkung auf Ihr Herz-Kreislauf-System ist darin auch enthalten) – ein etwa einhundertmal größerer Effekt, als Sie mit der besten Früherkennungsmethode erreichen können.

Früherkennung von Brustkrebs

Ich (R. S.) habe meine ganz eigenen Erfahrungen mit der Früherkennung von Brustkrebs gemacht. Bei der jährlichen Routineuntersuchung ertastete mein Frauenarzt einen kleinen Knoten in meiner rechten Brust. Nachdem er einen Ultraschall gemacht hatte, beruhigte er mich zwar mit den Worten, dass es wohl nur eine Zyste sei, bat mich aber, den Befund dringend mit einer Mammographie abklären zu lassen. Seit diesem Tag bin ich dreimal bei der Mammographie gewesen, jedes Jahr einmal. Am schlimmsten war der erste Termin, den ich voller Angst vor der Krebsdiagnose erwartet hatte, die im Raum stand: Eine Freundin von mir war an Brustkrebs erkrankt und kurz zuvor daran gestorben. Erst saß ich lange im Wartezimmer, voller Sorge, dann wurde ich gleich zur Mammographie geschickt, ohne vorher mit dem Radiologen sprechen und Fragen stellen zu können. Den Arzt sah ich dann auch nur kurz, als er noch einen Ultraschall bei mir machte und mir sagte, dass alles in Ordnung sei, ich nur bitte einmal jährlich zur Kontrolle wiederkommen solle. Den Befund würde er meinem Frauenarzt schicken, rief er noch, als er schon fast wieder aus dem Raum raus war. Zwei Tage später bekam ich dann eine Rechnung über rund 150 Euro, die mich sehr verwunderte. Schließlich war ich ja aufgrund eines Knotens in der Brust, den mein Frauenarzt ertastet hatte, zur Mammographie geschickt worden. Es gab also einen medizinischen Grund. Und doch musste ich die Kosten selbst tragen? Das fand ich komisch, schließlich handelte es sich doch um einen krankhaften Befund, der abgeklärt werden musste. Weil ich aber so erleichtert war, dass kein Krebs gefunden wurde, zahlte ich die Kosten, ohne nachzufragen. Die Sorge, in dem Jahr bis zur nächsten Kontrolle doch noch Krebs zu kriegen, blieb aber, und je näher der Mammographietermin rückte, desto schlimmer wurde sie. Der Folgetermin in der radiologischen Praxis lief dann auch nicht viel anders ab als der erste: wenig Beratung (was sicher an der knapp bemessenen Zeit des Radiologen lag, aber auch an meiner Hemmung, nachzufragen) und eine hohe Rechnung, die aber zumindest frei Haus. Dann wieder ein Jahr mit ständiger Sorge, bis der Radiologe mir bei der dritten Mammographie dann sagte, dass sich der Befund seit der ersten Untersuchung nicht verändert habe und er die Spanne zwischen den Kontrollterminen jetzt auf anderthalb Jahre ausdehnen wolle. Ich war so perplex, zumal er auch so schnell wieder weg war, dass ich gar nicht nachfragen konnte. Das tat ich dann aber beim nächsten Termin beim Frauenarzt. Was ich nämlich wissen wollte (und die ganzen drei Jahre schon längst hätte fragen sollen), war, ob ich denn überhaupt ein erhöhtes Risiko für Brustkrebs hatte im Vergleich zu anderen Frauen meines Alters. Und ob ich deswegen immer wieder zu diesen regelmäßigen Kontrollen musste. Schließlich war ich damals erst 42 Jahre alt. Als der Frauenarzt mir dann erklärte, dass mein Risiko gar nicht erhöht sei, wir die Mammographien nur so oft machen würden, weil Brustkrebs bei jüngeren Frauen, wenn er denn auftrete, aggressiver und schwerer zu behandeln sei als bei älteren Frauen und er ihn daher nicht übersehen wolle, verstand ich auch, warum ich die Kosten der Untersuchung jedes Mal selbst tragen musste – es war aus medizinischen Gründen eigentlich nicht nötig gewesen. Da hatte ich mir also drei Jahre lang ganz umsonst große Sorgen gemacht, ein erhöhtes Risiko für Brustkrebs zu haben. Hätte ich gewusst, dass es nicht höher war als bei anderen Frauen meines Alters, ich wäre nicht, ohne nachzufragen, einfach jedes Mal wieder zur Mammographie gegangen. Nach reiflicher Überlegung habe ich mich dafür entschieden, vorerst keine weitere Früherkennungs-Mammographie mehr machen zu lassen. Schließlich geht jede Untersuchung auch mit Röntgenstrahlen einher, und es handelt sich um keine Vorsorge, das heißt, ich tue mit der Untersuchung nichts dafür, nicht an Brustkrebs zu erkranken, sondern ich kann ihn nur für den Moment ausschließen – wenn überhaupt. Was kurz nach der Mammographie bis zur nächsten Untersuchung in meiner Brust passiert, weiß ich nicht. Und daher war es mir ganz persönlich wichtiger, die Angst vor Brustkrebs endlich aus dem Kopf zu kriegen. Die letzte Mammographie ist jetzt zwei Jahre her. Ob ich nach meinem 50. Geburtstag noch mal eine machen lasse, entscheide ich, wenn es so weit ist. Bis dahin habe ich noch ein paar Jahre Zeit, und wer weiß, wie sich die wissenschaftlichen Erkenntnisse und Empfehlungen zur Früherkennung generell in dieser Zeit geändert haben.

Um die Früherkennung von Brustkrebs gab es schon immer Diskussionen – und es wird sie wahrscheinlich auch in Zukunft geben. Es erinnert fast an einen Krieg, den Befürworter und Kritiker da miteinander führen, ein Krieg der Studien und Zahlen. Die Experten sind sich also gar nicht einig. Und das wiederum bedeutet: So eindeutig gut ist die Aussagekraft der Brustkrebsfrüherkennung nicht. Wobei: Bei der einfachsten Methode überhaupt ist die Lage recht eindeutig. Die Selbstuntersuchung der Brust nämlich wird zwar immer noch und immer wieder von Frauenärzten empfohlen, allerdings konnte in Studien inzwischen klar gezeigt werden, dass sie die Brustkrebssterblichkeit nicht senken kann. Frauen können sich das Abtasten also getrost sparen. Der Frauenarzt kann es sich wohl genauso sparen, denn auch wenn er die Brust per Hand untersucht, ist die Wahrscheinlichkeit sehr gering, dass er damit zur Senkung der Brustkrebssterblichkeit beiträgt – zumal die Unterschiede in den Fähigkeiten von Arzt zu Arzt zum Teil riesig sind. Greift er zum Ultraschall, gibt es auch individuelle Unterschiede von Untersucher zu Untersucher, in bestimmten Fällen kann der Einsatz des Gerätes aber sinnvoll sein, vor allem als Ergänzung zu anderen Methoden. Ähnlich ist die Lage bei Aufnahmen mit einem Magnetresonanztomografen (MRT): Als Zusatzuntersuchung können sie nützlich sein, vielleicht entwickelt sich die MRT-Untersuchung sogar irgendwann einmal dahin, dass man mit ihrer Hilfe Brustkrebs in größerem und besserem Maße aufspüren kann. Ihr Vorteil: Sie kommt ohne Strahlenbelastung aus. Bisher aber gibt es noch zu wenige Studien, um sie beurteilen und empfehlen zu können, momentan ist dafür eine andere Methode großflächig im Einsatz, die die Brustkrebssterblichkeit reduzieren soll. Vor allem sie löst unter vielen Experten Emotionen aus: die Mammographie.

Dabei wird die Brust der Frau zwischen zwei Plexiglasscheiben

Früherkennung/Vorsorge 139

gedrückt und dann mit Röntgenstrahlen durchleuchtet. Einige Minuten später ist die Aufnahme gemacht, und wieder ein paar Minuten später liegt ein Röntgenbild vom Gewebe der Brust vor. Dieses sucht am besten ein darauf spezialisierter Arzt nach Auffälligkeiten ab, die auf einen Krebs hindeuten könnten. Ist die Untersuchung selbst schon oft unangenehm genug, bringt ihr Ergebnis oft viel Leid für die betroffenen Frauen. Und das wohl nicht selten unnötigerweise. Zunächst müssen wir aber unterscheiden, und zwar gibt es einerseits Mammographien, die der Frauenarzt anordnet, weil er einen (am besten) guten Grund dafür hat: Er hat zum Beispiel etwas Ungewöhnliches ertastet, oder die Frau berichtet ihm, dass irgendetwas eigenartig ist. Um zu schauen, ob und was dahintersteckt, veranlasst er dann die Untersuchung, die im engeren Sinne keine Früherkennung ist, sondern eine normale Untersuchungsmethode bei einem Verdacht.

Dann gibt es aber auch noch das sogenannte Mammographiescreening. Das ist eine Reihenuntersuchung, mit der systematisch Brustkrebs aufgespürt werden soll, und zwar möglichst im Frühstadium, wenn bislang also weder die Frau noch der Gynäkologe ahnen, dass da etwas in der Brust wächst. Alle Frauen zwischen 50 und 69 Jahren bekommen alle zwei Jahre ein Schreiben, das sie einlädt, die Untersuchung kostenlos in Anspruch zu nehmen. Etwa 2,7 Millionen Frauen tun das in Deutschland jährlich. Der Wert dieser Untersuchung ist aber umstritten. Während die einen sagen, dass durch die Reihenuntersuchung 25 Prozent weniger Frauen zwischen 49 und 70 Jahren an Brustkrebs sterben, sagen die anderen, dass nur 0,2 Prozent vor dem Brustkrebstod bewahrt werden. Komischerweise haben beide recht. Denn optimistische Berechnungen gehen davon aus, dass statt 8 nur 6 von 1000 Frauen, die sich im Alter zwischen 49 und 70 Jahren zehn Jahre lang regelmäßig untersuchen lassen, an Brustkrebs sterben, das sind 2 Frauen von 8, also 25 Prozent. Bezieht man die Zahl 2 aber auf die 1000 Frauen, die über zehn Jahre untersucht werden mussten, kommt man auf den Wert von 0,2 Prozent.

Sie können selbst entscheiden, welcher Prozentwert für Sie der realistischere ist, wir finden die 0,2 Prozent auf jeden Fall ehrlicher. Und wo wir gerade beim Thema Ehrlichkeit sind: Vielleicht haben Sie es bemerkt – wir haben nur davon geschrieben, dass das Screening Frauen vor dem Tod durch Brustkrebs bewahrt, nicht davon, dass es sie vor dem Tod allgemein bewahrt oder, um es emotionaler auszudrücken, ihr Leben rettet. Das kann man nämlich leider so nicht sagen, denn bislang hat noch keine Untersuchung zeigen können, dass die Reihenuntersuchung Leben rettet, also die Lebenserwartung verlängert. Und wenn man ganz ehrlich ist, muss man auch Schätzungen von Experten zitieren, die selbst die 0,2 Prozent für zu optimistisch halten. Die sprechen nämlich davon, dass von 2000 Frauen, die zehn Jahre lang alle zwei Jahre mammographiert werden, nur eine weniger an Brustkrebs stirbt, das wären dann 0,05 Prozent.

Klingt das alles schon ernüchternd genug, frustriert es noch mehr, wenn man über die Nebenwirkungen des Screenings schreibt. Zum Beispiel produziert es Überdiagnosen. Von 1000 Frauen, die zehn Jahre lang am Screeningprogramm teilnehmen, bekommen 5 die Diagnose Brustkrebs und müssen mit all ihren Konsequenzen leben, obwohl dieser Krebs ihnen nie Probleme bereitet hätte. Keine der von einer Überdiagnose betroffenen Frauen weiß von ihrem Schicksal, denn im Einzelfall wird man es nicht nachweisen können, dass der Krebs nichts angerichtet hätte und die Betroffene unnötigerweise behandelt wurde, mit Chemotherapie, Bestrahlung oder der Amputation der Brust. Noch drastischer fällt die Rate an falsch-positiven Befunden aus: Bei etwa 100 von 1000 regelmäßigen Screeningteilnehmerinnen taucht in der Mammographie der Verdacht auf Brustkrebs auf und stellt sich später als haltlos heraus – nachdem vielleicht schon mit einer speziellen Nadel Gewebe aus der Brust entnommen und von einem Pathologen untersucht wurde. Und nachdem sich die Betroffenen viele Gedanken und unglaubliche Sorgen gemacht haben, die sich über mehrere Tage, manchmal Wochen hingezogen haben, weil die endgültige Klarheit manchmal lange auf sich warten lässt. Dass so etwas nicht spurlos an den Frauen vorübergeht, hat sich auch in einer Studie gezeigt: Selbst drei Jahre nachdem die Entwarnung gegeben worden war, hatten viele Betroffene noch psychisch mit der Fehldiagnose zu kämpfen. Aber auch wenn alles gut läuft, die Diagnose richtig ist und der Krebs behandlungsbedürftig, nutzt es den Frauen nicht so viel, dass bei ihnen der Krebs frühzeitig gefunden wurde: Die Wahrscheinlichkeit, den Tumor zu überleben, liegt bei ihnen nur bei etwa 15 Prozent. Ein erschreckend niedriger Wert.

Sie sehen also: Es ist nicht ganz so einfach mit der Früherkennung von Brustkrebs. Natürlich kann eine Frau davon profitieren, es gibt genug persönliche Beispiele von Betroffenen, denen die Untersuchung das Leben gerettet hat. Nur statistisch gesehen ist es nicht so eindeutig, wie man meinen könnte. Und die Statistik ist nun mal das Einzige, an dem man sich objektiv orientieren kann. Die Erfolgs- oder auch Misserfolgsgeschichte einer einzelnen Frau hat nur wenig Aussagekraft. Überlegen Sie es sich also gut, ob Sie sich wirklich dem Screeningprogramm unterziehen, tun Sie es nicht einfach deswegen, weil es Ihnen irgendjemand rät. Es gibt genug gute Gründe, sich nicht screenen zu lassen. Aber vielleicht sehen Sie ja auch gute Gründe, es machen zu lassen.

Wir wollen Sie aus dem Thema Brustkrebs aber nicht ohne einen positiven Aspekt in das nächste Thema entlassen – der auch das Screening immer unwichtiger macht. Denn in den letzten 20, 30 Jahren hat es in der Therapie zum Teil große Fortschritte gegeben: Von 1980 bis 2004 sank die Brustkrebssterblichkeit um 5 Prozent. Das ist ein beachtlicher Rückgang, denn in der Krebsmedizin sind die Fortschritte sonst nur sehr klein. Und wenn ein Tumor, auch in einem fortgeschritteneren Stadium, gut zu behandeln ist, gibt es bei den Erfolgsaussichten keinen (großen) Unterschied mehr zwischen Früherkennung und Therapie – die Früherkennung verliert damit an Bedeutung.

Früherkennung von Prostatakrebs
(PSA-Wert-Bestimmung)

Zunächst eine gute und eine schlechte Nachricht. Wir beginnen mit der schlechten: Prostatakrebs ist häufiger geworden. Und nun die gute: Der Schauspieler Ben Stiller lebt immer noch. Was die Nachrichten miteinander zu tun haben? Einiges. Bei beiden spielt das PSA eine große Rolle, ein Eiweiß, das mit vollem Namen Prostata-spezifisches Antigen heißt, von der Prostata gebildet und in die Samenflüssigkeit abgegeben wird. Es verdünnt sie und sorgt so dafür, dass sich die Spermien besser bewegen können. Kleine Mengen des PSA gelangen allerdings auch ins Blut, vor allem wenn die Prostata entzündet oder sonst wie gereizt oder verändert ist. Und genau hier setzt der PSA-Test an: Ist die Konzentration im Blut deutlich erhöht, kann das auf einen Tumor in der Prostata hindeuten. Genau hier beginnt es aber auch schon, problematisch zu werden, denn das PSA kann schon dann ansteigen, wenn ein Mann kurz zuvor Fahrrad gefahren ist und der Sattel dabei auf die Prostata gedrückt hat, oder wenn er nicht allzu lange zuvor Sex hatte. Der Test ist also ziemlich fehleranfällig. Er ist insgesamt sogar so fehleranfällig, dass die Kassen ihn nicht zahlen und Mann selbst die etwa 50 Euro aufbringen muss, die der Test samt Beratung durch den Arzt kostet. Auch viele medizinische Fachgesellschaften empfehlen ihn nicht, und trotzdem lassen sich viele Männer testen. Das führt zu der schlechten Nachricht von oben: Auch deswegen, weil so viele Männer den PSA-Test machen lassen, ist Prostatakrebs häufiger geworden. Man könnte auch sagen: häufiger gefunden worden. Es ist ja nicht so, dass der Test selbst die Tumoren verursacht, aber wer sucht, der findet nun einmal, und wer viel sucht, der findet auch viel.

Die Frage ist, was genau da gefunden wird und, vor allem, wie gefährlich das ist oder werden könnte. Wenn die PSA-Konzentration nämlich erst mal bestimmt wurde und erhöht ist, wird meist auch genauer hingeschaut, oft zuerst mit einem Ultraschall. Und wenn dann kleine Krebsnester gesehen und mit einer sogenannten Biopsie bestätigt werden, einer Gewebeentnahme mit einer Hohlnadel, dann steht die Diagnose Krebs fest. Die hat Folgen, eine Operation oder eine Bestrahlung etwa, die wiederum in etwa 15 Prozent zu Inkontinenz und/oder Impotenz führen und Nebenwirkungen haben kann – zum Beispiel Infektionen, die man erst einmal wieder in den Griff bekommen muss. All das müsste in vielen Fällen aber gar nicht sein: Man schätzt, dass etwa die Hälfte (manche Experten sagen sogar: 60 Prozent) aller Männer mit einem auffälligen PSA-Test nicht mit solch eingreifenden Maßnahmen behandelt werden müssten – wenn nach dem Prostatakrebs gar nicht erst gesucht worden wäre. Dann hätten die Betroffenen zeitlebens wahrscheinlich nichts von ihm mitbekommen. Sie wären friedlich, Sie kennen die Formulierung bereits, mit ihm gestorben und nicht an ihm. Denn nicht jeder Prostatakrebs ist so aggressiv, dass er zum Tod führt.

Das alles könnte man vielleicht noch, mit sehr viel Zähneknirschen, in Kauf nehmen, wenn denn der Test auf der anderen Seite zumindest viele Leben retten würde. Das aber ist leider nicht der Fall. Experten haben berechnet, dass etwa 1400 Männer neun Jahre lang regelmäßig ihr PSA bestimmen lassen müssen, damit ein einziger Tod durch Prostatakrebs verhindert werden kann. Und das ist noch eine eher optimistische Schätzung.

Das Elend mit dem PSA beginnt allerdings schon früher – wenn der Wert bestimmt wird. Der Test ist nämlich nicht nur fehleranfällig auf Fahrradfahren und Sex, sondern ganz generell. Diese Unzuverlässigkeit sorgt dafür, dass viele Männer mit einem falschen Ergebnis aus der Untersuchung gehen. Von 1000 Männern mit einem negativen Testergebnis haben bis zu 150 trotzdem einen Prostatakrebs. Und bei 1000 Männern mit einem positiven Test sind etwa 700 falsch-positiv, also Fehlalarme. Oft wird das PSA dann nochmals bestimmt. Ist es dann immer noch erhöht, kommt der nächste Schritt, eine Ultraschalluntersuchung, mit der genauer kontrolliert wird, ob Krebs zu finden ist. Das ist tatsächlich oft der Fall, aber überhaupt nichts Ungewöhnliches, denn ein Drittel aller

50-Jährigen und die Hälfte aller 80-Jährigen haben kleine Krebsnester in der Prostata, ohne dass sie davon etwas ahnen. Ist bei der Untersuchung aber etwas zu erkennen, wird die schon erwähnte Hohlnadel gezückt und etwa zehn bis zwölf Gewebeproben aus der Prostata entnommen, die im Labor auf Krebszellen untersucht werden. Was sich nach filigraner Feinarbeit anhört, ist oft eine blutige und schmerzhafte Angelegenheit, eine zumindest lokale Betäubung also Pflicht. Der Eingriff verläuft dann zwar meist reibungslos, aber Komplikationen können auch hierbei auftreten: Blut in Urin und Sperma finden sich oft noch Tage danach, 40 von 1000 Männern bekommen Fieber, 8 von 1000 müssen im Krankenhaus behandelt werden.

Aufgrund all dieser Zahlen, die aus diversen Studien stammen, hat sich die amerikanische US Preventive Services Task Force 2012 offiziell gegen die Durchführung von PSA-Tests ausgesprochen. Die Meinungen dieser Gruppe von unabhängigen medizinischen Experten haben in den USA viel Gewicht, sie bewertet auf der Basis der besten wissenschaftlichen Daten Empfehlungen für Vorbeugemaßnahmen.

Der Arzt von Ben Stiller allerdings (und jetzt kommen wir endlich noch einmal zu der guten Nachricht vom Beginn dieses Abschnitts) hatte sich bewusst über diese Empfehlungen hinweggesetzt und damit, wie Stiller meint, sein Leben gerettet. Als Stiller 46 Jahre alt war, bestimmte der Arzt das erste Mal den PSA-Wert bei ihm, testete dann halbjährlich und sah den Wert ansteigen. Nach eineinhalb Jahren schickte er Stiller dann zu einem Urologen, der Gewebe entnahm und den Krebs feststellte. Stiller ließ sich operieren und war krebsfrei, wie er in einer Talkshow sagte.

Er hätte vielleicht auch von einer anderen Methode profitiert, die in einer großen britischen Studie ihre Vorzüge zeigte: der aktiven Überwachung. In der Untersuchung wurden mehr als 1600 Männer, die an Prostatakrebs erkrankt waren, in drei Gruppen eingeteilt. Die Männer der einen Gruppe wurden mit einer Bestrahlung behandelt, die der zweiten wurden operiert und die der dritten wurden nur überwacht, es wurde also in regelmäßigen Abständen geschaut, ob der Krebs sich verändert hatte. Zehn Jahre dauerte die Untersuchung, dann zeigte sich das Ergebnis: Abwarten ist genauso gut wie Bestrahlen oder Operieren, zumindest ebendiese zehn Jahre lang. Denn in jeder Gruppe starben etwa gleich viele Männer – oder besser gesagt: gleich wenig, nämlich gerade einmal ein Prozent der Betroffenen.

Nun ist Ben Stiller noch so jung, dass er deutlich mehr als zehn Jahre zu leben hat, trotzdem ist die aktive Überwachung auch für Männer wie ihn eine Alternative. Er hat dann aber noch ein paar weise Worte geschrieben, die gut als Anleitung für jeden Test zur Krebsfrüherkennung gelten könnten: »Ich denke, Männer über 40 sollten die Möglichkeit haben, mit ihrem Doktor über den Test zu sprechen und etwas über ihn zu erfahren, sodass sie die Chance haben, gescreent zu werden. Danach kann ein informierter Patient eine verantwortliche Entscheidung darüber treffen, wie er weiter vorgeht.«

Weitere Früherkennungsuntersuchungen

Wenn es nicht so skurril wäre, müsste man eigentlich heulen. In den USA wurde vor einigen Jahren bekannt, schreibt der Psychologe und Risikoforscher Gerd Gigerenzer in seinem lesenswerten Buch »Bessere Ärzte, bessere Patienten, bessere Medizin«, dass bei knapp zehn Millionen Frauen Abstriche vom Gebärmutterhals zur Krebsfrüherkennung gemacht worden waren. Eigentlich kein Grund zum Ärgern, wenn die Abstriche nicht absolut unnötig gewesen wären – die Frauen hatten nämlich gar keinen Gebärmutterhals mehr, ihnen war zuvor die gesamte Gebärmutter herausgenommen worden. Man fragt sich natürlich, wovon genau die Ärzte die Abstriche genommen hatten, aber vielleicht sollte man auch nicht zu intensiv darüber nachdenken. Das Beispiel zeigt aber: Das Thema Früherkennung ist auch bei selteneren Krebsformen kompliziert und für viele Mediziner nicht ganz so leicht zu durchschauen. Wie soll man da als Patient durchblicken? Problematisch sind dabei immer wieder die komplizierten Statistiken

146   Medizin

und Studien, wir haben es Ihnen ja schon vorgerechnet. Aber auch die Sprache macht Probleme. Denn es ist immer von Vorsorge die Rede (was sich danach anhört, als könnte man etwas verhindern), wenn es um Früherkennung (wobei eben nur untersucht wird, ob bereits irgendwo ein Krebs wächst) geht, auch darüber haben wir schon geschrieben. Nun gibt es aber zwei Gebiete, bei denen der Begriff »Vorsorge« tatsächlich angebracht ist. Bei Darmkrebs und dem schon erwähnten Gebärmutterhalskrebs. Bei beiden werden bei der Früherkennung Krebsvorstufen entfernt und so eine echte Prävention betrieben. Aber der Reihe nach.

Die Darmkrebsfrüherkennung konzentriert sich auf zwei Verfahren: den Stuhltest auf sogenanntes okkultes, also verstecktes unsichtbares Blut und die Spiegelung des Dickdarms. Ersterer mag den einen oder anderen sicher ein bisschen anekeln, er ist aber sinnvoll und trägt zur Früherkennung von Darmkrebs bei – ab einem Alter von 50 Jahren. Bei der Spiegelung, auch Koloskopie genannt, ist es leider wieder nicht ganz so einfach. Das liegt auch daran, dass gefährliche direkte Komplikationen auftreten können – anders als beim Stuhltest. Bei der Spiegelung kann es zu Verletzungen der Darmwand kommen, aber auch schon die Vorbereitung birgt Risiken: Die Patienten müssen ihren Darm reinigen und bekommen direkt vor dem Eingriff ein spezielles Beruhigungsmittel.

Also muss man zwischen Risiko und Nutzen abwägen, und das Resümee fällt momentan tendenziell positiv aus. Die sogenannte kleine Darmspiegelung ist in großen Studien gut untersucht, sodass man die faktenfundierte Aussage machen kann, dass sie wohl tatsächlich mehr nutzt als schadet, wenn man älter ist als 55. Kleine Darmspiegelung heißt, dass nur die letzten 60 Zentimeter des Dickdarms untersucht werden, das sogenannte Sigmoid (deswegen auch der Fachausdruck Sigmoidoskopie). Darin stecken Nachteil und Vorteil zugleich. Zwar entstehen hier etwa zwei Drittel aller Darmkrebse, aber ein Drittel kann eben nicht erkannt werden, nämlich die Tumore, die höher liegen. Der Vorteil wiederum ist, dass die Gefahr von potenziellen Nebenwirkungen und Komplikationen geringer ist als bei der großen Spiegelung. Damit sind auch schon Vor-

und Nachteile der großen Spiegelung beschrieben, nur umgekehrt. Denn hierbei inspiziert der Arzt den ganzen Darm. Ein Nachteil der großen Darmspiegelung ist die fehlende Evidenz: Es gibt noch keine großen und hochwertigen Studien, die ihren Nutzen belegen. Allerdings gehen Experten davon aus, dass er eher größer ist als bei der kleinen Spiegelung. Beiden Methoden ist gemein, dass sie Krebs nicht nur früher entdecken, sondern eben auch verhindern können: Der Arzt kann nämlich bei der Untersuchung, bei der er mit einem Schlauch den Darm abfährt, verdächtige Polypen entfernen, aus denen irgendwann einmal Krebs entstehen kann.

Und damit sind wir auch schon bei einer weiteren Methode, mit der Krebs verhindert werden kann: der Früherkennung von Gebärmutterhalskrebs. Die Abstriche, die hierzu gemacht werden, haben wir schon erwähnt, und wenn tatsächlich noch eine Gebärmutter vorhanden ist, sind sie auch sinnvoll. PAP-Abstriche heißen sie, nach dem griechischen Arzt George Nicolas Papanicolaou, der das Verfahren entwickelt hat. Dabei entnimmt der Gynäkologe mit einem Bürstchen Zellen vom Gebärmutterhals, die er einem Pathologen zur Begutachtung schickt. Der untersucht, ob die Zellen verändert aussehen, also sich zu Krebszellen entwickeln. Tun sie das zwar, aber nicht allzu stark, wird der Test meist zeitnah wiederholt, denn oftmals bilden sich die bösartig veränderten Zellen wieder zu normalen zurück, und alles ist gut. Sind sie allerdings sehr stark verändert, gehen die Ärzte radikaler vor und entnehmen in einem Eingriff ein kegelförmiges Stück von Gebärmutterhals und Muttermund. Genau das ist schon keine Früherkennung mehr, sondern eine Vorsorge: Der Unruheherd wird entfernt und kann keinen Unfug mehr anstellen.

Eine weitere Methode zur Früherkennung von Gebärmutterhalskrebs ist der sogenannte HPV-Test. Mit ihm kann man spezielle Viren nachweisen, die sogenannten humanen Papillomviren (HPV). Sie sind es, die überhaupt erst den Gebärmutterhalskrebs verursachen, das weiß man inzwischen. Übertragen werden sie beim Geschlechtsverkehr, und es gibt etwa 40 von ihnen, die sich im Genitalbereich ansiedeln. Nicht alle davon lösen Krebs

148 Medizin

aus, manche gelten aber als Hochrisikoviren, etwa die HPV-Typen 16 und 18. Findet der HPV-Test solche Viren, ist das Krebsrisiko leicht erhöht. Dann wird eventuell ein PAP-Test fällig. Aber auch nicht immer. Denn ein Nachweis der Hochrisikoviren bedeutet noch längst nicht, dass eine Frau an Krebs erkrankt. Das Wort »Hochrisiko« ist dabei ein bisschen irreführend. Oftmals verschwinden die Viren nämlich auch wieder oder sind zumindest nicht mehr nachzuweisen. Insofern muss man sich schon fragen, wie sinnvoll der HPV-Test überhaupt ist. Aber es scheint tatsächlich so zu sein, dass er den Frauen nutzen könnte. Endgültig ist diese Frage noch nicht geklärt, auch hier fehlen noch genügend hochwertige Studien. Es tut uns leid, das immer wieder sagen zu müssen, aber mit der Medizin ist es ein bisschen wie mit den Ozeanen: Segelt man auf der Wasseroberfläche, erscheint noch alles klar, einfach und beherrschbar. Doch wenn man in die Tiefe taucht, wird die Welt immer unbekannter und unberechenbarer. Und ganz tief unten ist sie dann vollkommen unerforscht.

Nicht ganz so positiv fällt die Bewertung für die Früherkennung von Hautkrebs aus. Zwar wurde vor einigen Jahren in Schleswig-Holstein in einer groß angelegten Studie untersucht, wie gut die Früherkennung von Hautkrebs funktioniert. Und es zeigte sich tatsächlich, dass dabei häufiger Hautkrebs wie ein Melanom (schwarzer Hautkrebs) oder Basalzellkrebs gefunden wurde. Allerdings konnte nicht geklärt werden, ob die Untersuchung auch zu weniger Toten durch diese Krebsarten führt. Diese Frage, und es ist eine entscheidende, kann bis heute niemand beantworten. Man könnte nun natürlich sagen, dass die Untersuchung selbst keinen Schaden anrichtet und man sie deswegen über sich ergehen lassen kann. Allerdings kann es negative Folgen haben, wenn der Hautarzt beim Absuchen der Haut auf verdächtige Stellen stößt. Auch die Sorgen, die man sich macht, wenn der Arzt stutzig wird, haben wir schon erwähnt. Die Kassen zahlen die Untersuchung zwar, aber man sollte sich gut überlegen, was man tut, und sich ausführlich beraten lassen. Wie eigentlich immer. Vor allem aber dann, wenn es um Früherkennung geht.

Ernährung

Den ganzen Nachmittag hatten wir alles richtig gemacht und dann, ganz zum Schluss, passierte uns der entscheidende Fehler.

Paul brachte nach der Schule einen Freund mit nach Hause, der vorher noch nie bei uns war. Der erste Besuch ist irgendwie immer spannend, im Laufe der Jahre macht man als Eltern eben so seine Erfahrungen. Einmal haben Paul und ein neuer Kitakollege still und leise alles Spielzeug auf dem Fußboden seines Zimmers verteilt – jedes Puzzle, jede Kiste mit Playmobil oder Lego, jedes Gesellschaftsspiel hatten sie innerhalb kürzester Zeit geleert und dann noch alle Bücher, Stofftiere und CDs darüber verstreut. In diesem kniehohen Meer aus Einzelteilen haben wir die Jungs erst gar nicht gefunden, als die Mutter zum Abholen kam. Es war ein irrer Anblick. Wir waren geschockt und doch irgendwie beeindruckt – zumal wir längst vergessene Sachen wiedersahen, die jahrelang unentdeckt im Untergrund von Pauls Zimmer ausgeharrt hatten. Doch die Mutter unseres Gastes schien kaum überrascht. Während wir die Kinder ausgruben, gab sie ganz lässig bekannt, dass das bei ihnen zu Hause ja nicht passieren könne. Dort gebe es nämlich feste Spielzeugtage:

150 Ernährung

Montag Playmobiltag, Dienstag Legotag, Mittwoch Puzzletag ... alles andere bleibe weggepackt. Ach, so ist das, dachten wir, aber bevor wir irgendetwas erwidern konnten, hatte sie ihren Sohn auch schon gepackt und fluchtartig unsere Wohnung verlassen. Beim Beseitigen des Megachaos waren wir kurz geneigt, ein Sorgentelefon für alle Opfer eines solchen »Spiel-dich-frei-Nachmittags« dieses Kindes zu eröffnen, denn es wird sicher etliche vor und nach uns gegeben haben. Letztlich entschieden wir uns aber, das Erlebnis einfach nur als gute Tat zu verbuchen. Doch seit jenem Tag sind wir immer sehr gespannt auf jeden neuen Freund unserer Kinder.

Bei Pauls Besuch, der nun für den Nachmittag angekündigt war, mussten wir uns wegen eines Kinderzimmer-Tsunamis eher keine Sorgen machen. Die Jungs waren jetzt schon in der dritten Klasse. Doch dieses Mal wartete eine andere Herausforderung auf uns: Seine Mutter hatte uns vorab erklärt, dass ihr Sohn sich in der letzten Zeit oft schlecht gefühlt, häufig Bauchkrämpfe und Blähungen gehabt habe. Und da das für sie eindeutige Zeichen einer Milchzuckerunverträglichkeit seien, habe sie jetzt bei ihrem Sprössling schon seit längerer Zeit sämtliche Lebensmittel mit diesem Übeltäter vom Speiseplan verbannt und nur noch laktosefreie Produkte für ihn gekauft. Die seien zwar irre teuer, aber dank ihnen würde es ihm besser gehen. Also gut, Milch war bei unserem Besucher tabu, das mussten wir an diesem Nachmittag beachten. Denn wenn Paul sonst aus der Schule oder vom Fußball total ausgehungert nach Hause kam, musste man schnell sein, um nicht schon an der Haustür angefallen und aufgefressen zu werden. Joghurt, Knabbersachen, Obst und Kakao standen bei uns daher immer griffbereit – das konnte Leben retten. So eine Fütterung gab es dann auch, als die Jungs aus der Schule kamen (natürlich ohne Joghurt und Kakao, wir hatten ja aufgepasst). Die hob Blutzucker und Laune bei allen Beteiligten, und die beiden hatten einen schönen Nachmittag. Bevor Pauls Freund dann nach Hause musste, machten wir zum Abendbrot noch Nudeln mit Tomatensoße. Damit kann man bei Erstbesuchern fast immer punkten, und in diesem Fall besonders praktisch: Das Gericht kommt ganz ohne Milch aus. Die Jungs waren zufrieden und die Teller schnell leer.

Auf ihre Frage nach einem Eis zum Nachtisch sagten wir, ohne zu zö-
gern: »Klar, nehmt euch einfach eins aus dem Gefrierschrank.« Wir
räumten das Geschirr in die Spülmaschine, und als wir uns wieder
zu den beiden an den Tisch setzten, fuhr uns der Schreck in die Glie-
der: Wie in Zeitlupe verschwand das letzte Stück Magnum im Mund
unseres Gastes und machte sich auch schon auf den Weg Richtung
Magen, bevor einer von uns schreien konnte: »O nein, das ist doch
ein Milcheis! Das darfst du doch nicht essen!« Vor unserem inneren
Auge sahen wir den armen Kerl schon von Krämpfen geplagt nachts
in seinem Bett liegen und den nächsten Tag nicht in der Schule, son-
dern auf dem Klo verbringen – nur weil wir zu blöd waren, aufzu-
passen. Doch Pauls Freund blieb entspannt: »Nee, Magnum ist schon
okay, Magnum vertrag ich. Das esse ich bei Oma und Opa auch
immer und trinke Kakao dazu – nur zu Hause darf ich das leider
nicht.« Nun ja, dachten wir, wenn die Großeltern das Milchverbot
brechen, ohne dass es Konsequenzen hat, dann brauchen wir seiner
Mutter das Magnum jetzt auch nicht zu beichten. Am nächsten Tag
war Pauls Freund dann auch in der Schule und, weil sich die Jungs
mochten, noch viele weitere Nachmittage bei uns zu Besuch. Irgend-
wann war das Milchverbot dann ganz offiziell aufgehoben, und er
durfte auch zu Hause wieder alles essen und trinken, was er mochte.
Waren Oma und Opa aufgeflogen mit ihrer Magnum-und-Kakao-
Oase – und hatten so die Milch als Verursacher der Bauchschmer-
zen entlastet? Was Pauls Freund ursprünglich wirklich auf den Ma-
gen geschlagen war, wird wohl nie jemand erfahren.

Einführung

Wir haben es so gut. Müssen nicht mehr durch den Wald rennen, um ein Wildschwein zu erlegen, sondern können mit dem
Auto direkt bis vor den Supermarkt fahren und dort Feinstes vom

Schwein einfach aus dem Kühlregal nehmen. Salami, Filet oder Pastete – was soll's denn heute sein? Gang für Gang sind die Regale gefüllt mit Lebensmitteln, so weit das Auge reicht, in größeren Geschäften kann man unter mehr als 30 000 verschiedenen Leckereien wählen, mehr als 100 000 verschiedene Artikel hat der deutsche Lebensmittelmarkt insgesamt zu bieten. Und die werden alle gekauft, mehr oder weniger, sonst würden sie ganz schnell aus dem Sortiment verschwinden. Die Nachfrage bestimmt das Angebot – und umgekehrt. So kommen Vegetarier, Veganer, Frutarier, Rohkostler und Flexitarier genauso auf ihre Kosten wie Bio-Befürworter, Milchzucker-Meider, Getreideeiweiß-Gegner und Nahrungsergänzungsmittel-Nutzer.

Wenn wir heute essen und trinken, geht es längst nicht mehr nur darum, den Hunger zu stillen und den Durst zu löschen. Wir nutzen unsere Ernährung als soziales Aushängeschild, grenzen uns damit von anderen ab, zeigen unsere Lebenseinstellung und Persönlichkeit. Deshalb haben es neue Trends und Lebensmittelskandale auch so leicht, uns zu beeinflussen, und viele spielen das Spiel nur zu gerne mit. Die Medien sind voll von Ernährungsthemen, Kochshows, Diätsendungen – ganze Themenwochen werden dem Essen gewidmet. Die Lebensmittelindustrie lockt mit Werbeversprechen, Gesundheitsgarantien und einer Vielzahl von Siegeln. Foodblogger schreiben über ihre Ess-Erlebnisse im Internet und in sozialen Medien, und Ernährungsfreaks tauschen sich zu den abgefahrensten Diäten aus. So wird man heute von allen Seiten überflutet von einer Welle aus Informationen und Produkten. Was davon bleibt? Letztlich nur eines: Unsicherheit. Das zeigen auch Umfragen, etwa die SGS-Verbraucherstudie: Drei Viertel der Deutschen sind unsicher beim Lebensmitteleinkauf, weil sie nicht wissen, für welche Produkte sie sich entscheiden sollen und ob sie diesen trauen können, lautet eine Kernaussage der Untersuchung. Wie sollen sie auch, bei der gigantischen Auswahl an Lebensmitteln? Während früher im traditionellen Lebensmittelladen ein Verkäufer hinter der Theke auf den Kunden wartete, jeden einzelnen beriet und ihm das gewünschte Produkt zeigte, abwog und einpackte, müssen wir uns heute im Supermarkt aus der Masse bunt verpackter Lebensmittel selbst bedienen. Regal für Regal sind sie ganz genau platziert, dank Kundenlaufstudien oder Blickaufzeichnungsgeräten. Sie haben noch nicht von Kundenlaufstudien gehört? Macht nichts, dafür haben Sie bestimmt schon einige Produkte gekauft, die nach deren Kriterien ihren perfekten Platz gefunden haben. Produkte etwa, die bewusst auf Augenhöhe stehen, damit sie trotz ihres hohen Preises gekauft werden. Vielleicht auch Günstigeres, das in der sogenannten Reck- oder Bückzone weiter oben oder unten im Regal wartet – oder am Anfang eines Gangs, weil wir Verbraucher diesem Bereich meist noch nicht so viel Aufmerksamkeit schenken wie dem Mittelteil, in dem es dann deutlich teurer zugeht.

Alles ist wohlsortiert und wartet nur darauf, dass wir Kunden mit unserem Einkaufswagen vorbeikommen und zugreifen. Die Entscheidung liegt bei uns, und das ist nicht immer eine Freude, einfach ist es schon gar nicht: Soll man die Biobanane nehmen oder die konventionelle? Ist das teure Markenprodukt besser als sein billiges No-Name-Pendant? Den tiefgefrorenen Brokkoli oder doch lieber den frischen? Braucht man den milchzuckerfreien Käse, oder geht auch der herkömmliche? Wie soll man sich bei der riesigen Auswahl überhaupt für irgendetwas entscheiden? Erschwerend kommt hinzu, dass heute viele Lebensmittel verarbeitet sind. Kaum einer durchschaut mehr, was sich hinter all den ansprechenden Verpackungsfassaden eigentlich verbirgt. Auf die appetitlichen Abbildungen kann man sich meist nicht verlassen. So steckt zum Beispiel in einem 150-Gramm-Becher Erdbeerjoghurt, der mit vielen frischen Früchten wirbt, im Durchschnitt – na, was glauben Sie? Falsch: eine große Erdbeere. Ja, tatsächlich: eine! Und das ist schon viel, denn der Mindestgehalt liegt bei sechs Prozent – eine halbe Frucht würde also reichen, damit der Erdbeerjoghurt sich so nennen darf. Fairer wäre es daher, ihn umzubenennen in »Eine-Erdbeere-Joghurt«. Dann wüsste jeder zumindest, was er da kauft. Aber so fühlt man sich doch betrogen, auch wenn der Joghurt trotz wenig Frucht lecker und gesund sein kann.

Wir haben heute einfach oft die Beziehung zu dem verloren, was wir essen. Und auch die Wertschätzung, die jedes Lebensmittel eigentlich erfahren müsste. Viele Kunden laden im Supermarkt den Einkaufswagen voll, ohne zu wissen, wie viel Arbeit und Energie in ihre Produktion geflossen ist, welchen manchmal mühsamen Weg die Lebensmittel genommen haben. Wer denkt schon daran, dass das Schnitzel für den Toaster mal ein Lebewesen mit Ringelschwanz war, das grunzend im Stall gestanden hat?

Und dann mischt auch noch die Wissenschaft in der Ernährung ordentlich mit, misst Inhaltsstoffe in Lebensmitteln und analysiert deren Wirkung. Mit ihren Ergebnissen bringt sie die Lebensmittelindustrie auf immer neue Ideen. So kann ein Joghurt heutzutage längst nicht mehr einfach nur ein Joghurt sein. Es gibt ihn fettreduziert, laktosefrei, probiotisch oder vegan – für jeden Geschmack etwas. Dabei würde uns doch die Auswahl zwischen lecker und sehr lecker reichen. Kein Wunder, dass mit all diesen Innovationen, dem Überfluss und der Informationsflut neben Unsicherheit auch Angst mit am Esstisch sitzt. Viele Menschen sorgen sich vor Schadstoffen im Essen wie synthetischen Pflanzenschutzmittelrückständen oder künstlichen Zusatzstoffen. Andere befürchten, dass ihnen etwas schadet, das eigentlich ganz natürlich ist. Milchzucker und Getreideeiweiß etwa gelten bei vielen als generell ungesund. Und mancher fürchtet, dass er ohne die Extraportion Vitamine und Mineralstoffe in Pillenform seinem Körper etwas Wichtiges und Gesundes vorenthält, vielleicht sogar krank wird.

Dabei konnten wir uns noch nie so gesund und sicher ernähren wie heute. Vielen Menschen ist das nicht klar. Sie schimpfen auf die industrielle Fertigung und damit auf die Fortschritte in der Lebensmittelproduktion. Sie verklären die Vergangenheit und sehnen sich womöglich zurück in die Zeiten unserer Großeltern, wo doch alles so naturbelassen war. Dabei haben die nach dem Krieg noch gehungert und alles gegessen, was sie kriegen konnten – egal ob es reich an Vitaminen oder Schimmelpilzen war. Andere gehen noch viel weiter zurück in unserer Stammesgeschichte und glorifizieren die Ernährung unserer Vorfahren in der Steinzeit. Vielleicht haben es die Fans der Steinzeitdiät nicht so recht präsent, aber damals mussten die Menschen ums nackte Überleben kämpfen, und zwar nicht wegen irgendwelcher Säbelzahntiger, sondern wegen des Mangels an Essbarem. So landeten nicht nur Wurzeln, Samen und Beeren in ihren Mägen, an manchen Tagen waren auch Aas oder Käfer das kulinarische Highlight. Das klingt eher nicht nach satt und schon gar nicht nach gesund, oder? Wie gerne wäre ein Steinzeitmensch, anstatt zu jagen und zu sammeln, einfach mit dem Auto zum Supermarkt gefahren und hätte sein natürliches Aas gegen die ach so unnatürliche Tiefkühlpizza eingetauscht! Es ist schon verrückt: Während unsere Vorfahren noch unter größten Anstrengungen versuchten, Kalorie für Kalorie reinzukriegen, versuchen viele von uns heute unter größten Anstrengungen, Kalorie für Kalorie wegzulassen. Meist jedoch ohne Erfolg. Denn als Relikt aus den Zeiten des Mangels und des Überlebenskampfs lechzen unsere Gene noch immer danach, uns vor dem Hungertod zu bewahren, anstatt uns vor Überernährung zu schützen. Essen in Hülle und Fülle gibt es erst seit ein paar Jahrzehnten – viel zu wenig Zeit für eine Anpassung des Erbguts.

Und so stecken in uns auch heute noch die evolutionären Überlebensprogramme unserer Vorfahren, die Experten grob zusammenfassen als »Iss, was du bekommen kannst!« und »Bewege dich nur, wenn es für die Nahrungssuche oder Fortpflanzung unbedingt nötig ist«. Durch das Überangebot an Essen und die Vielzahl von Maschinen, die uns körperliche Arbeit abnehmen, ist aus den genetischen Schutzprogrammen heute jedoch eine gesundheitliche Bedrohung geworden. Denn viele Menschen nehmen dadurch deutlich mehr Kalorien auf, als sie verbrauchen. Die Folgen sind Übergewicht, Diabetes, Herz-Kreislauf-Erkrankungen und Tumorkrankheiten. Während wir uns früher darum sorgten, satt zu werden, macht uns heute Sorgen, dass wir zu satt werden.

Natürlich, ohne Energie können wir Menschen nicht überleben. Wir brauchen sie für Bewegung, für alle Körperfunktionen wie Verdauung, Herzschlag, Atmung und (das ist die gute Nachricht für alle Büroarbeiter) fürs Denken. Diese Energie liefern uns

Nährstoffe aus den Lebensmitteln, also Kohlenhydrate, Fett und Eiweiß. Das Problem ist nur, dass die Aufnahme den Bedarf heute deutlich übersteigt: Laut Deutscher Gesellschaft für Ernährung (DGE) haben Menschen, die 25 bis 50 Jahre alt sind und sich in Beruf und Freizeit wenig bewegen, pro Tag einen durchschnittlichen Bedarf von 2300 (Männer) und 1800 Kilokalorien (Frauen). Die durchschnittliche Aufnahme pro Tag liegt in den Industrienationen jedoch deutlich höher, nämlich bei rund 3400 Kilokalorien. (Um Missverständnissen vorzubeugen: Wir benutzen die Wörter Kalorien und Kilokalorien (kurz: kcal) synonym, also genau wie im Alltag. Da wird umgangssprachlich von Kalorien gesprochen, wenn wissenschaftlich Kilokalorien gemeint sind.) Was unser Körper an Kalorien nicht verbraucht, legt er dank seines genialen Fettspeicherprogramms für eventuelle Notzeiten zur Seite und oftmals auch nach vorn, an den Bauch. Und da kommt so einiges zusammen, schließlich ist Essen heute günstig und im Übermaß vorhanden, wir bekommen es immer und überall, also hauen wir auch rein – und bleiben auf den Fettreserven sitzen, im wahrsten Sinne des Wortes.

Die Wissenschaft versucht dagegenzusteuern und sucht nach der gesunden Ernährung und dem Weg zum gesunden Körpergewicht. Dabei streiten die Forscher um die Rolle einzelner Nahrungsbestandteile und geraten an ihre Grenzen. Denn Ernährung zu untersuchen ist alles andere als einfach. Gerd Antes, Direktor des Deutschen Cochrane Zentrums in Freiburg, sagte auf *sueddeutsche.de:* »Die Ernährungswissenschaften sind in einer bemitleidenswerten Lage. Studien in diesem Bereich sind von vielen unbekannten oder kaum messbaren Einflüssen abhängig. Deswegen gibt es immer wieder völlig widersprüchliche Ergebnisse in der Ernährungsforschung.« Ob wir gesund essen, hängt nämlich nicht nur allein von der Zusammensetzung der Nahrung und dem Lebensmittelangebot ab, sondern auch von sozialen Gesichtspunkten, Lebensstilfaktoren, genetischen Unterschieden, Alter, Geschlecht, … Wir hören jetzt mal auf, aber die Liste könnte noch viel, viel weiter gehen. Und selbst wenn man es schaffen würde, eine große Gruppe von Studienteilnehmern zu bilden, die sich in vielen dieser Einflussfaktoren gleichen, wäre es ethisch kaum vertretbar, der einen Hälfte von ihnen über Jahre Gemüse zu verbieten, nur um hinterher vergleichen zu können, ob sich der Verzicht etwa auf das Risiko auswirkt, Krebs zu bekommen. Und auch in Befragungen kommt man meist nicht zu sicheren Ergebnissen, weil die Teilnehmer sich beispielsweise bei der Angabe ihres Gemüsekonsums gern mal verschätzen. Darüber hinaus leben Menschen, die viel Obst und Gemüse essen, auch sonst oft gesünder, rauchen etwa seltener und bewegen sich mehr, sodass man hinterher vor den Studienergebnissen sitzt und sich fragt, was denn nun dazu geführt hat, dass die Probanden zum Beispiel weniger Herzinfarkte hatten: die gute Ernährung oder der viele Sport?

So wundert es nicht, dass viele Ernährungsempfehlungen in der Kritik stehen, nicht ausreichend wissenschaftlich belegt oder nicht alltagstauglich zu sein. Zudem sind sich Experten einig, dass die Flut an Informationen niemandem hilft. Viel wichtiger sind einfache und verlässliche Faustregeln, die leicht im Alltag umzusetzen sind. Wer sich gesund ernähren möchte, braucht sich nicht an komplizierte Regeln zu halten, er muss Lebensmittel nicht streng rationieren und schon gar nicht einzelne Nährstoffe weglassen. So zitierte der *Spiegel* den britischen Psychopharmakologen David Warburton von der University of Reading mit folgendem Satz: »Die ständige Sorge, ob wir uns richtig ernähren, schlägt wahrscheinlich mehr auf die Gesundheit als Cholesterin, Fett, Alkohol, Koffein oder Nikotin.« Warburton hat so was von recht! Es ist wichtig, gelassen zu bleiben und sich von Werbeversprechen und angstmachenden Schlagzeilen nicht beeinflussen zu lassen. Die Qualität und Sicherheit von Lebensmitteln war noch nie so gut wie heute, auch wenn uns manch einer etwas anderes einreden möchte. Daran sollten wir immer denken und dabei akzeptieren, dass uns das am besten schmeckt, was viele Kalorien hat. Das ist seit Urzeiten so, und das werden wir so schnell nicht aus unseren Genen herausbekommen. Ohne diese tief verankerte Sehnsucht nach Völlerei gäbe es uns heute nicht, denn sie half unseren

Vorfahren, ganz gezielt Nahrung zu finden, die viele Kalorien hat, etwa Nüsse, Fleisch und Honig. Nur so konnten sie überleben. Auch die Vorliebe für Süßes ist uns angeboren, süße Nahrungsmittel enthalten viel Energie, und was süß schmeckt, ist so gut wie nie giftig. Sich diese Lebensmittel komplett zu verbieten wird daher nur schwer gelingen, und es ist auch gar nicht nötig. Denn einzelne Speisen sind immer nur ein kleiner Teil einer gesunden Ernährung. Entscheidend ist, was wir insgesamt über einen langen Zeitraum verzehren. So ist eine Tomate ohne Zweifel ein gesundes Lebensmittel, aber wenn wir pro Tag 30 Tomaten essen und dafür nicht viel anderes, ist das alles andere als gesund. Wir müssen rund ums Essen nur ein paar Dinge beachten, dann können wir nicht nur viel für uns und für die Umwelt erreichen, sondern uns auch vor Unnützem bewahren.

»Lügen haben dünne Beine«
Diäten

Sie zeigen uns strahlend ihre viel zu weit gewordenen Hosen, schlingen stolz ein Maßband um ihre Wespentaille oder beeindrucken uns mit vielversprechenden Vorher-nachher-Bildern. Und über alldem leuchten Überschriften wie »15 Kilo in sechs Wochen«, »Schlank im Schlaf« oder »Im Turbogang zur Wunschfigur«. Das macht vielen von uns Hoffnung, denn so mancher hat mit der Zeit mehr eingenommen als verbraucht und so einiges für eventuelle Notzeiten beiseitegelegt – leider nicht auf dem Konto, sondern auf den Hüften: Etwa 67 Prozent der Männer und 53 Prozent der Frauen hierzulande sind übergewichtig. Gut 23 Prozent der Erwachsenen bringen sogar so viele Kilos auf die Waage, dass Ärzte von krankhaftem Übergewicht sprechen, von der sogenannten Adipositas. Kein Wunder, dass das Geschäft mit den Diäten boomt, nach der Weihnachtsschlemmerei, vor dem Sommerurlaub, na ja: eigentlich das ganze Jahr über. Eine Umfrage des Instituts für Demoskopie Allensbach hat ergeben, dass jeder zweite Deutsche gerne abnehmen würde. Und längst nicht nur Übergewichtige haben diesen Wunsch: Gut jede dritte Frau, die normalgewichtig ist, möchte Pfunde verlieren, bei den Männern ist es immerhin noch jeder Zehnte. An Tipps und Tricks, überzählige Kilos loszuwerden, mangelt es nicht. Ständig tauchen neue Erfolg versprechende Konzepte auf: Steinzeitdiät, Intervallfasten, Low-Fat, Low-Carb, Low-Schießmichtot. Man muss nur einmal in einen Bahnhofskiosk oder Buchladen gehen, und schon hat man sie vor Augen, die zahllosen Ratgeber und Hochglanzmagazine rund ums Abnehmen. Ganz zu schweigen von den Millionen von Angeboten im Internet. Eine Blitzdiät klingt toller und einfacher als die andere. Und so starten wir ihn, den großen Verzicht, verbannen Fett von unseren Tellern, essen nichts außer Ananas oder ersetzen ganze Mahlzeiten durch Diätshakes: 38 Prozent der Deutschen haben schon mindestens eine Abmagerungskur hinter sich. Doch das Ergebnis hat mit den schlanken Models auf den Titelbildern von Ratgebern und Zeitschriften meist nur wenig gemein: Etwa 56 Prozent der Deutschen haben ihre Ziele mit der Diät nur teilweise erreicht, 20 Prozent hatten sogar gar keinen Erfolg, wie die bereits erwähnte Allensbach-Umfrage ergab. Und selbst wer es schafft, abzunehmen, kann die schwer verdiente Traumfigur auf Dauer meist nicht halten, sondern nimmt wieder zu, oft bis zum Ausgangsgewicht. In einer kanadischen Übersichtsarbeit verglichen Renée Atallah und Kollegen die Studienergebnisse von vier populären Diäten miteinander. Sie wollten deren Wirksamkeit untersuchen, vor allem im Hinblick auf eine anhaltende Gewichtsabnahme nach zwölf Monaten und darüber hinaus. Heraus kam, dass zwar alle vier Diäten mäßig wirksam waren, um kurzfristig Gewicht abzunehmen, dieser Nutzen aber langfristig nicht anhielt. In anderen Studien sind die Ergebnisse ähnlich: Nur 20 bis 30 Prozent der Teilnehmer schaffen es, auf Dauer erfolgreich abzunehmen.

Ernährungsexperten sind sich daher längst einig, dass kurze Diäten, die schnelles Abnehmen versprechen, langfristig nichts taugen, auch wenn uns Ratgeber, Zeitschriften und Firmen vehement etwas anderes glauben machen wollen. Sie sind einfach nichts anderes als eine Mogelpackung: Kurzfristig geht das Gewicht zwar oft runter, aber wie man den Erfolg auf der Waage langfristig halten kann, das sagen einem all diese Diäten nicht. Sie ändern unseren Speiseplan lediglich für eine begrenzte Zeit und gängeln uns dabei oft so stark mit dem Essen, dass wir das eh nicht lange durchhalten können. Nach ein paar Wochen oder wenigen Monaten haben wir die Nase voll von strengen Ernährungsregeln oder

Diätshakes. Dann hauen wir rein wie zuvor, und nach kurzer Zeit stehen auf der Waage wieder die alten Werte.

Hierzulande kennen sechs von zehn Menschen den sogenannten Jo-Jo-Effekt. Das ergab eine Ernährungsumfrage der Techniker Krankenkasse. Und bei jenen mit starkem Übergewicht sind es sogar neun von zehn, die kurz nach einer Diät mindestens wieder genauso viel wiegen wie davor. Dann war die ganze Qual umsonst. Doch weil die Traumfigur nicht fern scheint (immerhin hat man es ja schon mal geschafft), probiert man es einfach noch mal. Also stürzen sich viele gleich in die nächste Abmagerungskur, probieren eine Empfehlung nach der anderen aus – Angebote gibt es ja genug. Dieses Diät-Hopping macht jedoch alles nur noch schlimmer. »Studien haben gezeigt, dass die Erfolgsaussichten umso schlechter sind, je mehr erfolglose Diäten der Betroffene hinter sich hat«, sagte Tanja Legenbauer von der LWL Universitätsklinik Hamm für Kinder- und Jugendpsychiatrie im Interview mit *sueddeutsche.de.* Sie forscht zur Behandlung von Übergewicht und erklärt, dass einem das Vertrauen in sich selbst fehle, wenn man schon mehrfach beim Abnehmen gescheitert sei, und dass man dadurch weniger motiviert sei. Außerdem könnten häufige Diäten die Regulation von Hunger und Sättigung durcheinanderbringen und den Stoffwechsel stören, sodass es schneller zum Jo-Jo-Effekt komme. Den erklären Ernährungsexperten übrigens unter anderem damit, dass der Körper während der Diät seinen Energieverbrauch drosselt. Das hat mehrere Gründe: Unser Organismus baut beim Abnehmen nämlich nicht nur Fettgewebe ab, sondern auch einen Teil der Muskel- und Organzellen, die viel zu seinem Energieverbrauch beitragen. Bei einer Gewichtsabnahme von zehn Kilogramm verlieren wir etwa drei Kilogramm dieser sogenannten Magermasse und etwa sieben Kilogramm unserer Fettmasse. Darüber hinaus haushaltet der Körper während einer Diät besonders ökonomisch, schließlich täuschen wir ihm eine Hungersnot vor, durch die er uns hindurchbringen will. Also arbeiten unsere Muskeln effektiver zusammen und verbrauchen für die gleiche Tätigkeit weniger Energie. Unser Organismus läuft somit im Sparmodus. Und sobald wir die Diät beenden und wieder essen wie zuvor, nehmen wir ganz schnell mehr Kalorien zu uns, als unser Körper verbraucht, und legen sie automatisch in unseren Fettzellen für eventuelle Notzeiten beiseite. Schuld ist ein Überlebensprogramm, das unser Körper in Jahrtausenden des Nahrungsmangels perfektioniert und genetisch verankert hat, um unsere Vorfahren vor dem Verhungern zu bewahren. Daher sind wir bis heute quasi mit Netz und doppeltem Boden vor einer negativen Energiebilanz geschützt und verwenden jede einzelne Kalorie, die wir bekommen können.

Kein Wunder also, dass es uns nicht gelingt, unser runtergehungertes Gewicht zu halten, sobald wir nach einer Diät wieder zu unserem alten Leben zurückkehren. Die ständigen Tal- und Bergfahrten auf der Waage sind aber nicht nur frustrierend, sie können auch der Gesundheit schaden, Essstörungen auslösen und nach mehreren Jahren sogar dazu führen, dass man mehr zunimmt im Vergleich zu Menschen, die ihren Körper nicht ständigen Gewichtsschwankungen aussetzen. Auch das haben Studien ergeben. Also Schluss mit all dem Abspeckunfug auf Zeit und der unnötigen Quälerei!

Auch in teure Lightprodukte sollte man nicht zu große Hoffnungen setzen. Zwar verspricht uns die Werbung etwas anderes, aber fett- oder zuckerreduzierte Lebensmittel tragen meist nicht dazu bei, dauerhaft deutlich an Gewicht zu verlieren. Zu diesem Fazit kam die Verbraucherzentrale Bremen, die sich in einer stichprobenartigen Untersuchung Lightprodukte im Vergleich zu ihren normalen Varianten mal genauer angeschaut hat. Das Ergebnis: Der Kaloriengehalt von leichten und klassischen Produkten unterschied sich oft kaum. So hatte ein Schokomüsli, das mit »30 % weniger Zucker« warb, einen Energiegehalt von 404 kcal/100 g, sein klassisches Pendant kam auf 415 kcal/100 g. Und Kartoffelchips, die »30 % weniger Fett« versprachen, brachten es mit 476 kcal/100 g auf kaum weniger Energiegehalt als das nicht fettreduzierte Vergleichsprodukt mit 525 kcal/100 g. 30 Prozent weniger Zucker oder Fett heißt also nicht automatisch 30 Prozent weniger Kalorien. Das aber denken viele. Ganz ehrlich? Bevor wir dieses Buch geschrieben haben, haben auch wir mit so einem zuckerreduzierten Schokomüsli, diversen fettreduzierten Chips und anderen Lightprodukten unser Gewissen beruhigt. Und genau das ist das große Problem: Man meint, man könne mehr von diesen »leichten« Lebensmitteln essen oder an anderer Stelle doppelt zulangen – schließlich spart man mit ihrer Hilfe vermeintlich Kalorien. Brian Wansink und Pierre Chandon konnten zum Beispiel in einer Studie zeigen, dass Menschen während einer Mahlzeit bis zu 50 Prozent mehr essen, wenn Snacks als fettreduziert etikettiert sind. Ganz abgesehen davon sind die Light-Leckereien auch noch teuer und oft wahre Kunstprodukte: »Es wird ja nicht nur ›einfach‹ ein bestimmter Anteil an Fett oder Zucker weggelassen, das würde uns nicht schmecken. Lebensmittelchemiker müssen erst einmal herausfinden, wie sie uns ›Leichteres‹ schmackhaft machen können«, schreibt die Verbraucherzentrale Bremen in ihrer Untersuchung. Dabei entsteht oft ein Zutatenmix, der mit dem Original nur noch wenig zu tun hat: Der Vergleich von normaler und leichter Butter etwa ergab auf der einen Seite eine Zutat – nämlich Butter –, auf der anderen Seite zwölf verschiedene Ingredienzien.

Anstatt also für Lightprodukte viel Geld zu bezahlen und sich beim Abnehmen in falscher Sicherheit zu wiegen, könnten wir einfach mal Lebensmittel kaufen, die von Natur aus fettärmer sind, also statt Emmentaler mal Harzer Käse aufs Brot legen und statt dem Rindersteak ein mageres Stück Putenfleisch in die Pfanne hauen. Das ist nicht viel Aufwand, und wer fettreiche Lebensmittel auf diese Weise ersetzt, spart auch ohne all die teuren Kunstprodukte viele Kalorien.

Auch süßstoffhaltige Getränke und Lebensmittel sind nicht der richtige Weg, um dauerhaft abzunehmen. Im Gegenteil: Studien zeigen, dass Menschen, die sie regelmäßig verspeisen, sogar an Gewicht zunehmen. Warum das so ist? Man weiß es nicht genau, aber das ist auch egal. Wichtig ist, es generell mit Süßem nicht zu übertreiben, ganz gleich ob es aus Zucker oder Süßstoff besteht.

Und wer beim Abnehmen auf Schlankheitsmittel wie Appetithemmer setzt oder Abführmittel und Entwässerungstabletten dafür missbraucht, der bringt sich mitunter sogar in Gefahr. Denn die können schwere Nebenwirkungen wie Herz-Kreislauf-Probleme verursachen, ohne dass sie einen Nutzen haben: Sobald man sie absetzt, nimmt man nämlich wieder zu.

Natürlich ist es schwer, all diesen Blitzdiäten, Lightprodukten und Wundermitteln zu widerstehen, die einem den schnellen Weg zur Traumfigur versprechen. Sie treffen einfach einen Nerv, gerade, wenn einem die Hose nicht mehr passt. Doch es bringt nichts, sich immer wieder für kurze Zeit ordentlich Gewicht runterzuquälen, nur um bald danach wieder genauso viel zu wiegen wie zuvor – oder sogar noch mehr. Wer abnehmen möchte, hat gute Chancen auf Erfolg, wenn er es ruhig und langfristig angeht, nicht zu streng mit sich ist und dabei an drei Schrauben dreht: Ernährung, Bewegung, Verhalten – da ist sich die Wissenschaft heute einig. Dabei ist es gar nicht nötig, zu hungern, sich alles Leckere zu verbieten, nach strengen Speiseplänen zu leben oder jede freie Minute im Fitnessstudio zu verbringen. Wichtig ist, dauerhaft ein paar gewichtbringende Gewohnheiten zu ändern – und zwar mit Geduld, Zeit und einem Ziel, das man wirklich erreichen kann: »Aus der Perspektive des Fachmanns erreicht ein erfolgreicher Abnehmwilliger – zum Beispiel eine 100 Kilogramm schwere Person – nach einem Jahr eine Gewichtsabnahme von fünf, vielleicht auch zehn Kilo«, sagte der Ernährungsexperte Thomas Ellrott, Leiter des Instituts für Ernährungspsychologie an der Georg-August-Universität Göttingen, im Interview mit *Geo kompakt*. Das klingt wenig im Vergleich zu den »15 Kilo in sechs Wochen«, die uns die Werbung verspricht, ist aber zumindest mal ein realistisches Ziel. Denn die jahrelangen Essens- und Lebensgewohnheiten, die uns den unschönen Rettungsring beschert haben, lassen sich nun mal nicht von heute auf morgen umstellen. Das dauert einfach lange, und absolute Ver- und Gebote sind dabei alles andere als hilfreich.

So kann beispielsweise der strenge Vorsatz »Ab heute esse ich keine Schokolade mehr« samt quälendem Verzicht schnell zu einem kleinen Drama führen, wenn einem eine Praline in die Quere kommt, die man unbedacht nascht. Denn dann verdrückt so mancher nach dem Nichts-oder-alles-Prinzip gleich die ganze Schachtel und noch vieles andere mehr, weil er denkt: »War ja klar, dass ich es wieder nicht schaffe, Schokolade wegzulassen. Jetzt ist es eh egal!« Experten und Leitlinien raten daher, auch beim Abnehmen die Vielfalt der Lebensmittel zu genießen. Dickmacher sind also nicht verboten, man sollte sich vielmehr über einen bestimmten Zeitraum ein realistisches Limit für sie setzen, das nicht zu stark vom bisherigen Verhalten abweicht. Wer Schokolade liebt, könnte sich vornehmen, weniger als eine Tafel pro Woche zu essen. Dadurch kann er Tage ausgleichen, an denen er doch mal mehr genascht hat, weil er sein selbst gestecktes Ziel »weniger als eine Tafel pro Woche« ja immer noch erreichen kann. Fachleute nennen das »flexible Kontrolle«. Das Lebensmittel, die Menge und den Zeitrahmen kann jeder dabei so festlegen, wie es für ihn am besten ist. Diese Langzeitstrategie beugt nicht nur Frust und Essanfällen vor, sondern beschert vor allem eines: Erfolgserlebnisse. Und die sind ganz wichtig, damit man dabeibleibt und seine Ernährung dauerhaft so ändert, dass man Kalorien spart. Denn eigentlich ist es ganz einfach: Gewicht verliert nur der, der weniger Energie aufnimmt, als er verbraucht.

Und dabei helfen schon ein paar simple Tipps – auch wenn uns die selbst ernannten Diätgurus mit ihren immer neuen Abspeckkonzepten etwas anderes glauben machen wollen. »Die Anbieter von Abnehmprogrammen haben an einfachen Ratschlägen kein Interesse. Es verdienen viele Leute Geld damit, dass wir verwirrt sind«, sagte der Ernährungsexperte David Katz von der Yale University im Interview mit dem *Zeitmagazin*.

Ein einfacher, aber entscheidender Schritt ist es, sich einmal bewusst zu machen, was man so alles isst und trinkt. Denn irgendwoher müssen die überschüssigen Kalorien ja kommen. Und die gilt es aufzudecken. Dazu noch einmal Thomas Ellrott: »Ein 50-Jähriger hat in seinem Leben gut 50 000 Mahlzeiten verspeist. Durch diese extrem hohe Wiederholungsfrequenz werden viele

Einkaufs- und Essentscheidungen völlig gewohnheitsmäßig getroffen und nicht bewusst abgewogen.« Warum also nicht mal aufschreiben, was den ganzen Tag in unseren Magen wandert? Dabei finden wir sicher schnell ein paar Kalorien, die sich ganz leicht einsparen lassen: Die Softdrinks etwa, das ständige Mittagessen an der Imbissbude oder die unzähligen Snacks zwischendurch. Wir müssen uns auch gar nicht einzelne Nahrungsbestandteile wie Fett, Kohlenhydrate oder Proteine krampfhaft verbieten. Erfolg versprechend ist nach heutigem Wissensstandard eine gesunde, ausgewogene Mischkost mit insgesamt niedrigerer Kalorienzahl. Das bedeutet, von allen Nährstoffen ein bisschen weniger zu essen und nicht einen einzigen krampfhaft wegzulassen. »Wird ein Bestandteil der Nahrung einseitig reduziert, hilft das nichts, egal ob es sich um Low-Fat, Low-Carb oder Low-Protein handelt. Die Mitte ist das Maß«, sagte der Diabetes- und Stoffwechselexperte Martin Reincke von der Ludwig-Maximilians-Universität München in der *Süddeutschen Zeitung*.

Das klingt doch gut, denn für viele sind die einzelnen Nahrungsbestandteile eh nur abstrakte Größen, mit denen sie wenig anfangen können. Daher sollte es auch weniger um sie als vielmehr um Lebensmittel gehen. Zudem gelingt es auf Dauer leichter, die Essgewohnheiten umzustellen, wenn man nicht auf Krampf eine Sache weglassen muss, sondern von allem etwas isst. Es müssen auch gar nicht streng bei jeder Mahlzeit Regeln eingehalten werden, wie die der Deutschen Gesellschaft für Ernährung (DGE). Wichtig ist, im Großen und Ganzen gesund und kalorienärmer zu essen und das langfristig. »Ich bin ehrlich gesagt inzwischen, weil die Datenlage auch so ist, dafür, dass man lieber ab und zu sich es richtig gut gehen lässt, dann auch alles isst und auch ohne Rücksicht auf Verluste, und dafür an anderen Tagen spart«, sagte Christine Graf von der Abteilung für Bewegungs- und Gesundheitsförderung der Deutschen Sporthochschule in Köln dem *NDR*.

Und Kalorien können wir ohne großen Aufwand an so mancher Stelle sparen, wenn wir es wollen. Nehmen wir nur mal die Getränke: Alkohol oder zuckerhaltige Softdrinks wie Limonaden und Fruchtsäfte liefern eine Menge flüssiger Kalorien, die uns nicht satt machen, dafür aber dick. Ein Liter Orangensaft enthält die Kalorien von sieben mittelgroßen Orangen. Sieben Orangen! Dabei gibt es doch Alternativen. Etwa das gute alte Kraneberger aus der Leitung. Klar, kalorienfreies Wasser schmeckt nicht ganz so gut wie Orangensaft, aber sehen Sie es doch mal so: Es erfrischt mehr und löscht viel besser den Durst. Genauso wie ungezuckerter Tee. Wenn man dann noch mal auf das Glas Wein oder Bier am Abend verzichtet, lässt man schon mal viele Kalorien weg, ohne dass es groß anstrengt. Und Wasser hat noch einen zusätzlichen Vorteil beim Abnehmen. Amerikanische Wissenschaftler fanden in einer Studie mit übergewichtigen und adipösen Menschen heraus, dass diejenigen, die zusätzlich zu einer kalorienarmen Ernährung vor jeder Hauptmahlzeit einen halben Liter Wasser tranken, nach zwölf Wochen rund zwei Kilogramm mehr abgenommen hatten als diejenigen, die nur eine Diät machten. Wasser füllt nämlich den Magen und dehnt dessen Wand. Das sagt dem Körper »Ich bin satt!«, sodass im Anschluss weniger gegessen wird. Es klingt fast zu einfach, aber auf diese Weise reduziert man auch die sogenannte Energiedichte. Damit bezeichnen Experten den Gehalt an Energie (gemessen in Kalorien), den ein Lebensmittel bezogen auf die Nahrungsmenge hat. Sie begegnet Ihnen auf jeder Verpackung, meist angegeben in kcal oder kJ pro 100 g. Bei Fertiggerichten, Snacks oder Fast-Food-Mahlzeiten, die heute bei vielen von uns auf den Tisch kommen und viel Fett und Zucker enthalten, ist sie hoch und liegt bei 200 bis 300 kcal/100 g. Im Vergleich dazu haben Suppen oder Gerichte, die vor allem aus pflanzlichen Lebensmitteln bestehen, eine geringe Energiedichte, weil sie viel Wasser und Ballaststoffe enthalten. Wer sich hauptsächlich davon ernährt, kann sich also den Teller genauso vollmachen wie immer, satt werden und trotzdem abnehmen.

Auch bei der Zubereitung von Mahlzeiten können wir ganz nebenbei Gutes tun für unser Gewicht: Kartoffeln kann man braten oder kochen. Klar sind Bratkartoffeln köstlich, keine Frage. Aber wir gönnen uns mit ihnen etwa zweieinhalbmal so viele Kalorien wie mit der gleichen Menge gekochter Salzkartoffeln. Denn durch das Brutzeln in der Pfanne ist nicht nur ein Teil ihres Wassers verdampft, sondern auch ihr Fettgehalt gestiegen. Ab und zu einfach mal dünsten, grillen oder backen anstatt zu frittieren oder zu braten, bringt schon eine Menge – und schmeckt trotzdem.

Wo wir gerade dabei sind: Zu Hause schmeckt's doch am besten. Wer in der eigenen Küche kocht und kalorienreiche Fertiggerichte vermeidet, der kann selbst entscheiden, woraus seine Mahlzeit besteht und wie er sie zubereitet. Außerdem füllt er sich in den eigenen vier Wänden selbst die Portion auf den Teller und lässt auch eher mal etwas liegen, wenn er satt ist. Im Restaurant hingegen isst man meistens auf, was man serviert bekommt. Schließlich muss man ja einiges dafür bezahlen.

Studienergebnisse zeigen übrigens, dass die Portionsgröße, zusammen mit der Energiedichte und der Häufigkeit, mit der wir essen, ein entscheidender Faktor dafür ist, wie viele Kalorien wir zu uns nehmen. Über die Jahre wurden nicht nur Pizzen, Muffins und Bagels immer größer. Auch an die XXL-Verpackungen von Lebensmitteln, die »All you can eat«-Buffetangebote oder die Megamenüs mit Riesenburger, Riesenpommes und Riesenlimo haben wir uns inzwischen so gewöhnt, dass sie uns normal vorkommen und alles, was weniger ist, auf einmal klein erscheint. Das Problem dabei ist ein Automatismus: Menschen essen und trinken mehr, wenn sie größere Portionen, Verpackungen, Teller und Gläser angeboten bekommen. Das hat die Cochrane Collaboration in einer großen Übersichtsarbeit gezeigt. Überraschend ist dieses Ergebnis nicht, oder? Was auf dem Teller liegt, wird aufgegessen, egal wie groß die Portion oder der Hunger ist. Interessant ist allerdings, was die Autoren der Studie um Gareth Hollands ausgerechnet haben: Würden die Portionsgrößen im gesamten Ernährungsbereich langfristig verkleinert, könnte das die durchschnittliche tägliche Kalorienaufnahme von Erwachsenen in Großbritannien um 12 bis 16 Prozent (das entspricht bis zu 279 kcal täglich) und in den USA um 22 bis 29 Prozent (das entspricht bis zu 527 kcal täglich) reduzieren. Wenn also die Lebensmittelindustrie, Restaurants und alle Beteiligten ihre Portionsgrößen verkleinern würden, fiele der Unterschied uns irgendwann nicht mehr auf oder wir würden uns einfach daran gewöhnen. Und so könnten wir Kalorien sparen, ohne irgendetwas dafür tun zu müssen – mit weniger mehr erreichen quasi. Doch bis sich das durchsetzen lässt, wird noch einige Zeit vergehen – falls es überhaupt dazu kommen wird. So lange liegt es an uns, dass wir zum Beispiel im Schnellrestaurant auf Megamenüs verzichten und uns im Supermarkt nicht von »Kauf drei, zahl zwei«-Angeboten oder XXL-Packungen verführen lassen. Und im Kino keine Jumboeimer Popcorn mehr bestellen: Amerikanische Wissenschaftler gaben Kinobesuchern eine 120-g-Packung oder eine 240-g-Packung mit Popcorn, das entweder frisch oder 14 Tage alt war. Während des Films aßen die Teilnehmer, die eine große Portion frisches Popcorn bekamen, etwa 45 Prozent mehr als die, die eine kleine Portion davon hatten. Das kann man ja noch sehr gut nachvollziehen. Doch auch die Teilnehmer, die das alte Popcorn in der großen Packung bekamen, vertilgten fast 34 Prozent mehr als die mit der kleinen faden Portion. Verkürzt lautet die Botschaft: Egal wie das Zeug schmeckt, je größer die Portion, desto mehr essen wir davon. Umgekehrt gilt aber das Gleiche. Deshalb sollte man, um Kalorien zu sparen, einfach kleinere Teller oder Gläser nehmen, raten Experten wie der amerikanische Ernährungsforscher Brian Wansink und seine Kollegen. Im Rahmen einer Studie hatten sie 54 Probanden 20 Minuten lang Suppe löffeln lassen, und zwar so viel sie mochten. Die eine Hälfte aß aus normalen Tellern, die andere Hälfte aus solchen, die sich über einen Schlauch im Boden unbemerkt langsam nachfüllten. Und tatsächlich: Diejenigen, die unwissentlich aus dem sich heimlich nachfüllenden Geschirr speisten, aßen 73 Prozent mehr als die Teilnehmer, die normale Teller bekamen. Bei der anschließenden Befragung allerdings fühlten sie sich nach dem Essen keinesfalls satter als ihre Vergleichsgruppe. Sie ahnten noch nicht einmal, dass sie deutlich mehr gegessen hatten.

Die Forscher vermuteten daher, dass Menschen nicht den Magen, sondern die Augen benutzen, um Kalorien zu zählen und zu entscheiden, wie viel sie essen. Daraus zogen sie den durchaus plausiblen Schluss, dass es auch umgekehrt funktionieren könnte: Kleinere Teller oder Gläser könnten einen glauben machen, bereits eine volle Portion gehabt zu haben und satt zu sein. Und genau wie das Minigeschirr könnten auch die leere Weinflasche oder die ausgepackten Bonbonpapiere auf dem Tisch ein Signal dafür sein, dass wir bereits genug getrunken beziehungsweise genascht haben, vermuteten sie. Machen Sie doch mal selbst ein kleines Experiment: Essen Sie Ihre Hauptmahlzeiten einfach mal eine Zeit lang von einem kleinen Kuchen- oder Salatteller. Sie lassen Essensportionen größer aussehen, und so ist man satt, obwohl man weniger gegessen hat als von einem vollgefüllten großen Teller.

Auch Teller mit breitem oder farbigem Rand lassen die Menge einer Mahlzeit größer erscheinen, verglichen mit Tellern, die einen schmalen, farblosen oder gar keinen Rand haben, wie Forscher um Arianna McClain von der Stanford University School of Medicine in einer Studie zeigen konnten. Die Wahl des Geschirrs kann also eine simple, aber wichtige Strategie sein, um Gewicht abzunehmen und zu halten.

Viele Kalorien fallen auch weg, wenn wir uns mit den ständigen Snacks zwischendurch etwas zurückhalten, die uns heute jederzeit und überall zur Verfügung stehen. Die sehen zwar nach einer kleinen Portion aus, haben aber oft den Energiegehalt einer Hauptmahlzeit: In einer Tüte Gummibärchen zum Beispiel stecken genauso viele Kalorien wie in einem 180-Gramm-Steak mit Ofenkartoffel. Also kommt mit dem Franzbrötchen auf dem Weg ins Büro, dem Schokoriegel am Arbeitsplatz oder den Chips abends vor dem Fernseher einiges an Kalorien zusammen, ohne dass es uns bewusst ist. Wer sich das mal vor Augen führt und auf den einen oder anderen süßen oder fettigen Happen zwischendurch verzichten kann, tut viel für sein Gewicht. Ein regelmäßiger Mahlzeitenrhythmus mit Frühstück, Mittagessen und Abendbrot kann dabei helfen. Und wer es generell schafft, Essen nicht mehr gedankenlos in sich reinzustopfen oder als Stress- oder Frustkiller zu missbrauchen, sondern bewusster und irgendwann ganz selbstverständlich kalorienärmer zu essen, ohne dabei zu streng mit sich zu sein, hat gute Chancen auf Erfolg – ganz ohne den Unfug der milliardenschweren Diätindustrie, der uns tagtäglich umgibt.

Weniger Strenge gilt übrigens auch für die Bewegung. Wir müssen uns nicht jeden Tag ins Sportstudio quälen oder in neuen Laufschuhen durch den Park rennen, um Gewicht zu verlieren. Experten sind sich heute einig, dass Sport keine Wunderwaffe ist und man über eine kalorienreduzierte Kost viel effektiver abnehmen kann. Zwar verbrennen wir mehr Energie, wenn wir uns mehr bewegen, aber der Verbrauch und damit der Erfolg beim Abnehmen durch körperliche Aktivität allein ist nicht so groß, wie viele Menschen glauben. Um 500 bis 600 kcal zu verbrennen, müssen wir zum Beispiel eine Stunde joggen. Das ist schon mal ein Wort! Wenn Sie gerne laufen gehen: Tun Sie's. Aber fürs Abnehmen bringt Sport allein kaum etwas. So zeigten der amerikanische Wissenschaftler Damon Swift von der East Carolina University in Greenville und seine Kollegen in einer großen Übersichtsarbeit, dass Studienteilnehmer durch Sport allein im Durchschnitt nur ungefähr zwei Kilogramm im Jahr an Gewicht verlieren. Ein wesentlicher Erfolg ist ausschließlich damit also nicht zu erreichen. Die wissenschaftliche Datenlage zeige seit ein paar Jahren wirklich eindeutig, dass durch Sport keine nachhaltige Gewichtsreduktion möglich sei, sagte auch der Sportmediziner Ralf Schomaker aus Münster im *NDR*. Natürlich ist Sport beziehungsweise regelmäßige Bewegung wichtig für die Gesundheit und das Wohlbefinden, bitte verstehen Sie uns da nicht falsch. Doch der Effekt auf das Abnehmen und den Kalorienverbrauch wird eben oft wahnsinnig überschätzt. Wer allerdings regelmäßige Bewegung mit kalorienarmer Ernährung kombiniert, hat sehr gute Aussichten auf Erfolg: Zum einen bleibt dann beim Abnehmen die Muskelmasse erhalten, und zum anderen ist die körperliche Aktivität fast schon eine Garantie dafür, dass man nicht wieder zunimmt. Es muss aber nicht immer gleich das anstrengende Sportprogramm sein, denn auch mit Alltagsaktivitäten lassen sich viele Kalorien verbrennen. Eine amerikanische Studie von Ross Andersen und Kollegen konnte zeigen, dass in Kombination mit einer Ernährungsumstellung vermehrte Alltagsaktivitäten wie Gehen oder Treppensteigen einen ähnlich günstigen Effekt auf die Gewichtsabnahme und -stabilisierung haben wie ein Ausdauertraining mit Stepping. Und wer weiß: Vielleicht macht mehr Bewegung ja irgendwann auch so viel Spaß, dass man doch mit einer Sportart anfängt!

Wenn Sie es also schaffen, all die Modediäten zu ignorieren und stattdessen mit Geduld und Gelassenheit versuchen, sich auf Dauer gesünder und kalorienärmer zu ernähren und mehr zu bewegen, ohne dass Sie darüber nachdenken müssen, dann haben Sie sehr viel erreicht. Denn auch wenn ein paar mehr Pfunde auf der Waage bleiben als erhofft, sind Sie fit und tun Ihrer Gesundheit etwas Gutes. Und darauf kommt es an. Die Wissenschaft streitet sowieso noch darüber, ab wann Übergewicht überhaupt unserer Gesundheit schadet. So fanden die amerikanische Wissenschaftlerin Katherine Flegal und ihre Kollegen in einer Übersichtsarbeit mit Ergebnissen von fast drei Millionen Personen heraus, dass Menschen mit einem Body-Mass-Index (BMI) zwischen 25 und 29,9 eine geringere Gesamtsterblichkeit hatten als Menschen mit Normalgewicht. Und deutsche Wissenschaftler um Matthias Lenz zeigten, ebenfalls in einer Übersichtsarbeit, dass Übergewicht für einige Erkrankungen ein erhöhtes, für andere aber auch ein vermindertes oder unverändertes Risiko birgt und dass bei Übergewicht die Gesamtsterblichkeit gegenüber Normalgewicht nicht erhöht ist. Solange man nicht einen BMI von 30 oder mehr hat und damit unter Adipositas leidet, können ein paar Pfunde zu viel auf der Waage also ganz unproblematisch und manchmal sogar nützlich sein. Jedem Übergewichtigen pauschal zum Abnehmen zu raten ist daher gar nicht sinnvoll. Viel wichtiger als der Kampf um Normalgewicht und Traumfigur ist doch, dass man sich ausgewogen ernährt und viel bewegt, dass man fit ist und gesund. Denn dann kann man tun, worauf man Lust hat, und das ist etwas Wunderbares.

»Zu viel des Guten«
Nahrungsergänzungsmittel

Sie kennen doch sicher auch die Hütchenspieler in der Fußgängerzone. Würden Sie nie drauf reinfallen, oder? Wir auch nicht! Aber sobald es im Hals kratzt und jeder um uns herum niest und hustet, laufen wir schnurstracks in die nächste Drogerie, um Schutz zu suchen. »Eine Erkältung hat jetzt gerade noch gefehlt«, denkt man, während man in die Regalreihe mit den Nahrungsergänzungsmitteln einbiegt, um sich Vitamin C zu kaufen. In der Hundertschaft bunter Packungen ist die richtige Schachtel nicht gleich zu finden. Aber es ist eigentlich auch fast egal: Alles, was man hier sieht, ist doch sicher gut für den Körper. Bei der genaueren Suche fällt der Blick auf Magnesiumkapseln für aktive Muskeln. Ohne zu zögern, kommen sie in den Einkaufskorb, denn seit Kurzem krampft es nachts und nach dem Sport immer mal wieder in der Wade. Dagegen soll Magnesium ja helfen. Und auch das Vitamin-B12-Mittel, das schnelle Energie und Leistungsfähigkeit für Körper und Geist verspricht, muss mit. So ein Extra-Kick an Power kann nicht schaden bei all dem Stress, der gerade wieder herrscht. Zusammen mit dem Vitamin C zahlt man für alle drei Mittel an der Kasse schließlich mehr als 15 Euro. Ein stolzer Preis, aber es ist ja für die Gesundheit.

Liebe Leser, an dieser Stelle müssen wir Ihnen leider sagen: Nein, ist es nicht. Nahrungsergänzungsmittel brauchen die meisten von uns so dringend wie eine Fliege auf dem Klo. Natürlich behaupten die Hersteller und Händler etwas anderes. Aber mit ihren gesund klingenden Werbeversprechen tun sie letztlich nichts anderes als der Hütchenspieler in der Fußgängerzone. Sie ziehen uns das Geld aus der Tasche – und zwar nicht zu knapp: 970 Millionen Euro Umsatz wurden im Jahr 2014 hierzulande mit frei verkäuflichen Nahrungsergänzungsmitteln gemacht, gut 4 Prozent mehr als noch im Jahr zuvor, wie Zahlen des Marktforschungsinstituts IMS Health zeigen. 739 Millionen Euro trugen wir durch Selbsteinkäufe und -behandlungen dazu bei, das meiste davon floss in Magnesiumpräparate. In die habe ich (R.S.) erst kürzlich auch einiges an Geld investiert. Um zu erklären, warum, muss ich kurz etwas ausholen: Und zwar hatte eine normale Vorsorge beim Zahnarzt bei mir eine lockere Goldfüllung zutage gebracht. Die Ursache: Zähneknirschen – ein Problem, das ich schon seit Jahrzehnten kenne. Das hatte zwar mit der Zeit aus meinen Kiefermuskeln rechts und links ein ganz ansehnliches Gesichts-Sixpack geformt, aber bis auf die nun gelockerte Füllung eigentlich keinerlei Beschwerden gemacht. Doch der Zahnarzt meinte es gut mit mir und machte nicht nur die Plombe wieder fest, sondern auch gleich noch ein Rezept für Krankengymnastik fertig. Massage, heiße Rolle und Übungen sollten dem Zähneknirschen ein Ende bereiten und meinen Biss wieder in normale Bahnen lenken. Auch der Krankengymnast meinte es gut und ging engagiert zu Werke, agierte mitunter sogar mit mehreren Fingern in meiner Mundhöhle, um das Kiefergelenk zu lockern.

Zwei Tage später, nachdem ich auch zu Hause fleißig meine Kieferübungen gemacht hatte, zuckte dann plötzlich mein linkes Unterlid – krampfähnlich und ohne Unterlass. Auch nach einer Woche war es noch nicht wieder zur Ruhe gekommen. Dazu muss man wissen, dass der Hirnnerv, der die Muskeln des Gesichts aktiviert, ganz in der Nähe des Kiefergelenks aus dem Schädelknochen austritt und sich in mehrere Äste aufzweigt. Einer davon zieht zum Muskel, der das Unterlid bewegt. Bei der Kieferlockerung und den Übungen, die ich meist in Hetze und daher wohl etwas zu rabiat ausgeführt hatte, wurde das Gelenk ordentlich nach rechts und links ausgewuchtet. Dabei muss der benachbart verlaufende Nerv wohl getroffen und gereizt worden sein, sodass er den Lidmuskel dauerhaft zucken ließ. Das war zuerst nur ungewohnt, mit der Zeit dann aber auch unangenehm. Nicht nur, weil schon fremde Menschen anfingen, auf offener Straße keck zurückzuzwinkern, sondern vor allem, weil ich mit dem wackelnden Blick Schwierigkeiten hatte, am Computer zu arbeiten. Dem Zucken musste ein Ende gesetzt werden! Und das sollte mit Magnesium gelingen, schließlich empfehlen das ja viele bei krampfenden Muskeln. So auch der Apotheker, den ich um Rat fragte. Er holte gleich »Biolectra Magnesium 400 mg ultra« aus dem Regal, also das Markenmodell, nicht das billigere No-Name-Magnesium. Das konnte man in Form von Mikropellets ohne Wasser einfach auf der Zunge zergehen lassen – wie praktisch! Dazu gab er mir die kurze Ansage: »Einmal pro Tag nehmen, und zwar als Kur über zwei bis drei Wochen, dann sind Ihre Magnesiumspeicher wieder voll. Das macht 10,50 Euro.« Was für ein teures Zeug, trotzdem habe ich es gekauft und brav geschluckt, bis die Packung leer war. Doch der Erfolg blieb aus. Der Lidmuskel zeigte sich völlig unbeeindruckt vom vollen Magnesiumspeicher und der »Kur«, er zuckte einfach weiter.

Das war ärgerlich, aber auch kein Wunder. Denn nach heutiger Studienlage ist es fraglich, ob Magnesium überhaupt gegen Muskelkrämpfe hilft. Die zusätzliche Einnahme ist auch nur dann sinnvoll, wenn der Arzt einen Mangel an Magnesium nachgewiesen hat. Und der besteht bei gesunden Menschen meist nicht, weil sie täglich so viel Magnesium aufnehmen, wie der Körper braucht. Gleiches gilt für die meisten anderen Mineralstoffe und Vitamine. »Insgesamt gesehen ist die Nährstoffversorgung in Deutschland nach den vorliegenden Daten ausreichend«, schreibt das Robert Koch-Institut (RKI) in seinem Bericht »Gesundheit in Deutschland.« Die Nationale Verzehrsstudie II (NVS II), die von 2005 bis 2007 bundesweit fast 20 000 Menschen im Alter zwischen 14 und 80 Jahren zur Ernährung befragt, gewogen und vermessen hat, ergab zum Beispiel, dass die Erwachsenen in Deutschland bei den meisten Vitaminen die Referenzwerte für die Nährstoffzufuhr erreichen und sie bei vielen Mineralstoffen sogar überschreiten. Und auch der Nachwuchs hierzulande kriegt laut RKI-Bericht, was er braucht: »Kinder und Jugendliche sind im Durchschnitt ausreichend mit Vitaminen und Mineralstoffen versorgt.« Bei den Referenzwerten handelt es sich um Empfehlungen der Deutschen Gesellschaft für Ernährung (DGE) für die tägliche Menge an Nährstoffen, die gesunde Personen nicht nur vor einem Mangel und dadurch verursachten Gesundheitsschäden schützen. Sie sorgen auch dafür, dass Menschen voll leistungsfähig sind und Reserven im Körper haben, um einen kurzfristig gesteigerten Bedarf überbrücken zu können. Laut DGE müssen die Referenzwerte aber nicht an jedem Tag erfüllt werden. Es genügt, sie im Durchschnitt einer Woche zu erreichen. Und weil der Bedarf an Nährstoffen von Mensch zu Mensch und von Tag zu Tag variiert, weisen die Werte eine große Sicherheitsspanne auf. Wer darunterliegt, ist daher nicht automatisch unterversorgt oder hat gar einen Mangel. Das jedoch behaupten Hersteller und Händler von Nahrungsergänzungsmitteln gern, um ihre Produkte zu verkaufen.

So hat der Apotheker auch mir gleich 400 mg Magnesium gegen das zuckende Lid gegeben, um den leeren Speicher wieder aufzufüllen. Wie er dessen Füllhöhe erkennen konnte, ist allerdings ein Rätsel. Vielleicht hatte er ja den siebten Sinn, sodass schon ein Blick in die Augen seiner Kunden reicht. Wenn nicht, dann war er mit der Dosierungsempfehlung ganz schön mutig. Denn die lag deutlich über der empfohlenen Tagesdosis für Magnesium (300 mg bei Frauen über 25 Jahre und 350 mg bei Männern), zumal ja auch noch das dazukommt, was im täglichen Essen steckt. Nach dem Motto »Viel hilft viel« hat er also gleich mal die Magnesium-Keule ausgepackt, ohne genau zu wissen, ob überhaupt ein Bedarf besteht. Und das war völlig unnötig, denn laut RKI gilt für fast alle Vitamine und Mineralstoffe, dass es keinen gesundheitlichen Nutzen hat, wenn man sie über die Referenzwerte hinaus zu sich nimmt. Wer also über das Essen schon ausreichend Nährstoffe bekommt und keinen Mangel im Körper hat, profitiert nicht von einer zusätzlichen Einnahme. Der Gedanke »Viel hilft viel« ist eben wie so oft in der Medizin auch bei Vitaminen, Mineralstoffen und Co falsch. Der Arzt und Pharmazeut Wolfgang Becker-Brüser von der Fachzeitschrift *Arznei-Telegramm* brachte es in der *Süddeutschen Zeitung* mit seinem Vergleich auf den Punkt:»Es ist wie beim Tanken. Wenn man ein Auto fahren will, das einen leeren Tank hat, hilft es enorm, Benzin einzufüllen. Wenn aber schon Benzin drin ist, fährt man mit mehr Benzin auch nicht besser.«

Und nicht nur das: Wer es zu gut meint mit zusätzlichen Vitaminen und Mineralstoffen, tut nicht nur etwas Nutzloses, er kann sich auch schaden. Beim Magnesium muss ein Gesunder zwar nicht viel befürchten, Magen-Darm-Krämpfe bis hin zu Durchfall lassen sich verkraften. Aber bei Menschen, deren Nieren nicht normal funktionieren, kann so eine Überdosierung mit Magnesium auch zu ernsten Nebenwirkungen wie Blutdruckabfall und Herzrhythmusstörungen führen. Ob meine Nieren Probleme machen, hat den Apotheker aber gar nicht interessiert, als er mir das hoch dosierte Mittel verkaufte. Ihm war wohl vor allem das Klingeln seiner Kasse wichtig. Und das ist in Apotheken oft zu hören, wenn es um Nahrungsergänzungsmittel geht: Fast die Hälfte der 136 Millionen Packungen, die 2014 in Deutschland verkauft wurden, wanderten über den Ladentisch von normalen und Versandapotheken. Den Rest verhökerten Drogerien, Supermärkte und Discounter. Und der Kundenstamm ist groß: Rund 25 Prozent der Erwachsenen hierzulande verwenden Nahrungsergänzungsmittel, das hat die NVS II ergeben. In Studien zeigte sich, dass die meisten Menschen damit ihrer Gesundheit und ihrem Allgemeinbefinden etwas Gutes tun oder vermeintliche Ernährungslücken stopfen wollen. Dabei leben diejenigen, die zusätzliche Vitamine und Mineralstoffe konsumieren, oft eh schon gesünder, sind körperlich aktiver, ernähren sich besser, rauchen seltener oder haben einen geringeren Body-Mass-Index (BMI) als die, die ihre Finger davon lassen. Auch das haben Studien gezeigt. Und, dass gerade Leute mit höherem sozialen Status und Akademiker auf diese Produkte schwören.»Ich finde das erstaunlich, dass ausgerechnet diese Schicht so empfänglich für Unsinn ist«, sagte die Ernährungsmedizinerin Diana Rubin im *Spiegel*, als sie noch am Bundesinstitut für Risikoforschung (BfR) im Bereich Ernährungsrisiken tätig war und sich zur Einnahme von Vitaminpräparaten äußerte.

Die Versprechungen der Hersteller klingen aber auch einfach zu verlockend: Denn wer kann sie nicht gebrauchen, die Ampulle mit schneller Energie und Leistungsfähigkeit für Körper und Seele, die Tablette für schöne Haut, Haare und Nägel, die Gelenk-Vital-kapseln für ein aktives und unbeschwertes Leben oder das A-bis-Z-Komplettpaket mit einem Mix aus 25 Vitaminen, Mineralstoffen und Spurenelementen? All die Dinge, die unseren Körper mit dem versorgen, was er braucht? Schließlich heißt es doch immer wieder, dass unser Gemüse wegen der intensiven landwirtschaftlichen Nutzung nährstoffärmer sei als früher. Kein Wunder, dass viele Menschen verunsichert sind und meinen, nicht genug Vitamine und Mineralstoffe aufzunehmen. Dazu kommt dann noch das schlechte Gewissen, wenn man mal wieder Fast Food statt Gemüse und Obst gegessen hat. Und so landen konzentrierte Nährstoffe aus dem Labor in Form von Pillen, Pulver oder Flüssigkeiten regelmäßig in unseren Einkaufswagen und Mägen.

Manch einer lässt sie sich sogar als »Infusionscocktail« direkt in die Blutbahn spritzen, zum Beispiel im Livion Healthcare Center in Hamburg. Das rät in seiner Presseinformation mit dem Titel »Invest in yourself« zu Nährstoffmixturen mit wohlklingenden Namen wie »Superman Infusion – für mehr Performance«, »Anti-Aging-Infusion – strahlend schön« oder »Burn-Out-Infusion – Starthilfe gegen Antriebslosigkeit«, je für 149 Euro. Und wer noch 20 Euro drauflegt, kriegt mit der »Livion-Infusion – der Alleskönner« das volle Nährstoffprogramm zur Regeneration des Körpers und zur allgemeinen Leistungssteigerung – was darin alles enthalten ist, wird aber gar nicht erst aufgeführt. Hat man den passenden »Infusionscocktail« für sich gefunden, soll eine Kur aus vier bis sechs Behandlungen die Zellspeicher wieder erfolgreich aufladen. In einer speziell entwickelten Kabine mit Massageliege, Lichttherapie und binauralen Klängen tropft die jeweilige Mixtur aus Kochsalzlösung, Vitaminen, Mineralstoffen, Aminosäuren, Spurenelementen und zusätzlichen natürlichen Wirkstoffen (welche auch immer das sein mögen) dann ein- oder zweimal pro Woche in die Armvene der Kunden. Für 19 Euro Aufpreis können die sich gleichzeitig auch noch mit ionisiertem Sauerstoff verwöhnen lassen. Menschen mit wenig Zeit macht das Livion Healthcare Center aber noch ein ganz besonderes Angebot: Die Extraportion Nährstoffe gibt es nämlich auch einfach als kleine Spritzen »to go«. »Shots – schnelle Lösung bei Vitaminmangel« nennen sie sich und sind schon ab 29 Euro zu haben – ein echtes Schnäppchen.

Das alles klingt ganz großartig, aber wissenschaftliche Quellen, die die Wirksamkeit dieser Nährstoff-Mixturen belegen, sucht man in der Presseinformation vergeblich. Kein Wunder, es gibt auch keine. Dafür liest man Sätze wie »In den USA setzen immer mehr Menschen in Sachen Nahrungsergänzung auf den direkten Weg und lassen sich Nährstoffe über die Blutbahn zuführen« oder »Auch Promis wie Rihanna, Cara Delevingne, Rita Ora oder Madonna zählen inzwischen zu den begeisterten Fans dieser innovativen Behandlungsform« oder »Zahlreiche Patienten berichten zudem von mehr Ausgeglichenheit und innerer Ruhe infolge der Anwendungen«. Ob einem das aber als Sicherheit ausreicht, um sich für teures Geld so einen »Infusionscocktail« oder »Shot« verpassen zu lassen, das muss jeder für sich selbst entscheiden.

Wer allerdings in puncto Nahrungsergänzungsmittel nicht selbst entscheiden darf, das sind Kinder. Sie sind zusätzlichen Nährstoffpillen einfach ausgeliefert, wenn Mama oder Papa meinen, ihnen damit etwas Gutes zu tun. So kauft manches Elternteil dem Nachwuchs zum Beispiel Kautabletten mit Omega-3-Fettsäuren aus Seefischöl, wenn es in der Schule nicht so gut läuft. Schließlich versprechen die eine bessere Gehirnfunktion, Konzentration und Lernerfolge – Produktivität per Pille. Dabei hat die Cochrane Collaboration in einer Übersichtsarbeit gezeigt, dass die wissenschaftliche Datenlage nicht ausreicht, um eine zusätzliche Gabe von mehrfach ungesättigten Fettsäuren wie Omega 3 bei Kindern mit Lernproblemen zu empfehlen. Und auch die Stiftung Warentest hat zwölf solcher Produkte getestet. Sie trugen vielversprechende Namen wie »Concentrix«, »Omega IQ junior« oder »Brain Effect junior« und sollten mit Substanzen wie Omega-3-Fettsäuren und anderen dem kindlichen Gehirn bei der Arbeit helfen. Das Ergebnis: Alle zwölf bekamen die Bewertung »wenig geeignet« und das Fazit lautete: »Nahrungsergänzungsmittel für Kinder, die angeblich günstig auf die Gehirnfunktion oder Lernen und Konzentration wirken, können Sie sich sparen. Der Nutzen ist nicht ausreichend belegt.« Wir würden sogar sagen: Nahrungsergänzungsmittel für gesunde Kinder sollten Sie sich unbedingt sparen. Ein paar Jahre zuvor hatte die Stiftung Warentest schon einmal 23 verschiedene Nahrungsergänzungsmittel für Kinder untersucht und ebenfalls geraten, darauf zu verzichten. 18 Präparate mit schönen Namen wie »Kids Plus Spirit Power«, »Basis Vitalstoffkomplex für Kinder« oder »fitline Super Kid orange« bewertete sie auch damals mit »nicht geeignet«, einige davon enthielten zu hoch dosierte Vitamine oder Mineralstoffe, die bei Kindern nicht empfohlen werden.

Warum aber hören wir nicht auf das, was hochwertige Studien und unabhängige Untersuchungen sagen, sondern versorgen uns und unseren Nachwuchs trotzdem mit unnützen Nahrungsergänzungsmitteln? Warum legen wir nicht endlich diesen immer noch boomenden Markt trocken? Warum dringt es nicht zu den Menschen durch, dass die Fachwelt sich heute längst einig ist, dass diese zusätzlichen Pillen in der Regel überflüssig sind für gesunde Menschen, die sich normal ernähren und sich so ausreichend mit allem versorgen, was der Organismus braucht? Lassen wir noch mal Experten zu Wort kommen, nämlich die DGE: »Es gibt keinen begründeten Anlass, den Nährstoffreichtum der in Deutschland angebotenen Lebensmittel infrage zu stellen und vorsorglich zu Vitamin- und Mineralstoffpräparaten zu greifen. Das reichhaltige Angebot an frischen, qualitativ guten Lebensmitteln über das ganze Jahr – egal aus welchem Anbau – macht es jedem möglich, sich gesund und vollwertig zu ernähren.« So kommt zum Beispiel Obst oder Gemüse, das arm an Nährstoffen ist, meist gar nicht auf den Markt und damit zum Verbraucher. Denn den Mangel sieht man ihm an: Nährstoffarme Äpfel etwa haben kleine, eingesunkene braune Flecken, sogenannte Stippen, Blattgemüse ist nur blassgrün und hat unschöne Ränder. Und mit diesen Zeichen minderer Qualität werden sie gleich aussortiert.

Manche Menschen schlucken Nahrungsergänzungsmittel aber auch, weil sie von ungesunden Fertiggerichten, Snacks und Fast Food leben und meinen, Gesundes einfach in Pillenform ergänzen zu können. Doch auch die müssen wir enttäuschen – so leid es uns tut. »Ein ungünstiges Ernährungsverhalten kann bei keiner Bevölkerungsgruppe durch Einnahme von Vitaminpräparaten oder anderen Nahrungsergänzungsmitteln ausgeglichen werden«, schrieb die DGE in einer Stellungnahme zur Vitaminversorgung in Deutschland und warnte darüber hinaus: »Dem fehlenden Nutzen steht das Risiko durch zu hohe, gesundheitlich bedenkliche Zufuhren gegenüber, wenn hoch dosierte Nahrungsergänzungsmittel eingenommen und zusätzlich angereicherte Lebensmittel verzehrt werden.«

Und das kann schnell geschehen, denn die Lebensmittelindustrie mischt heute fast überall zusätzliche Vitamine und Mineralstoffe rein – von Säften über Frühstücksflocken bis hin zu Wurst, alles bekommt einen Schuss Gesundheit. Da hat mancher schon nach dem Frühstück mit Multivitaminsaft, Cornflakes, Joghurt und einem Wurstbrot mit Margarine mehr an Vitaminen zusammen, als er für den Tag braucht. Schluckt er dann noch hoch dosierte Nahrungsergänzungsmittel, kommen auf Dauer große Mengen zusammen. Und dieses Zuviel kann negative Folgen für die Gesundheit haben.

So zeigten Studien, dass zusätzlich eingenommenes Betacarotin, eine Vorstufe des Vitamin A, bei Rauchern das Risiko für Lungenkrebs erhöht. Und Vitamin E- sowie Selenpräparate steigern bei Männern das Risiko, an Prostatakrebs zu erkranken. Darüber hinaus haben Studien längst die These widerlegt, dass die Einnahme von sogenannten Antioxidantien wie Vitamin A, C, E, Betacarotin und Selen Krankheiten vorbeugen kann, im Gegenteil: Sie erhöhen das Risiko für Erkrankungen, zum Beispiel

Herzschwäche oder Schlaganfall. Eine von der Cochrane Collaboration veröffentlichte Metaanalyse mit Daten von rund 297 000 Personen zeigte sogar, dass die Einnahme von Vitamin E, Betacarotin und höheren Dosen Vitamin A das Risiko erhöhte, zu sterben. Antioxidantien in Form von Nahrungsergänzungsmitteln zu schlucken, um Krankheiten vorzubeugen, kann also zu Krankheiten führen – ob das alle wissen, die sich mit den Mittelchen aufpeppen wollen? Eher nicht. Viele Verbraucher ahnen von den Risiken nichts. Eine Studie des BfR ergab, »dass Nahrungsergänzungsmittel von den meisten Menschen als wenig riskant angesehen werden«. Kein Wunder, schließlich gelten die konzentrierten Vitamine und Mineralstoffe für viele als »natürlich«, weil sie von Herstellern und vom Handel oft so angepriesen werden. Da greifen viele unbefangen zu, schlucken sogar verschiedene Präparate gleichzeitig, ohne vorher den Arzt zu fragen oder sich Gedanken über die Risiken zu machen.

Darüber hinaus kommen die Pillen, Pulver und Flüssigkeiten im Mantel eines Arzneimittels daher und machen so den Eindruck, gut untersucht zu sein. Doch das ist ein Irrtum. Denn Nahrungsergänzungsmittel sind Lebensmittel, auch nach dem Recht. Für den Hersteller bedeutet das, dass er ihre Wirksamkeit und Unbedenklichkeit nicht in Studien nachweisen muss, bevor er sie auf den Markt bringt. Es reicht, wenn er sie beim Bundesamt für Verbraucherschutz und Lebensmittelsicherheit (BVL) registrieren lässt. Nahrungsergänzungsmittel durchlaufen also kein umfangreiches Zulassungsverfahren wie Medikamente. Wer so ein Präparat schluckt, sollte das wissen.

Experten wie Jürgen Windeler, Leiter des Instituts für Qualität und Wirtschaftlichkeit im Gesundheitswesen (IQWiG), sehen längst Handlungsbedarf: »Das Schadenspotenzial bei langfristiger Einnahme kann man nicht länger ignorieren. Ich wäre für ein Zulassungsverfahren oder zumindest für ausdrückliche Warnhinweise, damit Patienten wissen, auf was sie sich bei Vitaminpillen einlassen«, sagte er schon 2012 im *Spiegel*.

Es ist eben etwas ganz anderes, ob der Körper Nährstoffe isoliert und konzentriert in Form einer Tablette serviert bekommt oder ob er sie sich aus einem komplexen Lebensmittel erst erschließen muss. Aus einer Möhre zum Beispiel nimmt er sie nicht nur deutlich langsamer auf, es wirken dabei auch viele unterschiedliche Inhaltsstoffe zusammen. Daher darf man Studienergebnisse zur Wirkung von Obst und/oder Gemüse nicht einfach auf Nahrungsergänzungsmittel übertragen oder positive Effekte allein auf Vitamine und Mineralstoffe reduzieren, nur um sie in Pillen gepresst zu vermarkten. »Heute wissen wir, dass vielmehr die Vielfalt biologisch aktiver Substanzen, die wir durch einen hohen Konsum von Gemüse und Obst aufnehmen, insgesamt positive Wirkungen auf die Gesundheit hat«, sagte Bernhard Watzl, Leiter des Instituts für Physiologie und Ernährung am Max Rubner-Institut, in einer Presseinformation der DGE. Darüber hinaus sind die Zusammenhänge zwischen den einzelnen Vitaminen und Mineralstoffen und deren Dosis längst noch nicht ausreichend erforscht. Nimmt man eine einzelne Substanz konzentriert zu sich, kann das Gleichgewicht der Nährstoffe im Körper durcheinandergeraten. Außerdem droht eine Überdosierung, die bei normaler Ernährung mit natürlichen Lebensmitteln so gut wie ausgeschlossen ist. Wissenschaftler der Leibniz Universität Hannover haben im Rahmen einer Studie 1070 Menschen im Alter von 18 bis 93 Jahren befragt, die Nahrungsergänzungsmittel einnehmen. Sie zeigte, dass die Obergrenze für eine sichere Gesamtaufnahme mitunter überschritten wird. Bei Vitamin A, Folsäure, Kalzium und Zink kam es zwar nur in Einzelfällen dazu, bei Magnesium erreichten oder überschritten allerdings mehr als 22 Prozent der Menschen diesen Wert. So kann aus Nutzlosem auch Schädliches werden. Besonders perfide daran ist: Wir muten uns unnötige Risiken zu in dem Glauben, unserer Gesundheit etwas Gutes zu tun. Daher sollte vor den Gefahren dieser Präparate genauso gewarnt werden wie vor den Gefahren durch Rauchen oder Alkohol.

Am gesündesten lebt immer noch der, der sein Geld nicht in unnötige Vitamine und Mineralstoffe aus dem Labor investiert, sondern in eine abwechslungsreiche und ausgewogene Ernährung. Und bei den vergleichsweise wenigen Ausnahmen, in denen es sinnvoll sein kann, Nahrungsergänzungsmittel einzunehmen, wie etwa bei Schwangeren und Stillenden, bei Menschen, die unter chronischen Magen-Darm-Erkrankungen leiden oder die zu wenig Sonnenlicht auf die Haut bekommen, sollte zuvor immer der Arzt klären, ob ein Bedarf besteht und was in welcher Dosierung genommen werden muss. Doch selbst im Sprechzimmer sollte man noch kritisch sein und nachfragen, ob der Nutzen und das Risiko eines empfohlenen Präparates wissenschaftlich belegt sind. Denn viele Ärzte schlucken selbst voller Überzeugung Nahrungsergänzungsmittel und empfehlen sie daher auch ihren Patienten.

Aber kommen wir noch einmal auf das zuckende Augenlid zurück, vielleicht möchte ja der eine oder andere gerne wissen, wie es ihm ergangen ist. Es hörte irgendwann von ganz allein auf, lag plötzlich wieder ruhig und entspannt an seinem Platz, als ob nichts gewesen wäre. Rückblickend müssen wir sagen, dass es nicht nur Quatsch war, das teure Magnesiumpräparat zu kaufen – der Unsinn fing schon damit an, das Zähneknirschen behandeln zu lassen, das ja eigentlich keine Probleme gemacht hatte. Hätte der Kiefer nach der Reparatur der Goldfüllung einfach weitermalmen dürfen wie eh und je, anstatt aus seinen gewohnten Bahnen gelenkt zu werden, hätte das Lid wahrscheinlich nie geflattert, und wir hätten Geld, Sorgen und Mühe gespart.

»Gesund is(s)t man auch ohne Öko«
Biolebensmittel

N-(Phosphonomethyl)glycin – der Name der Chemikalie kommt einem kaum über die Lippen, und gesund klingt er schon gar nicht. So war die Angst stillender Frauen um ihren Säugling und die Furcht durstiger Männer um ihr Lieblingsgetränk nur zu verständlich, als die Medien berichteten, dass N-(Phosphonomethyl)glycin, besser bekannt unter dem Namen Glyphosat (den kann man wenigstens aussprechen), in Muttermilch und Bier aufgespürt wurde. Schließlich ist es schon schlimm genug, dass Bauern das Unkrautvernichtungsmittel auf ihre Felder sprühen. Es nun auch noch im eigenen Körper zu wissen – das ging vielen zu weit. Generell sind die Sorgen groß, wenn es um Pflanzenschutzmittel geht. Seit Jahren stehen sie in Umfragen ganz oben auf der Liste, wenn Menschen gefragt werden, wodurch die Sicherheit und Qualität von Lebensmitteln am stärksten beeinträchtigt sein könnte. In einer Umfrage des Bundesinstituts für Risikobewertung (BfR) zum Thema Pflanzenschutzmittel ordneten 60 Prozent der Befragten Lebensmitteln, die mithilfe von Pflanzenschutzmitteln hergestellt wurden, das Adjektiv »giftig« zu, während 65 Prozent der Teilnehmer Lebensmittel, die ohne sie produziert wurden, mit dem Adjektiv »gesund« versahen. Wiederum 65 Prozent der Befragten gaben an, Lebensmittel zu vermeiden, von denen sie wissen oder vermuten, dass sie Pflanzenschutzmittel enthalten. Kein Wunder also, dass immer mehr Verbraucher den Einkaufswagen in die Bioabteilung des Supermarktes lenken oder gleich ganz im Naturkostladen einkaufen, wo doch alles so schön gesund ist: Etwa 8,6 Milliarden Euro gaben wir Deutschen 2015 für Biolebensmittel und Getränke aus, 11 Prozent mehr als im Jahr zuvor. Preiserhöhungen spielten dabei eine geringere Rolle, das Umsatzplus kam hauptsächlich zustande, weil einfach mehr Bioprodukte gekauft wurden.

Fragt man Verbraucher, warum sie sich für Lebensmittel mit dem Biosiegel entscheiden, nennen die meisten nach »artgerechter Tierhaltung« und »der Unterstützung regionaler Betriebe« gesundheitliche Aspekte wie »weniger Zusatzstoffe«, »möglichst geringe Schadstoffbelastung« und »gesunde Ernährung zur Stärkung des Wohlbefindens«. Dass für einen Tierfreund Biofleisch die bessere Wahl ist, steht außer Frage. Denn Kuh, Schwein, Huhn und Co leben auf einem Biobauernhof nicht nur länger, sondern auch besser. Sie haben meist mehr Auslauf im Freien und Platz als ihre Artgenossen in den konventionellen Betrieben. Viele Ökobauern geben ihnen die Möglichkeit, sich ganz natürlich zu verhalten. So können Kühe auf großen Weiden umherziehen, Schweine im Stroh wühlen, Hühner auf Stangen sitzen, im Sand scharren oder Körner picken, ganz so, wie sie gerade lustig sind. Durch diese artgerechte Haltung sind die Tiere zufriedener und seltener krank. Antibiotika kommen vielleicht auch deswegen in Biobetrieben weniger zum Einsatz.

Tiere profitieren also davon, wenn wir Biolebensmittel kaufen. Die Umwelt ebenso. Denn Ökobauern verzichten bewusst auf chemisch-künstliche Dünge- und Pflanzenschutzmittel, die Flüsse, Seen, Meere und Grundwasser belasten. Durch ökologischen Anbau erhalten sie zudem die natürliche Vielfalt von Wildpflanzen und erlauben mehr Insekten, Vögeln und Säugetieren, auf ihren Äckern zu leben. Und weil sie ihre Felder organisch düngen, also etwa mit Mist oder Kompost, und mit wechselndem Grün bepflanzen, erhalten sie die Fruchtbarkeit des Bodens und verursachen weniger klimaschädliches Lachgas. Auch Biomastbetriebe, die nach strengen Richtlinien produzieren, sorgen dafür, dass weniger Treibhausgase wie CO_2 und Methan entstehen. Denn die Bauern halten nur so viele Tiere, wie sie mit ihren Flächen ernähren können. Somit fällt nicht nur der Zukauf von importiertem Futter weg, sondern durch

Biolebensmittel   187

den geringeren Viehbestand fallen auch weniger Mist und Verdauungsgase an. Ein weiterer Pluspunkt für Bio, denn laut Weltagrarbericht 2014 »ist die industrielle Tierhaltung der mit Abstand größte Beitrag der Landwirtschaft zum Klimawandel«. Wer sich also aus Umwelt- und Tierschutzgesichtspunkten für ökologisch produzierte Lebensmittel entscheidet, der macht einiges richtig. Wer jedoch ganz eigennützig Biokost kauft, um seiner Gesundheit etwas Gutes zu tun, den müssen wir – Sie ahnen es schon – leider enttäuschen: Biolebensmittel sind nach heutigem Wissensstand nicht gesünder als konventionell erzeugte Produkte. Zwar zeigen einige Studien, dass Biokost mehr gesunde Nährstoffe enthält als konventionelle Lebensmittel: In Obst und Gemüse fanden Wissenschaftler zum Beispiel mehr schützende Antioxidantien und in Milch mehr von den guten Omega-3-Fettsäuren. Auf der anderen Seite gibt es aber auch Untersuchungen, die beim Vergleich von biologischen und konventionellen Lebensmitteln so gut wie keinen Unterschied bei den Inhaltsstoffen feststellen konnten. Die Wissenschaftler sind sich in diesem Punkt also längst noch nicht einig.

Aber selbst wenn Biokost mehr Nährstoffe enthielte, wäre nach heutigem Forschungsstand noch gar nicht klar, ob ihre vermehrte Aufnahme sich überhaupt positiv auf unsere Gesundheit auswirkt. Auch das müssen Untersuchungen am Menschen erst noch zeigen. Wie viele Nährstoffe ein Lebensmittel aufweist, hängt zudem von deutlich mehr Faktoren ab als nur davon, ob es ökologisch oder konventionell angebaut wurde. Eine wichtige Rolle dabei spielen zum Beispiel Sorte, Reifegrad, Standort und klimatische Bedingungen wie Sonne und Feuchtigkeit. »Ein konventioneller Apfel, der unter günstigen Konditionen gewachsen ist, kann einem Bioapfel, der wenig Sonne und Feuchtigkeit abbekommen hat, in puncto Nährstoffzusammensetzung und Geschmack überlegen sein«, sagte Bernhard Watzl, der Leiter des Instituts für Physiologie und Ernährung am Max Rubner-Institut, im Interview mit *Geo kompakt*. Darüber hinaus verwenden Ökobauern oft andere Gemüse- und Obstsorten als ihre konventionell arbeitenden Kollegen. Würde also eine Untersuchung beispielsweise ergeben, dass ein Bioapfel potenziell gesünder ist, wüsste man gar nicht, ob wirklich die Anbauweise dafür verantwortlich ist oder einfach nur die Sorte. Es ist also alles andere als einfach, wissenschaftlich zu belegen, dass Biolebensmittel gesünder sind. Selbst wenn man es schaffen würde, zwei große Studiengruppen zu bilden und über viele Jahre die eine rein mit Bioprodukten und die andere mit genau den gleichen Lebensmitteln aus konventioneller Herstellung zu ernähren, blieben noch viele Faktoren, die die Ergebnisse beeinflussen und verzerren könnten, etwa, ob die Teilnehmer rauchen, wie viel sie sich bewegen und nicht zuletzt genetische Unterschiede. Nach einer eindeutigen Antwort auf die Frage, ob Bio besser für die Gesundheit ist, wird die Wissenschaft wohl noch lange suchen müssen – wenn sie überhaupt jemals gefunden wird.

Zumindest lässt sich bei den Rückständen von chemisch-synthetischen Pflanzenschutzmitteln ein klarer Sieger benennen: Die sind in Biolebensmitteln nämlich meist nicht nachweisbar, schließlich sprüht der gewissenhafte Ökobauer sie nicht auf seine Felder. Also doch noch ein eindeutiges Argument pro bio? Viele Deutsche sind der Ansicht, dass Rückstände von Pflanzenschutzmitteln in Lebensmitteln generell nicht enthalten sein dürfen: In der bereits erwähnten Befragung des BfR waren es immerhin 66 Prozent der Teilnehmer. Allerdings ist es ein Irrglaube, die Rückstände als Bedrohung für die Gesundheit anzusehen. Heutzutage müssen wir nicht befürchten, von Obst und Gemüse aus dem Supermarkt krank zu werden, nur weil der Bauer sie mit Pflanzenschutzmitteln behandelt hat. Die Mittel werden vor ihrer Zulassung in Deutschland nämlich gründlich auf mögliche gesundheitliche Risiken untersucht: Im Tierexperiment wird getestet, ob der Stoff giftig oder krebserregend ist, ob er das Erbgut schädigt oder die Fortpflanzung beeinträchtigt. Zudem werden vom Gesetzgeber Höchstwerte für Rückstände von Pflanzenschutzmitteln in Lebensmitteln festgelegt, die sicherstellen, dass uns Verbrauchern selbst dann nichts passiert, wenn wir diese Menge unser Leben lang täglich aufnehmen oder einmalig sehr viel von einem Lebensmittel essen. Die im Tierversuch ermittelten Grenzwerte werden dann noch mit einem Sicherheitsfaktor von mindestens 100 verrechnet, der Wert also noch hundertmal niedriger angesetzt, damit der Mensch auch ganz sicher keinen Schaden nimmt. »Es ist also keinesfalls so, dass alles, was oberhalb eines Grenzwertes liegt, sofort giftig ist. Grenzwerte sind deshalb auch nicht die Unterscheidung zwischen giftig und nicht giftig, sondern definieren den Handelsstandard für unbedenkliche Lebensmittel«, sagte Andreas Hensel, Präsident des BfR, im Interview mit *Geo kompakt*.

Regelmäßige Kontrollen von Lebensmittelproben sorgen dafür, dass diese Grenzwerte für Pflanzenschutzmittel auch eingehalten werden. Fallen den Kontrolleuren dabei Überschreitungen auf, muss das Produkt vom Markt genommen werden, und so ein Rückruf kann für manchen Hersteller den Ruin bedeuten. Auch wenn viele Verbraucher meinen, dass früher alles besser und viel natürlicher war: Durch strenge Richtlinien in der Produktion und engmaschige Kontrollen sind Lebensmittel heute von höherer Qualität und sicherer als je zuvor.

Somit war auch beim anfangs erwähnten Nachweis von Glyphosat in Muttermilch, Urin und Bier nie jemand in Gefahr. Zum einen waren die zugrunde liegenden Untersuchungen und Ergebnisse mehr als fragwürdig, zum anderen waren zum Beispiel die höchsten Gehalte im Bier, die in den Medien genannt wurden, sehr gering: »Um gesundheitlich bedenkliche Mengen von Glyphosat aufzunehmen, müsste ein Erwachsener an einem Tag rund 1000 Liter Bier trinken«, schreibt das BfR. Na dann Prost! Ganz abgesehen davon ist der Alkohol im Bier sicher das viel größere Problem für die Gesundheit. Trotzdem ist die Angst vor Pestiziden wie Glyphosat in vielen Köpfen drin und nur schwer wieder rauszukriegen. Denn was einmal negativ in den Medien war, bleibt hängen. Beim Glyphosat war schließlich auch oft noch der Begriff »krebserregend« zu lesen, weil die Internationale Agentur für Krebsforschung (IARC) der Weltgesundheitsorganisation (WHO) die Substanz kurz zuvor als »wahrscheinlich krebserregend« eingestuft hatte. Dass sowohl das BfR als auch die Europäische Behörde für Lebensmittelsicherheit und ein Fachgremium,

190 Ernährung

an dem die WHO ebenfalls beteiligt war, nach umfangreichen Untersuchungen schließlich zu dem Ergebnis kamen, dass Glyphosat »nicht krebserregend« ist, wird so manchen Verbraucher nicht beruhigt, sondern nur noch mehr verunsichert haben. Denn in der Berichterstattung wurde oft nicht klar, warum die IARC zu dem Urteil »wahrscheinlich krebserregend« gekommen war: Die Agentur befindet nämlich nur darüber, ob von einem Stoff (in diesem Fall: Glyphosat) grundsätzlich eine Gefahr ausgeht (in diesem Fall: dass er Krebs verursachen kann). Sie sagt aber nicht, ab wann sich Menschen einer konkreten Gefahr aussetzen, wie viel sie also von dem untersuchten Stoff aufnehmen müssen, damit er gefährlich wird. Deswegen sind beide Urteile, »wahrscheinlich krebserregend« und »nicht krebserregend«, richtig, wie das Beispiel mit dem Bier zeigt: Grundsätzlich ist das Glyphosat im Bier wahrscheinlich krebserregend, nur muss man dafür Mengen trinken, die nicht realistisch sind. Und so kam auch das BfR, nachdem es alle bislang vorliegenden wissenschaftlichen Unterlagen geprüft hatte, zu dem Ergebnis, dass von Glyphosat kein krebserzeugendes Risiko für den Menschen zu erwarten ist. Denn was für das Bier gilt, gilt auch für andere Lebensmittel: In der Menge, in der Glyphosat in Lebensmitteln vorkommt, ist es nicht gefährlich. Diese Unterscheidung in der Bewertung tauchte in den Medien allerdings nur selten auf. Das Umweltministerium sprach von einer »widerstreitenden wissenschaftlichen Bewertung«. Und als dann auch noch die Umweltschutzorganisation BUND von einem »Dissens« innerhalb der WHO redete, was einige Medien nur zu gerne verbreiteten, war das Chaos in den Verbraucherköpfen perfekt.

Denn die meisten von uns beziehen ihr Wissen nun mal aus den Medien, und die stellen gern Meinungen und Einzelergebnisse groß raus, um Aufmerksamkeit zu bekommen, anstatt ausführlich und kritisch zu informieren. Manche können das auch einfach nicht, weil sie in ihren Redaktionen keine entsprechend ausgebildeten Journalisten haben, die das Themengebiet durchdringen und bewerten können. Hinzu kommt, dass die Akzeptanz von Pflanzenschutzmitteln in der Bevölkerung nicht gerade groß ist, und so fällt eine emotionale, aber ungenaue Bericht-erstattung bei vielen Verbrauchern, entschuldigen Sie das Wort-spiel: auf fruchtbaren Boden. Dann sind viele Menschen verunsi-chert, wenn sie von Glyphosat im Urin hören und lesen, obwohl dieser Nachweis im Grunde gar nichts Besonderes ist. Schließlich ist der Stoff zur Unkrautvernichtung in Landwirtschaft und Gar-tenbau zugelassen, sodass viele von uns täglich Rückstände davon mit dem Essen aufnehmen. Und weil unser Körper sie schnell wie-der ausscheidet, landen sie irgendwann eben auch im Urin.

Solche Meldungen können aber leicht den Eindruck vermitteln, dass unser Essen heute voller Gifte steckt und nicht mehr so si-cher ist wie früher. Dabei sind die Belastungen mit Schadstoffen gar nicht höher, es gibt einfach nur viel genauere Messmethoden, die auch noch häufiger durchgeführt werden. »Sie können heutzutage ein Stückchen Würfelzucker im Bodensee nachweisen, also kleinste Mengen an Stoffen. Das heißt aber nicht im Umkehrschluss, dass diese winzigen Mengen für Verbraucher gefährlich sind«, sagte Gaby-Fleur Böl, Leiterin der Abteilung Risikokommunikation im BfR, im Fernsehmagazin *Panorama*. Auch Pflanzenschutzmittel in unserem Essen sind somit kein Problem, solange die Gesamtmenge gering ist – und dafür sorgen eben die festgelegten Grenzwerte.

Der Nachweis einer Substanz allein stellt also noch keine Ge-fahr für unsere Gesundheit dar, viel wichtiger ist, wie viel von ihr in einem Lebensmittel enthalten ist und wie intensiv unser Körper ihr ausgesetzt ist. Das Prinzip ist altbekannt, schon vor 500 Jah-ren sagte Paracelsus: Die Dosis macht das Gift. Abgesehen davon ist eine völlig schadstofffreie Ernährung gar nicht möglich, denn manch schädliche Substanz bildet die Natur selbst, ganz egal, ob der Bauer seine Felder ökologisch oder konventionell bestellt. So-lanin in den grünen Teilen von Tomaten oder Blausäure in bitte-ren Mandeln sind solche Beispiele. Auch über die Umwelt kön-nen schädliche Substanzen in unser Essen gelangen, viele erinnern sich bestimmt noch an die Meldungen zu Dioxin in Eiern. Oder sie entstehen bei der Verarbeitung, wie Acrylamid in Keksen und Kartoffelchips durch starkes Erhitzen. Und ob bio oder nicht: Werden Lebensmittel bei der Lagerung feucht, können Schimmelpilze sie befallen und sogenannte Mykotoxine bilden – und die sind nun wirklich gesundheitsschädlich, da gibt es keine Diskussion. Konventionelles Obst und Gemüse sind vor ihnen sogar eher noch geschützt als Biolebensmittel, weil sie oft mit chemischen Pflanzenschutzmitteln behandelt sind, die auch gegen Pilze wirken. So ist es mit einigen Lebensmitteln: Das Natürliche kann gefährlicher sein als das Nichtnatürliche. Noch ein Beispiel gefällig? Dann los: Rohmilch kann Krankheitserreger enthalten, etwa EHEC-Bakterien. Die tummeln sich zwar im Darm der Kuh, dürften also eigentlich gar nicht in Kontakt kommen mit der Milch. Weil aber der gute Zentner Kot, den so ein Rind am Tag ausscheidet, meist nicht spurlos an seinem Euter vorbeigeht, können die Keime beim Melken in die Milch gelangen. Trinken wir die dann unbehandelt, können blutige Durchfälle die Folge sein. Vor allem bei Kindern verläuft die Infektion oft schwer, kann bleibende Nierenschäden hinterlassen und manchmal sogar tödlich enden. Deshalb wird Milch heute pasteurisiert oder irgendwie anders hitzebehandelt, bevor der Verbraucher sie kaufen kann. Das tötet die Bakterien ab und macht die Milch länger haltbar. Es ist also wirklich ein Irrglaube, dass alles Naturbelassene immer gesünder ist.

Die Stiftung Warentest hat sich die Mühe gemacht und 50 ihrer Lebensmitteltests ausgewertet, um Bio- und konventionelle Lebensmittel miteinander zu vergleichen. Sie schaute auf Schadstoffbelastung, Auswirkungen auf die Gesundheit, den Geschmack, den Preis und vieles mehr. Und siehe da:»Insgesamt betrachtet sind biologisch hergestellte Lebensmittel nicht besser als konventionell hergestellte: Ihre Qualität liegt mit der herkömmlicher Ware etwa gleichauf«, schreiben die Autoren. Bei Blindverkostungen konnten die Prüfer zum Beispiel nicht herausschmecken, welche Lebensmittel bio sind. In Geschmack, Geruch und auch im Aussehen schnitten beide Warengruppen fast gleich ab. Biogemüse und -obst waren zwar klare Sieger bei den Pflanzenschutzmitteln, in der Kategorie Schadstoffe bekamen Ökoprodukte jedoch sogar häufiger die Noten»mangelhaft« und »ausreichend« als die konventionellen Lebensmittel. So fanden sich in Biosonnenblumenöl kritische Mineralöle, in Bionudeln wiesen die Tester zu hohe Mengen eines Schimmelpilzgiftes nach, und Biotee enthielt potenziell krebserregende Substanzen wie Anthrachinon und polyzyklische aromatische Kohlenwasserstoffe. Insgesamt gesehen schnitten die konventionell hergestellten Lebensmittel in der Schadstoffbewertung sogar etwas besser ab als die ökologisch produzierten, weil sie häufiger die Note »gut« bekamen. Und das Fazit der Autoren lautete: »Anders als Bioanhänger erwarten, hat Bioware auch Probleme mit Schadstoffen. Die Ursachen sind vielfältig, es handelt sich etwa um Verunreinigungen aus der Produktion.« Und den gesundheitlichen Vorteil von bio gegenüber konventionell beurteilten die Prüfer anhand der aktuellen Studienlage als »nicht eindeutig bewiesen«. Positiv stellte die Stiftung Warentest jedoch heraus, dass die Qualität von Lebensmitteln, egal ob konventionell oder ökologisch produziert, im Vergleich zu den Vorjahren gestiegen ist.

Die Ergebnisse dieser Auswertung zeigen einmal mehr, dass wir heute optimale Voraussetzungen haben, uns gesund zu ernähren. Anstatt sich vor Schadstoffen im Essen zu fürchten, sollte man lieber mal seine Küchenhygiene unter die Lupe nehmen. Viele glauben zwar, in den eigenen vier Wänden sei alles in Ordnung, Wissenschaftler aber sehen das ganz anders. Schnell wandern Keime vom Hühnchenfleisch auf den Salat, weil man das gleiche Brett und Messer zum Schneiden verwendet. Oder man verteilt mit einem Wisch Billionen von Keimen auf Tellern, Gläsern und Besteck. Denn wer denkt schon daran, dass der Küchenschwamm, der seit zwei Wochen alles Mögliche aufwischen durfte, in der Spüle feucht vor sich hin kompostiert? So fängt sich manch einer eine Infektion mit Lebensmittelkeimen wie Salmonellen, Campylobacter oder E. coli, die mit Magenkrämpfen, Übelkeit, Durchfall und Erbrechen einhergeht. Dazu noch einmal Andreas Hensel: »Wenn Bakterien so groß wären wie Ratten, würde jeder genau wissen, wie man in der Küche arbeitet. Aber die meisten Leute wissen überhaupt nicht, dass dort Erreger existieren. Küchenhygiene erschließt sich nicht durch reines Beobachten, man muss sie lernen.« Und so wundert es nicht, dass die Teilnehmer einer Befragung des BfR zu gesundheitlichen Risiken die »Lebensmittelhygiene zu Hause« am wenigsten beunruhigte, während »Antibiotikaresistenzen«, »gentechnisch veränderte Lebensmittel« und »Rückstände von Pflanzenschutzmitteln« ganz oben auf der Liste standen. Risiken, die wir kontrollieren können, unterschätzen wir eben leicht. Das kennen wir auch aus anderen Bereichen: Weil wir das Steuer selbst in der Hand haben, halten wir zum Beispiel das Autofahren fälschlicherweise für viel ungefährlicher als das Fliegen.

Halten wir also fest: ob bio oder konventionell – für die Gesundheit macht das keinen Unterschied. Und auch sonst sind beide Gruppen in vielerlei Hinsicht gleichwertig – Negativkampagnen über Lebensmittel sollten uns daher nicht verunsichern. Schließlich kippt ja nicht jeder konventionelle Bauer tonnenweise synthetischen Stickstoffdünger und Pflanzenschutzmittel auf seine Felder. Andererseits produziert aber auch nicht jeder Biolandwirt nach den strengen Richtlinien von biologischen Anbauverbänden wie Bioland, Demeter und Naturland. Bio ist also nicht gleich bio, die Qualität der Produkte unter dem Label kann auch ganz unterschiedlich sein. Die Begriffe »Bio« und »Öko« sind zwar rechtlich geschützt, und Produkte dürfen sich nur so nennen, wenn sie nach der EG-Öko-Verordnung hergestellt wurden. Aber diese Richtlinien setzen nur Mindeststandards für die Produktion. Die biologischen Anbauverbände gehen noch weit darüber hinaus. Sie regeln etwa streng, ob und welche Tierarzneimittel erlaubt sind, wie Tiere gehalten werden müssen oder welche Pflanzenschutzmittel eingesetzt werden dürfen. Umwelt und Tieren kommt das zugute, aber für unsere Gesundheit gilt: Lebensmittel sind heute generell besser als je zuvor. Wir können also ganz entspannt und angstfrei in den Supermarkt gehen. Und wenn wir gesund essen wollen, müssen wir weniger auf die Anbauweise als auf die Art der Lebensmittel achten. Mit ausgewogener Ernährung, reichlich Obst sowie Gemüse und weniger Fleisch machen wir da schon mal sehr viel richtig.

»Das Geschäft mit der Freiheit«
Nahrungsmittelunverträglichkeiten

Freibier, Hitzefrei, Freizeit … das Wörtchen »frei« steht für etwas Gutes. Wer möchte nicht frei sein: frei von Sorgen, frei von Schulden, frei von Stress und natürlich: frei von Krankheit? Kein Wunder, dass diese vier kleinen Buchstaben auch beim Einkaufen eine große Anziehungskraft haben, wenn wir sie auf den Verpackungen entdecken. Lassen sie uns doch glauben, dass bei den Lebensmitteln etwas weggelassen wurde, das dem Körper schaden könnte. Und da die Händler die befreiten Leckereien oft in unmittelbarer Nachbarschaft von Bioprodukten anbieten, sortiert das Gehirn sie schnell in die Kategorie »gesund« und »von hoher Qualität«. So sind es heute längst nicht mehr nur Menschen mit Nahrungsmittelunverträglichkeiten, die laktosefreie Milch, laktose- und glutenfreies Müsli oder laktose-, gluten- und fruktosefreie Biovollmilchschokolade (gibt es wirklich!) auf das Förderband an der Kasse legen. Im Gegenteil, immer mehr Normalesser wollen mit diesen »frei von«-Lebensmitteln etwas für ihre Gesundheit, ihre Figur und ihr Wohlbefinden tun. Schließlich hört und liest man doch ständig von der lausigen Laktose, vom gemeingefährlichen Gluten und von der fiesen Fruktose – und natürlich von den Beschwerden, die sie verursachen. Die dürften niemandem von uns fremd sein: Bauchschmerzen, Blähungen, Völlegefühl … Da ist alles dabei, was der Magen-Darm-Trakt im Repertoire hat. Froh, endlich einen Schuldigen genannt zu bekommen, wenn der Verdauungsapparat nach dem Essen mal nicht ganz rundläuft, kommen Spezialprodukte gerade recht, die die Lebensmittelhersteller heute in Massen in die Läden bringen. Viele Unternehmen haben erkannt, dass sich Lebensmittel sehr gut verkaufen lassen, die auf besondere Kundenbedürfnisse zugeschnitten sind. Da der Markt längst gesättigt ist (Entschuldigung für das Wortspiel), verschaffen die nämlich einen Vorteil im Wettstreit um die Kunden und spülen den einen oder anderen Euro mehr in die Kasse. Schließlich lässt sich für solche Produkte mehr Geld verlangen. Der Rewe-Konzern hat seit 2012 sogar eine ganze Eigenmarke mit dem Namen »REWE frei von« im Sortiment, die mit laktose- und glutenfreien Produkten »für unbeschwerten Genuss« sorgt. Und der Käufer greift zu – offen für alles Neue und genervt von Darmwinden und Co. So boomt das Geschäft mit den Spezialprodukten, »frei von« liegt voll im Trend: Laut *Handelsblatt,* das sich auf eine Studie des Marktforschungsinstituts Nielsen von 2015 berief, lag in Deutschland der jährliche Umsatz mit laktosefreien Lebensmitteln bei 285 Millionen Euro. Der Umsatz mit glutenfreien Produkten kam auf 105 Millionen Euro. Und weil die Nachfrage das Angebot bestimmt, warten diese Spezialprodukte schon lange nicht mehr nur in Reformhäusern darauf, von ein paar Exoten gekauft zu werden. Sie gehören mittlerweile zum modernen Lifestyle, schließlich propagiert auch so mancher Promi die »frei von«-Lebensart und macht ein großes Geschäft damit (wir meinen hier vor allem das Finanzielle). »IT'S ALL GOOD« heißt zum Beispiel das Kochbuch von Schauspielerin Gwyneth Paltrow mit gluten-, laktose- und wovon-auch-immer-freien Rezepten. Der Bestseller verspricht schon auf dem Titel charmant zurückhaltend »DELICIOUS, EASY RECIPES That Will Make You LOOK GOOD and FEEL GREAT«. Im Buch darf man dann lesen und auf tollen Fotos bewundern, wie erfolgreich die Amerikanerin das Böse im Essen aus ihrem und dem Leben ihrer Familie verbannt hat. Klar möchten viele da nur noch eines: den eigenen Körper ebenso von Gluten und Laktose befreien, damit er genauso wunderbar aussieht und funktioniert wie der von Gwyneth Paltrow.

Experten sehen den Run auf die »frei von«-Lebensmittel allerdings kritisch: »Für Menschen, die darauf angewiesen sind, sind diese Produkte ein Segen, für die Normalverbraucher aber überflüssig«, sagt die Ernährungswissenschaftlerin Silke Restemeyer von der Deutschen Gesellschaft für Ernährung (DGE) auf spektrum.de. Denn der Milchzucker Laktose, das Getreideeiweiß Gluten und der Fruchtzucker Fruktose sind keineswegs schädliche Zusatzstoffe, wie uns Hersteller und Händler oft weismachen wollen. Es sind ganz natürliche Bestandteile von Lebensmitteln. Sie schaden keinem, der sie vertragen kann – und das tun die meisten. Auch wenn einem nach dem Essen öfter mal ein Pups quer sitzt, sollte man nicht auf eigene Faust seinen Speiseplan einschränken und mit der »frei von«-Ernährung riskieren, dass einem Nährstoffe fehlen. Auf die Inhaltsstoffe muss man nur dann achten, wenn der Arzt eine Unverträglichkeit diagnostiziert hat. Das kann etwa eine sogenannte Laktoseintoleranz sein, unter der 15 bis 20 Prozent der Deutschen leiden. Die Betroffenen bilden das Enzym Laktase in zu geringen Mengen, die Ursache dafür liegt in den Genen. Laktase spaltet den Milchzucker während der Verdauung im Dünndarm auf (in Glukose und Galaktose) und ermöglicht so die Aufnahme ins Blut. Mangelt es an dem Enzym, gelangt die Laktose unverdaut in den Dickdarm. Dort machen sich die anwesenden Bakterien über sie her, was Blähungen, Darmkrämpfe und Durchfall verursachen kann.

Auch der sogenannten Zöliakie liegt eine Unverträglichkeit zugrunde, und zwar gegen Gluten. Es handelt sich um eine angeborene Autoimmunerkrankung, bei der schon kleinste Mengen des Getreideeiweißes ausreichen, um eine Entzündung des Dünndarms auszulösen, die dann seine Schleimhaut schädigt. Wer betroffen ist, leidet unter Durchfall, Bauchkrämpfen und Müdigkeit bis hin zu Gewichtsverlust und Mangelerscheinungen, weil der Darm die Nährstoffe nicht mehr ausreichend aufnehmen kann. Allerdings: Nur etwa ein Prozent der Deutschen ist davon betroffen. Auch Fruchtzucker wird von manchen Menschen nicht gut vertragen, hierzulande von etwa 30 Prozent der Bevölkerung. Ärzte sprechen dabei von einer Fruktose-Malabsorption, weil der

Fruchtzucker von der Dünndarmwand nicht ausreichend ins Blut aufgenommen werden kann. Schuld sind Transporteiweiße, die nicht richtig funktionieren. Folglich setzt die Fruktose ihre Reise im Darm fort, bis sie von Bakterien abgebaut wird. Völlegefühl, Bauchkrämpfe, Blähungen und Durchfall können die Folge sein. Übrigens: Bei uns allen sucht der ein oder andere Pups mehr den Weg in die Freiheit, wenn wir es mit Smoothies, Erfrischungsgetränken, Süßigkeiten und Obst übertreiben. Das ist ganz normal, weil wir dann mehr als die 35 bis 50 Gramm Fruchtzucker verspeisen, die unser Körper problemlos aus dem Darm aufnehmen kann. Alles darüber hinaus überfordert hingegen das System aus Transporteiweißen, weil es natürlicherweise begrenzt ist. Menschen mit einer Fruktose-Malabsorption reagieren allerdings bereits bei weniger als 25 Gramm mit Beschwerden.

Hat der Arzt mit anerkannten Testverfahren eine Nahrungsmittelunverträglichkeit sicher nachgewiesen, kann eine Ernährungsberatung und -umstellung Betroffenen helfen, möglichst beschwerdefrei damit zu leben. In der Realität gilt heute aber eher das »Diagnose-yourself-Verfahren«: Da schreibt sich so mancher mir nichts, dir nichts selbst eine Unverträglichkeit zu (was auch sonst soll das Bauchgrimmen und die Blähungen verursachen?) und lässt bestimmte Lebensmittel einfach ganz weg. Oder er kauft teure »frei von«-Produkte, weil er vermutet oder beobachtet hat, dass ihm bestimmte Inhaltsstoffe Probleme machen. Hätten Sie gewusst, dass etwa 80 Prozent der Menschen, die laktosefreie Produkte kaufen, gar keine Milchzuckerunverträglichkeit haben? Es ist eben heute ganz normal, bei Beschwerden sofort tätig zu werden. Ein gesundes Magen-Darm-System hat einfach zu funktionieren, und zwar ohne lästige Geräusche oder sonstige Störungen. Alles andere muss krankhaft sein, und darum lassen kerngesunde Menschen von heute auf morgen Laktose, Fruktose oder Gluten einfach weg und schränken sich stark mit dem Essen ein, ohne dass sie ihrer Gesundheit damit einen Gefallen tun. Viele von ihnen sind Opfer von Unternehmen, die ein großes Interesse daran haben, Normales krankzureden, aus Gesunden Patienten zu machen, neue Krankheiten zu erfinden oder bereits bekannte in Mode zu bringen, um einen möglichst großen Markt für ihre Spezialprodukte zu schaffen. Fachleute nennen das Disease Mongering, was so viel bedeutet wie Krankheitserfindung (wir haben auf S. 36 schon darüber berichtet). Keine Frage, wenn man unter einer Zöliakie leidet, ist das eine schwere Erkrankung. Aber wenn man nur glaubt, dass Gluten einem nicht guttut, eben nicht.

Allein der Weg durch den Supermarkt oder der Blick ins Internet zeigt, wie sehr Nahrungsmittelunverträglichkeiten heute in Mode geraten sind. Für den Laien ist es aber kaum möglich, zwischen Werbung und seriöser Information zu unterscheiden, die Strategien der Unternehmen sind einfach zu perfide. Sie binden PR-Agenturen, Medien und auch Mediziner in das Disease Mongering ein, sodass alles ganz wissenschaftlich aussieht. Hinzu kommt, dass die meisten von uns empfänglich dafür sind, etwas ganz Normales wie etwa Blähungen als ein medizinisches Problem zu sehen, gegen das wir etwas tun müssen. Und wenn wir immer wieder gesagt bekommen und in Zeitschriften oder im Internet lesen, dass Gluten oder Laktose Bauchschmerzen und Blähungen verursachen, dann kriegen wir sie nach einem Weizenbrötchen oder nach einem Glas Milch auch – einfach deswegen, weil wir vermehrt darauf achten. Der Fachbegriff dafür lautet Noceboeffekt. Er bedeutet, dass man echte Beschwerden bekommt, weil man um schädliche Auswirkungen weiß, sie vielleicht auch schon mal erfahren hat, und daher etwas Negatives erwartet. Er ist der böse Bruder vom Placeboeffekt, bei dem eine Scheinbehandlung dank positiver Erwartungen Symptome bessert.

Die Forschung zeigt, dass der Noceboeffekt auch bei Nahrungsmittelunverträglichkeiten eine Rolle spielen kann. Dies zeigte etwa eine italienische Studie, die ihre Probanden mit einem fingierten Wasserstoff(H2)-Atemtest täuschte. Diese Untersuchung ist das Standardverfahren, um eine Laktoseintoleranz nachzuweisen: Man trinkt eine Laktoselösung, und anschließend wird mit einem speziellen Gerät in festgelegten Abständen der Gehalt an Wasserstoff in der ausgeatmeten Luft gemessen. Ist er erhöht, deutet das darauf hin, dass der Milchzucker nicht schon im Dünndarm durch das Enzym Laktase aufgespalten und aufgenommen wird, sondern weiter in den Dickdarm wandert und dort von Bakterien abgebaut wird. Denn beim Abbauprozess entsteht Wasserstoff, der über das Blut und den Lungenkreislauf in die Atemluft gelangt und darin gemessen werden kann. An der italienischen Studie nahmen sowohl Personen teil, die trotz eines zuvor schon unauffälligen H2-Atemtests Beschwerden angaben, als auch solche, bei denen der Test bereits eine Laktoseintoleranz nachgewiesen hatte. Die italienischen Forscher baten nun beide Gruppen erneut zu einem H2-Atemtest, gaben ihnen dabei aber, ohne dass sie etwas ahnten, nicht Milchzucker zu trinken, sondern einfachen Traubenzucker. Mit überraschendem Ergebnis: Egal ob laktoseintolerant oder nicht, in beiden Gruppen klagten viele der Probanden während des Scheintests über Bauchbeschwerden, obwohl sie gar keine Laktose verdauen mussten. Offenbar hatte allein die negative Erwartungshaltung, also der Noceboeffekt, die Beschwerden verursacht.

Wer also denkt »Das vertrage ich nicht, davon bekomme ich immer Bauchschmerzen«, kriegt sie vermutlich auch, einfach weil er sie erwartet. Die Hersteller der teuren »frei von«-Lebensmittel kann das nur freuen, beschert ihnen das doch Kunden, die ihre Spezialprodukte kaufen, ohne sie zu brauchen. Und wer sich erst mal eingeredet hat, dass er sich mit diesen Lebensmitteln etwas Gutes tut, fühlt sich allein schon deswegen besser und möchte nicht mehr auf sie verzichten. Andere wiederum haben gar keine Beschwerden, sondern probieren sie aus, weil Freunde und Bekannte so sehr davon schwärmen. Denn falsch machen kann man damit ja auch nichts, so die Vorstellung. Und manche halten »frei von«-Produkte einfach generell für gesünder. Aber das ist nicht so. Im Gegenteil: »Viele Verbraucher denken gar nicht daran, was dann da als Ersatz reinkommt, in diese vermeintlich gesünderen Produkte. Oft sind das Zusatzstoffe, Emulgatoren, einfach künstliche Lebensmittel, die den Ersatz für diese Natürlichkeit suggerieren«, erklärte Monika Bischoff, Ernährungswissenschaftlerin am

Zentrum für Ernährungsmedizin und Prävention in München im *Bayrischen Rundfunk.* In glutenfreie Produkte zum Beispiel rühren Hersteller auch oft mehr Zucker und Fett hinein, damit sie schmecken und nicht zerkrümeln. Denn Gluten ist nicht nur wichtig für den guten Geschmack, sondern hält auch den Teig zusammen und sorgt dafür, dass Gebackenes eine schöne Konsistenz hat. Und auch laktosefreie Milch schmeckt anders als herkömmliche, einfach weil der Milchzucker darin aufgespalten wurde, in die deutlich süßeren Einfachzucker Galaktose und Glukose.

Während mancher Normalo aus dem »frei von«-Essen eine Art Lebensphilosophie à la Gwyneth Paltrow macht, würden Menschen, bei denen eine Zöliakie oder eine Laktoseintoleranz nachgewiesen ist, sicher lieber heute als morgen ohne diese Einschränkung ihres Speiseplans leben. Natürlich profitieren die Betroffenen auch in gewisser Weise von dem Hype des Weglassens: Es gibt heute eine große Auswahl an gluten- und laktosefreien Produkten, glutenfreie Bäckereien und Restaurants haben eröffnet, und man kann inzwischen sogar gluten- und laktosefreien Urlaub machen, weil Fluggesellschaften und Hotels sich darauf spezialisiert haben. Aber muss es für Menschen mit Zöliakie nicht wie Hohn klingen, wenn kerngesunde Menschen in die Welt posaunen, wie toll und schlank sie seit ihrer Glutendiät aussehen? Und sogar Waldi und Miezi schlemmen heute schon gluten- und laktosefrei. Klingt wie ein Witz, ist aber keiner, denn natürlich ist die Tiernahrungsindustrie ebenfalls auf den »frei von«-Zug aufgesprungen und lässt Herrchen und Frauchen fleißig das teure Spezialfutter kaufen.

Noch unglaublicher ist aber, dass Lebensmittelhersteller die Hinweise »glutenfrei« oder »laktosefrei« auf Produkte drucken, die von Natur aus kein Gluten und keine Laktose enthalten. »Der glutenfrei-Trend läuft europaweit auf Hochtouren und treibt zum Teil seltsame Blüten. So wird in Spanien ein Mineralwasser mit Geschmack ›sin gluten‹, also ohne Gluten, verkauft«, schreibt die Verbraucherzentrale. Aber auch hierzulande markieren die Hersteller gerne Schinken als glutenfrei und laktosefrei, obwohl schon die Natur darin nichts davon vorgesehen hat. Und auf Hartkäse drucken sie »laktosefrei«, obwohl der schon natürlicherweise nur sehr wenig davon enthält. In Emmentaler, Gouda oder Parmesan etwa wird die meiste Laktose nämlich in Milchsäure umgewandelt, während der Käse reift. Diese Sorten sind somit quasi laktosefrei und werden selbst von Menschen mit einer echten Intoleranz gut vertragen.

Nun sollte man nicht jedem Lebensmittelproduzenten böse Absicht unterstellen – mancher will vielleicht wirklich nur informieren. Oft jedoch ist die »frei von«-Kennzeichnung ein Marketingtrick, um stinknormalen Produkten ein positives Image zu verleihen, sie einfach generell als gesund und hochwertig erscheinen zu lassen. Dann reiht sich in die Nachbarschaft der Packungsbeschriftungen auch gern noch »ohne Konservierungsstoffe« oder »ohne künstliches Aroma«, und – schwups – landet das Produkt im Einkaufswagen von Kunden, die gar keinen Bedarf danach haben – aber es klingt ja so gesund. Dabei fehlt bisher der wissenschaftliche Beweis dafür, dass eine laktose-, gluten- oder fruktosefreie Ernährung für die Allgemeinbevölkerung überhaupt Vorteile bringt. Gleiches gilt für den Erfolg einer glutenfreien Diät beim Abnehmen. Und so zahlen viele Menschen an der Kasse deutlich mehr für die Spezialprodukte, ohne dass es ihrer Gesundheit irgendetwas nutzt.

Ein bundesweiter Marktcheck der Verbraucherzentralen hat ergeben, dass glutenfreie Produkte bis zu viermal mehr kosten als herkömmliche Lebensmittel. Und bereits zuvor hatte die Verbraucherzentrale Hamburg vermeldet, »dass von Laktoseintoleranz betroffene Menschen durchschnittlich 2,4-mal so viel für Lebensmittel zahlen müssen, die als laktosefrei deklariert sind. Und das, obwohl viele Produkte von Natur aus ohnehin gar keinen oder nur sehr wenig Milchzucker enthalten.« Sie hatte sich 24 als laktosefrei gekennzeichnete Produkte genau angeschaut und deren Preise direkt mit denen ihres ohnehin milchzuckerarmen oder -freien Pendants verglichen. So kostete beispielsweise ein Mozzarella der Firma MinusL mit dem Hinweis »laktosefrei« 1,35 Euro/100 g, der nicht gekennzeichnete Mozzarella der Firma Casale im Vergleich

dazu nur 0,44 Euro/100 g. Der Kunde musste also mehr als dreimal so viel für ein Produkt bezahlen, das mit weniger als 0,1 g
Laktose/100 g nach den Kriterien der Lebensmittelchemischen
Gesellschaft ohnehin als »streng laktosearm« gilt und daher auch
vielen Menschen mit nachgewiesener Laktoseintoleranz gut bekommt. Die Bewertung der Verbraucherzentrale war eindeutig:
Marketingtrick! Denn der Hersteller werbe mit etwas, das selbstverständlich sei. (Man könnte es auch mit einem Gemüsehändler
vergleichen, der auf seine Tomaten »rein pflanzlich« schreibt.) 18
der 24 untersuchten Lebensmittel erzielten das gleiche Ergebnis,
darunter waren Knäckebrot, Tilsiter, Butter, Camembert und Putenbrust. Für den Verbraucher ist das auch wirklich verwirrend,
glaubt doch so mancher irrtümlich, dass etwa in Putenbrust Laktose steckt, wenn der »frei von«-Hinweis auf dem einen Produkt
steht und auf dem anderen nicht. Und bei Milcherzeugnissen wie
Hartkäse fällt man auf den Trick mit der Kennzeichnung besonders schnell herein, schließlich enthält Milch ja Milchzucker, also
muss der doch auch in Käse drin sein. Und so kaufen viele Menschen völlig unnötig das teurere Lebensmittel mit dem Freiheits-
aufdruck, obwohl sie auch die konventionelle Variante gut vertragen würden.

Kein Wunder, dass »frei von«-Produkte heute ein Riesengeschäft
sind. Und nicht nur die. Auch mit fragwürdiger Diagnostik verdient sich so mancher ein goldenes Näschen. Ob im Internet, beim
Heilpraktiker oder sogar in manchen Arztpraxen: Hilfe suchenden
Menschen werden teure Untersuchungen auf Unverträglichkeiten
und Allergien angeboten, die hochwissenschaftlich klingen, wie die
Bestimmung von IgG und IgG$_4$, Lymphozytentransformationstest,
Kinesiologie, zytotoxischer Lebensmitteltest oder Vegatest. Davon
sollte man sich aber nicht beirren lassen. Denn das alles seien unge-
eignete Methoden, um allergische und nicht allergische Nahrungsmittelunverträglichkeiten zu bestimmen, warnt das Bundesministerium für Ernährung und Landwirtschaft.

Für eine Blutuntersuchung auf IgG-Antikörper zahlt man bis
zu mehrere Hundert Euro aus eigener Tasche, ohne dass das Er-

gebnis etwas über eine Erkrankung aussagt. Denn jeder Mensch bildet natürlicherweise diese Antikörper, einfach nur weil das Immunsystem darauf reagiert, dass man fremde Eiweiße verspeist hat. Mit Krankheit hat das nichts zu tun.»Daher ist der allergenspezifische Nachweis von IgG- oder IgG$_4$-Antikörpern gegen Nahrungsmittel zur Abklärung und Diagnostik von Nahrungsmittelunverträglichkeiten ungeeignet und strikt abzulehnen«, schrieben die Autoren der Leitlinie »IgG-Antikörper gegen Nahrungsmittel« der deutschsprachigen Allergiegesellschaften schon 2009. Trotzdem bekommen Menschen diese Tests immer noch angeboten, geben unnötig viel Geld dafür aus und gehen danach mit einem positiven Ergebnis nach Hause, das sie fälschlicherweise glauben lässt, krank zu sein. Und das ist schlimm, weil sich der Leidensdruck, den sie eh verspüren, dadurch noch erhöht und ihre Lebensqualität einschränken kann. Hinzu kommt etwas, das man nicht unterschätzen darf: das Risiko einer Fehlernährung. Denn viele lassen nach so einem Test eine lange Liste von Lebensmitteln weg – schließlich glauben sie ja, dass er eine Unverträglichkeit oder Allergie wissenschaftlich bewiesen hat. Wir können also nur zur Vorsicht raten, vor allem bei Methoden, die man selbst zahlen muss – auch wenn sie noch so wissenschaftlich klingen und angepriesen werden (siehe dazu auch Individuelle Gesundheitsleistungen S. 110 ff.).

Es gibt aber anerkannte Verfahren, mit denen der Arzt Nahrungsmittelunverträglichkeiten gezielt nachweisen kann. Und deren Kosten übernimmt dann auch die Krankenkasse. Doch selbst wenn seriöse Tests zum Beispiel auf Zöliakie und Weizenallergie negativ ausfallen, ist das für viele Menschen noch kein Freispruch für das Gluten. Die Furcht vor Brötchen und Keksen geht weiter: »Glutensensitivität« heißt das Gespenst, das durch die Wissenschaft und die Medien geistert. Sie haben bestimmt schon davon gehört, oder? Die Betroffenen reagieren angeblich überempfindlich auf Gluten, wenn sie Getreideprodukte gegessen haben. Zu Schäden im Dünndarmgewebe oder zu Antikörpern im Blut kommt es dabei nicht, dafür aber zu einer Fülle von Symptomen – von Magen-Darm-Beschwerden über Kopfschmerzen bis hin zu Gelenkproblemen ist alles dabei. Experten streiten jedoch noch, ob es dieses Krankheitsbild wirklich gibt oder ob es sich um eine Modeerfindung der Industrie handelt, mit der sie ihre teuren Spezialprodukte verkaufen will. Die wissenschaftlichen Daten sind bisher einfach zu widersprüchlich und unzureichend, es gibt weder gesicherte Diagnosemethoden noch konnte eindeutig gezeigt werden, was bei der Entstehung und Entwicklung des angeblichen Krankheitsbildes im Körper vor sich geht. Große, seriöse Studien sind daher nötig, um hier Klarheit zu schaffen. Momentan gleiche die Forschung zur Glutensensitivität aber eher der Geschichte von den Blinden und dem Elefanten, sagte die amerikanische Forscherin Sheila E. Crowe von der University of California in der Zeitschrift *Scientific American*. Die geht so: Drei Blinde können nicht aufhören zu streiten, wie ein Elefant aussieht, denn jeder beschreibt das Tier anders, zu dem er geführt wird. Der Erste fühlt nur den Rüssel, der Zweite nur das Bein, und der Dritte ertastet einzig und allein den Schwanz. Vermutlich steckt auch hinter dem, was heute Glutensensitivität genannt wird, etwas ganz anderes als nur eine einzige Erkrankung. Es darf also nicht alles auf das Gluten geschoben werden. Probleme mit Getreideprodukten können viele Auslöser haben. Für die Forscher gilt es nun, diese aufzudecken und die Ergebnisse zusammenzuführen. Ein paar Hinweise gibt es bereits, sie reichen von weiteren Getreidemolekülen bis hin zur Psyche. So sahen spanische und italienische Forscher beim Vergleich mehrerer Studien, dass bei 40 Prozent der Probanden mit vermuteter Glutensensitivität der Noceboeffekt eine Rolle spielte. Sie klagten nämlich über Symptome, obwohl sie unwissentlich gar kein Gluten, sondern ein glutenfreies Produkt bekommen hatten. Es verwundert also nicht, dass bei vielen Menschen Probleme nicht lange auf sich warten lassen, wenn sie ständig hören, dass Gluten böse ist, oder wenn sie lesen, dass Weizen dick, krank und dumm macht, und überall Kochbücher mit glutenfreien Rezepten angepriesen bekommen. Solange die Zusammenhänge wissenschaftlich noch nicht ausreichend geklärt sind, bleibt eben viel Raum für Spekulationen. Und den möchte so mancher gewinnbringend für sich nutzen. »Es gibt einen riesigen Hype und Fehlinformationen rund um Gluten und um Weizenempfindlichkeiten und Allergien. Es ist zu einer echten Zwickmühle geworden, weil so viele Leute alternativen Heilern und Berühmtheiten folgen, aber die wissenschaftliche Beleglage dabei so schwach ist«, zitierte der *Stern* die australische Forscherin Jessica Biesiekierski. In einer Studie untersuchten sie und ihre Kollegen Menschen ohne eine Zöliakie, die glaubten, unter einer Glutensensitivität zu leiden. Die Probanden bekamen nach einer Diätphase, in der sich bei allen die Magen-Darm-Symptome besserten, eine Woche lang unwissentlich entweder glutenreiche, glutenarme oder glutenfreie Kost zu essen. Und egal ob Gluten auf dem Speiseplan war oder nicht, die Magen-Darm-Beschwerden nahmen bei den Testpersonen in gleichem Ausmaß wieder zu. Die Wissenschaftler konnten weder dosisabhängige noch spezifische Effekte des Glutens messen. Weitere Forschung ist also dringend nötig, und erst die Zeit wird hier mehr Klarheit bringen. Problematisch ist aber, dass die Bedeutung von Nahrungsunverträglichkeiten in der Bevölkerung momentan offenbar mehr vom Markt als von der Medizin beeinflusst wird.

Da sollte jeder Einzelne von uns gegensteuern, indem er sich nicht unnötigerweise von der »frei von«-Welle mitreißen lässt. Natürlich ist Bauchgrimmen unangenehm, und Verdauungsbeschwerden will auch niemand haben. Aber die Zahlen sprechen dafür, dass nur die wenigsten von uns wirklich unter einer Nahrungsmittelunverträglichkeit leiden. Der Verdacht allein rechtfertigt nicht, ganze Lebensmittelgruppen oder ihre Bestandteile einfach wegzulassen und sich damit das Essen und Genießen zu verleiden. Gerade Kinder kann das sozial sehr belasten und ihrer Gesundheit schaden. Also gilt auch hier: erst einmal ruhig bleiben, abwarten und nicht unkontrolliert zu allen möglichen »frei von«-Produkten greifen. So manche Verdauungsstörung löst sich von ganz allein: Geben Sie sich und Ihrem Magen-Darm-Trakt einfach mal eine Chance. Wenn aber die Beschwerden sehr stark sind, längere Zeit anhalten, das tägliche Leben deutlich beeinträchtigen oder sich verschlimmern – wenn etwa Blut im Stuhl ist oder das

Gewicht ungewollt runtergeht, sind das Warnzeichen, hinter denen tatsächlich etwas Ernstes stecken kann. Dann kann der Arzt helfen und mit seriösen (!) Untersuchungen die richtige Diagnose sichern. Von Werbung, Promis und Möchtegernexperten sollten wir uns aber nicht beirren lassen. Denn eines ist klar: Auch die Verwirrung darüber, was gesund und schlank macht, und die ständige Auseinandersetzung mit dem, was man essen darf und was nicht, kann die Lebensqualität einschränken und dazu beitragen, dass wir uns krank fühlen.

Und irgendwann wird wahrscheinlich auch der »frei von«-Trend vergessen sein wie viele andere zuvor, verdrängt von der nächsten Modeernährung, die einen Platz an unserem Esstisch will. Während Menschen, die eine nachgewiesene Nahrungsmittelunverträglichkeit haben, keine andere Wahl bleibt, als ihren Speiseplan ein Leben lang einzuschränken, sollten alle anderen vielleicht einfach mal weniger darüber nachdenken, was in ihren Magen darf und was nicht. Ein Betroffener bringt es in einem Zöliakieforum mit ein paar Zeilen an Gwyneth Paltrow auf den Punkt: »Ich weiß, Deine Absichten sind gut, aber Du und Deine Hollywoodfreunde verursachen Menschen mit Zöliakie einen großen Schaden. Glutenfrei zu leben ist für uns keine Wahlernährung. Es ist nicht der Schlüssel, um Gewicht abzunehmen, wie Du sagst. Es ist nicht die South-Beach-Diät oder eine dieser anderen lächerlichen Mode-Diäten, die im Schnellverfahren einen gesunden Körper und Geist versprechen. Du möchtest gesund sein? Dann iss clever, iss weniger und beweg dich viel. So war es schon immer, und so wird es immer sein (…) Gwyneth, Du hast Gluten die Ernsthaftigkeit genommen, die es für Menschen hat, die es wirklich nicht vertragen können. Verbring mal einen Tag in der Realität mit mir. Ist es das, was Du tagtäglich durchmachst? Vermutlich nicht. Ich bin froh, dass Du ohne Gluten gesund und glücklich bist. Wirklich, das bin ich. Aber bitte, behalte es doch für Dich.«

In diesem Sinne wünschen wir einfach mal wieder: guten Appetit!

»Wer wagt, gewinnt«
Mindesthaltbarkeitsdatum

Ich (R. S.) habe es wieder getan. Ohne ihm auch nur den Hauch einer Chance zu geben, habe ich ihn vernichtet. Dabei hätte er sicher noch ein paar Tage durchgehalten und ohne große Einbußen seinen Zweck erfüllt. Dass es diesmal den Naturjoghurt traf, war reiner Zufall. Denn eigentlich ist mir die Art des Lebensmittels ganz egal: vom Keks über Marmelade bis zum Ei – ich schmeiße alles gnadenlos weg, sobald es den aufgedruckten Tag erreicht hat. Keine Ahnung, was da in mir abläuft. Vielleicht eine Art Auge-Arm-Reflex, der vom Sehen direkt in die Wegwerfbewegung übergeht, ohne im Gehirn vorstellig zu werden. Denn wäre mein Bewusstsein in diesen Regelkreis eingeschaltet, dürfte ich so etwas Unsinniges nicht tun. Niemals. Ich weiß doch, dass das Mindesthaltbarkeitsdatum, kurz MHD, kein Wegwerfdatum ist. Es ist lediglich eine Empfehlung des Herstellers, bis zu welchem Tag man sein Produkt verzehren sollte. Bis dahin garantiert er, dass es genauso aussieht, riecht und schmeckt, wie er es verspricht. Auch danach ist das Produkt oft noch gut – vorausgesetzt natürlich, dass man es richtig lagert und verschlossen lässt. Denn ist die Packung erst einmal offen, sorgen Sauerstoff, Feuchtigkeit und Mikroorganismen dafür, dass das Lebensmittel schneller verdirbt. Deshalb gehören viele Produkte nach dem Öffnen in den Kühlschrank, denn in der Kälte haben es Keime schwerer, sich in ihnen zu vermehren und sie zu verderben. Bei unter sieben Grad Celsius können konservierte Lebensmittel wie Ketchup dann noch ein halbes

Jahr durchhalten, Milchprodukte, Apfelmus und Wurst noch ein paar Tage. Das weiß ich alles.

Und ich weiß auch, dass ich das MHD keinesfalls mit dem Verbrauchsdatum verwechseln darf, das bei Erreichen tatsächlich die Lizenz zum Wegwerfen ist. »Verbrauchen bis …« steht nämlich auf sehr leicht verderblichen Lebensmitteln wie Hackfleisch oder frischem Geflügel. Die können der Gesundheit schaden, sobald sie nicht mehr gut sind. Sie sollten deswegen nach Ablauf des Datums nicht mehr gegessen werden. Im Grunde bin ich also gut informiert. Trotzdem schmeiße ich viel zu oft und völlig unnötig Essen weg. Und damit bin nicht allein: Eine Studie der Universität Stuttgart hat gezeigt, dass jeder Deutsche im Durchschnitt etwa 82 Kilogramm Lebensmittel im Jahr über Restmüll, Biotonne, Ausguss, Kompost oder den Futternapf seines Haustieres entsorgt. Zwei Drittel davon, also rund 53 Kilogramm, sind vermeidbar, etwa Speisereste oder Lebensmittel, die noch uneingeschränkt genießbar sind. Diese Verschwendung kostet jeden Einzelnen von uns durchschnittlich etwa 235 Euro im Jahr. Hochgerechnet auf eine vierköpfige Familie kommen so rund 940 Euro im Jahr zusammen. Wahnsinn! Da wandert ganz nebenbei also mal eben ein Urlaub oder ein neues Fahrrad in die Tonne! Von den ethischen Aspekten der Lebensmittelverschwendung und vergeudeten Ressourcen ganz zu schweigen.

Hätten Sie gewusst, dass für die Herstellung von einem Kilo Käse etwa 5000 Liter Wasser nötig sind? Kaum zu glauben, oder? Aber natürlich muss das Futter für die Kuh erst einmal wachsen, und so ein Tier hat nicht nur einen gesunden Appetit, sondern auch einen ordentlichen Durst. Doch wer weiß denn heute noch, welchen Ursprung ein Lebensmittel hat, wie es hergestellt wird und wie viel Energie und Arbeit es kostet, bis es in unserem Einkaufswagen liegt? Viele Jüngere wohl eher nicht mehr. Und so überrascht es kaum, dass gerade sie deutlich häufiger Essen wegwerfen als die Älteren. Das zeigt sich zumindest in Umfragen. Unsere Großeltern haben in der ersten Hälfte des 20. Jahrhunderts schließlich noch erlebt, was Nahrungsmittelknappheit bedeutet.

Um satt zu werden, mussten sie damals alles Essbare irgendwie aufbereiten und verwenden, vom Knochen, den sie auskochten, bis hin zum Gemüse, das sie selbst einlegten. Auch was vom Essen übrig blieb, haben sie nicht einfach weggeworfen, sondern aus den Resten am nächsten Tag noch eine Mahlzeit gemacht. Es waren halt ganz andere Zeiten.

Heute hingegen sind Lebensmittel ständig im Überfluss verfügbar und kosten nicht mehr viel. Wir müssen also gar nicht erst prüfen, ob etwas noch gut ist, ob wir es noch essen können. Viele sehen das überschrittene MHD und schmeißen Joghurt, Soße und Co einfach ungeöffnet weg und kaufen sie neu. Auch Essensreste wandern eher in den Müll als in den Kühlschrank. Schließlich kriegen wir das, was wir brauchen, jederzeit im Supermarkt um die Ecke – und zwar alles, was man sich nur wünschen kann. Selbst Backwaren, Fleisch, Obst und Gemüse können wir Tag für Tag superfrisch bis Ladenschluss kaufen – und nichts anderes erwarten wir. In diesem Schlaraffenland, das uns schon im Eingangsbereich mit »Kauf drei, zahl zwei«-Aktionen und Sonderangeboten lockt und beim Gang durch die Regalreihen unsere Sinne mit Musik, Licht, Farben und sogar mit speziellen Düften verwöhnt, landet dann ganz schnell ganz viel in unserem Einkaufswagen – und zu Hause dann irgendwann im Müll, weil wir es gar nicht brauchten oder doch nicht mochten. Das Problem ist zum einen, dass man meistens erst im Laden entscheidet, was man kauft, und dabei nicht rational vorgeht, sondern emotional und triebgesteuert. Zum anderen kaufen wir sowieso immer viel mehr ein, als wir benötigen. Denn unsere Gene sind aus Zeiten unserer Urahnen immer noch aufs Überleben programmiert (wir berichteten bereits auf S. 155). Der Iss-was-du-bekommen-kannst-Automatismus steckt also tief in uns drin, und so laden wir wohl auch den Wagen immer voller als nötig. Experten vermuten, dass ähnliche Mechanismen, die dafür sorgen, dass wir zu viel essen, auch dafür verantwortlich sind, dass wir zu viele Lebensmittel einkaufen – und schließlich dann zu Hause wegwerfen.

Natürlich wissen die Lebensmittelkonzerne um die menschlichen Schwächen und nutzen sie zu ihren Gunsten. Um ihre Waren an den Mann, die Frau und das Kind zu bringen, sind die Geschäfte daher durchorganisiert bis ins kleinste Detail. »Nichts steht einfach nur so da: Die Anordnung der Produkte in den Regalen – oben, unten, links oder rechts, wo wie beim Lesen das Auge am längsten verharrt – alles ist geplant. Auch der Einkaufswagen ist nicht nur groß, sondern noch angeschrägt. So rutschen die Waren aus dem Blickfeld des Einkäufers und er denkt: Da fehlt noch was«, sagte der Marketingexperte Willy Schneider, Leiter des Studiengangs Handel an der Dualen Hochschule Baden-Württemberg in Mannheim, im Interview mit *sueddeutsche.de*. Selbst das MHD ist für die Hersteller längst nicht nur eine Garantie für die Qualität ihres Produktes, sondern auch ein Marketinginstrument, um möglichst viele Lebensmittel zu verkaufen. Denn auch sie wissen wohl: Was über dem Termin ist, schmeißen viele Kunden weg und kaufen es neu. So drucken manche Hersteller zum Beispiel ein kürzeres MHD auf ihr Produkt, als ihre Labor- und Langzeituntersuchungen eigentlich als maximale Haltbarkeit für das Lebensmittel ergeben haben. Das hat eine Studie der Fachhochschule Münster gezeigt. Die Autoren erklären das unter anderem am Beispiel von Stollen – ein saisonales Produkt, das es in der Zeit um Weihnachten in den Läden zu kaufen gibt. Stollen ist eigentlich etwa zwölf Monate lang haltbar. Dem Käufer wird aber über das MHD weisgemacht, er müsse ihn eher verzehren: Die ersten, die auf den Markt kommen, erreichen das MHD schon nach fünf Monaten. Die Frist wird in den folgenden Produktionsphasen immer weiter verkürzt, bis die letzten Stollen, die vom Band laufen, laut aufgedrucktem Datum nur noch drei Monate haltbar sind. »Die Restlaufzeit bis Ablauf des MHDs wird extra kurz gehalten, obwohl das Produkt länger haltbar wäre. Grund sind Kundenwünsche. Außerdem soll im nächsten Jahr wieder neuer Stollen gekauft werden«, schreiben die Autoren der Studie. Theoretisch könnte das Hefegebäck also problemlos noch zu Ostern, zum Sommerfest oder sogar am nächsten Heiligen Abend gegessen werden. Was für eine gute Nachricht für echte Stollenliebhaber! Die könnten ihren Stollen jetzt also endlich das ganze Jahr hindurch genießen und auch mal bei der Gartenparty zur Grillwurst anbieten.

Ein weiteres Beispiel aus der Studie zeigt, dass Hersteller Lebensmittel mit unterschiedlichen MHD versehen, obwohl sie aus ein und derselben Produktcharge stammen und somit gleich lang haltbar sein müssten. Schließlich soll der Handel, wenn er das Lebensmittel nachbestellt, auf jeder neuen Lieferung ein neues MHD vorfinden, um dem Kunden seinen Wunsch nach Frische erfüllen zu können. Und der ist groß. Ganz ehrlich, greifen Sie im Regal nicht auch extra nach hinten, um das Lebensmittel mit dem längsten MHD mitzunehmen? Wir zumindest haben das bisher oft getan. Und weil der Hersteller den Anforderungen der Verbraucher nachkommen möchte, druckt er auf die Lebensmittel der ersten Lieferung ein viel kürzeres MHD als ihnen eigentlich zustünde, um für die kommenden Lieferungen noch Spielraum zu haben. Schmeißen wir zu Hause ein Produkt ungeöffnet weg, nur weil es sein aufgedrucktes MHD erreicht hat, könnte es also sein, dass es noch weit über dieses Datum hinaus von bester Qualität wäre.

Darüber hinaus sorgt der Frischefanatismus dafür, dass viele Supermärkte Produkte schon zwei bis drei Tage vor Ablauf ihres MHDs aus den Regalen nehmen und entsorgen, obwohl sie auch danach noch verkauft werden dürften. Die Kunden sollen eben nur Ware mit einem MHD vorfinden, das ihnen genug Zeit lässt, sie zu Hause noch zu lagern, anstatt sie gleich verzehren zu müssen. Was für eine Verschwendung, vor allem vor dem Hintergrund, dass der Hersteller für das MHD seines Lebensmittels verantwortlich ist und somit die Haltbarkeitsfristen bei vergleichbaren Produkten gar nicht einheitlich sind. Sie klaffen oft Monate, ja sogar Jahre auseinander. Bei Basmatireis schwanken sie laut Stiftung Warentest je nach Anbieter zwischen zwölf und 36 Monaten, Apfelsaft ist mal sieben und mal 24 Monate haltbar und bei einem wärmebehandelten Erdbeerjoghurt können es zwischen drei und sechs Wochen Differenz sein.

All das sollten wir im Hinterkopf behalten und entspannt bleiben, wenn wir das nächste Mal ein abgelaufenes MHD unter unseren Vorräten erblicken, weil wir es mal wieder nicht geschafft haben, das Lebensmittel vorher zu essen, oder es im Kühl- oder Vorratsschrank schlicht vergessen haben. Und das passiert heute häufig, weil kaum noch jemand seinen Einkauf plant. Wer schaut denn schon vor dem Gang in den Supermarkt seine Vorräte durch und prüft, was er noch zu Hause hat und was wirklich gebraucht wird? Oder wer überlegt denn schon vor dem Wochenendeinkauf, welche Gerichte in den nächsten sieben Tagen auf den Tisch kommen sollen, und kauft dann auch wirklich nur dafür ein? Die wenigsten wahrscheinlich. Hinzu kommt, dass wir nur noch selten gemeinsam zu Hause essen, weil jeder aus der Familie sich mehr oder weniger selbst versorgt, in der Schulmensa oder in der Arbeitskantine isst oder sich unterwegs etwas zu essen kauft, wenn er Hunger hat. Und wenn wir uns doch mal in die Küche stellen, verwenden viele von uns Fertigprodukte, anstatt noch wie unsere Großeltern alles selbst zu kochen. Dadurch geht das Wissen über Lebensmittel heute mehr und mehr verloren, sie werden auch weniger wertgeschätzt und daher achtlos weggeworfen.

Doch es gibt Ausnahmen – wie die Geschichte unserer Freundin Imme zeigt: An einem Montag im Juli hatte ihr Sohn einen Theaterauftritt mit seiner Klasse. Sie kam von der Arbeit, wie immer drängte die Zeit, aber sie musste auf dem Weg zur Schule noch schnell in den Supermarkt, um etwas für das Abendbrot einzukaufen. Schafskäse mit Brot und Tomaten sollte es geben: Das ließ sich rasch besorgen und nach dem Kulturevent am Nachmittag schnell zubereiten. Und es mochten auch alle. Imme peitschte also den Einkaufswagen durch die Gänge bis zum Kühlregal. Als ihr Arm zum Sinkflug auf den Lieblingsfeta ihrer Familie ansetzte, riss der Fahrtwind (vielleicht war es auch der Ärmel) den benachbarten Ziegenkäse mit sich, der klatschend auf dem Boden aufschlug. Verdammt, auch das noch! Zum Glück blieb die Verpackung so gut wie unversehrt und die große Sauerei aus. Ein kleiner Riss an der Seite war jedoch nicht zu übersehen. Egal, darum konnte sich Imme jetzt nicht kümmern, sie hatte nur noch ein paar Minuten, um den Rest zu besorgen. Ohne groß zu überlegen, stellte sie daher den Käse wieder zu seinesgleichen und jagte davon, Richtung Brot. Doch schon auf Höhe der Eier plagte sie das schlechte Gewissen. Wie im Zeitraffer sah sie den Ziegenkäse in seiner defekten Packung verschrumpeln. Sah, wie ihn alle Ziegenkäseliebhaber verschmähten und er im Regal ausharren musste, bis ihn schließlich ein Supermarktmitarbeiter mit angewidertem Blick auf seine letzte Reise in den Mülleimer schickte. Was für ein bitteres Ende. Nein, das durfte nicht sein! Dass sie es nun nicht mehr pünktlich zur Schulaufführung schaffen würde, war ihr egal – der Käse hatte eine Chance verdient! Auch wenn sie und ihre Familie Ziegenkäse hassten, sie musste ihn wenigstens an der Kasse abgeben.

Also wendete Imme den Einkaufswagen, rannte zurück in die Kühlabteilung und holte ihn. Der Kassiererin beichtete sie kurz darauf beim Bezahlen ihr Missgeschick. Die riss ihr den Käse aus der Hand, fragte nur schroff »Sie wollen den also nicht kaufen?« und war schon in Begriff, ihn unter ihren Kassentisch zu feuern. Imme aber hatte den Käse inzwischen in ihr Herz geschlossen. »Doch!«, hörte sie sich wie aus dem Off sagen. Und so landete der Ziegenkäse nicht im Müll, sondern auf ihrem Abendbrottisch. Mann und Kinder boykottierten ihn zwar und meckerten mehr als das Erzeugertier. Aber Imme blieb gelassen, aß das gerettete Lebensmittel allein auf und war sehr zufrieden. Denn letztlich zählte für sie nur eines: Der Käse war nicht umsonst gestorben!

Wir sollten uns ein Beispiel an Imme nehmen, uns quasi eine Scheibe von ihrem Ziegenkäse abschneiden und Lebensmitteln eine Chance geben, anstatt sie einfach zu entsorgen. Vor allem mit dem MHD sollten wir es nicht ganz so genau nehmen. Ist das Datum erreicht, müssen wir unsere Sinne gebrauchen: schauen, schnuppern, schmecken. Und selbst wenn ein Joghurt nach dieser Frist vielleicht nicht mehr ganz so cremig, ein Käse ein wenig trockener oder eine Kirsche aus dem Glas etwas blasser ist, können wir gelassen bleiben. Denn all das schadet der Gesundheit nicht, solange kein Schimmel zu sehen ist und sich Verderbniskeime nicht zu stark vermehrt haben. Und das merkt man, keine

Sorge! Denn Mikroorganismen, die für den Verderb verantwortlich sind, bilden Enzyme, wenn sie sich vermehren. Damit bauen sie Fette, Eiweiße, Zucker und Stärke ab, und so entstehen Stoffwechselprodukte, die dafür sorgen, dass Lebensmittel eine andere Konsistenz bekommen und nicht mehr so aussehen, riechen und schmecken, wie man es gewohnt ist. Wer schon mal einen großen Schluck saure Milch getrunken, verschimmelte Kartoffeln gerochen oder ranzige Nüsse gegessen hat, weiß, wovon die Rede ist. Und den typischen grauweißlichen Pilzrasen oder die schwärzlichen Verfärbungen von Möhren und Nüssen erkennen die meisten Menschen sofort als Schimmel.

Anstatt nur aufs Datum zu sehen, kann und sollte man seinen Sinnen also ruhig vertrauen: Was schlecht schmeckt, komisch riecht oder verschimmelt aussieht, gehört in den Müll. Bei Fisch-, Fleisch- und Wurstwaren rät die Stiftung Warentest allerdings, sie nicht über das MHD hinaus zu essen. Bei Trockenwaren wie Mehl, reinen Hartweizennudeln oder Reis, die nicht aus Vollkorn bestehen, können wir es hingegen großzügig überschreiten, wenn sie ungeöffnet und richtig gelagert sind. Das liegt daran, dass Verderbniskeime Feuchtigkeit brauchen, um sich vermehren zu können – je trockener das Lebensmittel ist, desto schwerer haben sie es. Und verschlossene Konserven sind sogar fast unbegrenzt haltbar, solange sie nicht gewölbt oder verbeult sind. Auch Milchprodukte wie Käse, Quark und Joghurt sind oft noch Tage über das MHD hinaus essbar. Selbst Eier können wir danach noch verzehren, wenn wir sie gut durcherhitzen. Wer möchte, kann auch einen einfachen Trick nutzen, um frische rohe Eier von alten zu unterscheiden: In einem Glas mit kaltem Wasser bleibt ein frisches Ei am Boden liegen. Falls es sich leicht aufrichtet, sollte man es aufschlagen, daran riechen und es sich genau anschauen. Ist der Geruch unauffällig, der Dotter hochgewölbt und das Eiklar zähflüssig, dann kann es gut durchgegart noch gegessen werden. Schwimmt ein Ei im Wasser jedoch oben, gehört es in den Müll. Denn je älter ein Ei wird, desto größer wird seine Luftkammer, und es steigt hoch.

Natürlich wird es einem nicht von heute auf morgen gelingen, beim MHD entspannt zu bleiben, den eigenen Sinnen zu vertrauen und den runzeligen Apfel, die braune Banane oder das Brötchen vom Vortag doch noch zu essen. Aber mit dem Wissen, dass die Privathaushalte, und damit wir alle, für zwei Drittel der 275 000 voll beladenen Lkw verantwortlich sind, die der Lebensmittelmüll in Deutschland pro Jahr füllen könnte, sollten wir es doch wenigstens mal versuchen, oder? Und wenn wir auch noch planvoll einkaufen, Lebensmittel richtig lagern, passende Portionen kochen, damit nicht zu viel übrig bleibt, und Reste kreativ zu neuen Mahlzeiten verwerten, dann haben wir ohne großen Aufwand nicht nur viel für unsere Umwelt getan, sondern in ein paar Jahren auch ein hübsches Sümmchen gespart.

Gesundheitsinformation

Es war diesmal nicht die Art von Müdigkeit, mit der unsere Freundin Tini jeden Morgen ihre beiden Söhne weckte und zur Schule schickte, die nach einem Kaffee und einer Dusche verschwand. Es war auch nicht die Abgeschlagenheit, die sie abends vor dem Fernseher einschlafen ließ, weil sie gleich nach der Arbeit ihre Kinder zu diversen Nachmittagsaktivitäten chauffiert und zwischendurch auch noch eingekauft und die Wäsche gewaschen hatte. Nein, das hier war anders. Ganz anders. Seit Tagen fühlte sie sich von morgens bis abends ausgelaugt, dauernd war ihr übel, und essen mochte sie auch nichts mehr. Was war nur los mit ihr? Sie war doch eigentlich kürzlich erst gut erholt aus dem Urlaub gekommen: 14 Tage Südafrika mit der Familie. Und nun, nur ein paar Wochen später, war sie ständig erschöpft. Im Job und zu Hause funktionierte sie nur noch, als hätte sie die Handbremse angezogen. Jede Kleinigkeit brachte sie ins Schwitzen, selbst nachts wachte sie schweißgebadet auf. Und dauernd diese Kopfschmerzen. So was hatte sie noch nie erlebt. Es wurde auch gar nicht besser. Voller Sorge setzte sich Tini abends an den Computer und gab bei Google ihre Beschwerden ein. Sie musste herausfinden,

218   Gesundheitsinformation

was ihr fehlte, unbedingt. Schnell landete sie in einem Forum, in dem die Mitglieder gut informiert schienen, obwohl sie Laien waren. Sie beschrieb ihr Problem und fragte, wer so etwas auch kennen würde und was sich dahinter verbergen könnte. Sie hoffte, beruhigt zu werden. Doch mit den Antworten kam die Angst. So schrieb ein User, dass hinter ihren Beschwerden Krebs stecken könnte. Ein anderer wusste es noch genauer: Ihre Abgeschlagenheit, die Appetitlosigkeit und der Nachtschweiß könnten die Anzeichen von Blutkrebs sein, einer akuten Leukämie, vor allem weil sie so plötzlich und aus völliger Gesundheit aufgetreten seien. Und er fragte, ob sie denn auch ungewollt an Gewicht verloren hätte. Tini stieg auf die Waage und erschrak: Tatsächlich, sie hatte etwas abgenommen, ganz ohne es zu merken. Aber eine akute Leukämie – konnte das sein?

Beunruhigt recherchierte Tini weiter im Internet, suchte Informationen zu ihren Beschwerden in den verschiedensten Gesundheitsportalen. Und ständig fand sie den Hinweis auf Krebs. Sie begann gezielt nach Leukämie zu recherchieren, las in Onlineforen Leidensgeschichten von Betroffenen und bekam immer mehr Angst. Traf nicht vieles von dem, was sie im Netz fand, auch auf sie zu? Waren die Symptome, von denen sie da las, denn nicht genau die gleichen wie ihre? Wochenlang nutzte sie jede freie Zeit, um sich vor den Computer zu setzen und auf diversen Internetseiten zu recherchieren, mehrere Stunden ging das manchmal. Sie konnte sich kaum mehr auf etwas anderes konzentrieren und fühlte sich bei allem, was sie las, immer schlechter. Doch eines traute sie sich trotz der anhaltenden Beschwerden nicht: zum Arzt zu gehen. Die Angst, er könnte die Diagnose »Krebs« bestätigen, war einfach zu groß. Irgendwann sagte ihr Mann, dass es so nicht weitergehen könne, »Du wirst noch verrückt«. Er redete auf sie ein, und ein paar Tage später saßen sie gemeinsam beim Hausarzt.

Der sprach zunächst in Ruhe mit Tini und untersuchte sie dann. Etwas Schlimmes fand er nicht – ganz im Gegenteil. Er diagnostizierte etwas, das später auch ihr Frauenarzt bestätigte: eine Schwangerschaft. Tini bekam ein Kind. Sie hatte keinen Krebs und auch keine andere Krankheit. Aber wie konnte das sein: mit 40 noch

schwanger, und das, obwohl sie die Pille nahm? Die Erklärung des
Arztes war ganz einfach: Der Magen-Darm-Infekt zu Beginn des
Südafrikaurlaubs, von dem sie ihm berichtet hatte, war schuld. Der
hatte die Wirkung der Pille vermindert, und das hatte Folgen: ein
Baby! Damit hätte Tini niemals gerechnet, ihre Familienplanung
war längst abgeschlossen. Außerdem hatte sie sich doch todkrank gefühlt, und auch ihre Regel hatte sie weiterhin gehabt. Das war in
keiner ihrer beiden Schwangerschaften zuvor so gewesen.

In den ersten Monaten könne das wegen der Hormonumstellung
aber durchaus vorkommen, erklärte ihr der Frauenarzt, und auch
leichte Blutungen seien in dieser Zeit möglich, die mit dem normalen Zyklus verwechselt werden können. Von der frohen Nachricht
war die ganze Familie überrascht, Tini aber war vor allem erleichtert
nach den Wochen voller Angst und Sorge.

Die hätte sie sich und allen anderen ersparen können, wenn sie
sich nicht im Internetdschungel verirrt hätte auf Laienforen und
fragwürdigen Gesundheitsseiten. Wenn sie ruhig geblieben wäre und
gezielt bei Anbietern von verlässlichen Informationen gesucht oder
bei anhaltenden Beschwerden ihren Arzt gefragt hätte. Dann hätte
sie nämlich gleich erfahren, dass hinter allgemeinen Symptomen wie
Abgeschlagenheit, Übelkeit oder Nachtschweiß meist etwas ganz Ba-
nales steckt, nur selten etwas Schlimmes und manchmal eben sogar
etwas Schönes. Nachdem die ersten drei Schwangerschaftsmonate
vorbei waren, ging es Tini dann auch besser. Sie saß zwar abends
immer noch häufig und lange am Computer, tippte nun aber nicht
mehr »akute Leukämie« in die Suchmaschine ein, sondern »Wickel-
kommode«, »Wiege« und »Kinderwagen«.

Einführung

Ob wir zum Bier eine Zigarette rauchen oder auf Alkohol und Tabak ganz verzichten, ob wir zum Sport gehen oder uns auf der Couch lang machen, ob wir Obst und Gemüse essen oder von Fast Food leben, ob wir uns impfen lassen oder Infektionskrankheiten ungeschützt entgegentreten – Tag für Tag treffen wir Entscheidungen, die unsere Gesundheit beeinflussen. Und auch wenn wir krank sind, liegt es bei uns, ob wir uns untersuchen und behandeln lassen oder nicht. Um aber unseren Vorlieben, Wertvorstellungen sowie Lebenssituationen entsprechend gesundheitliche Entscheidungen treffen zu können und zu wissen, welche Konsequenzen das im Einzelnen für uns hat, brauchen wir eines: verlässliches Wissen. Damit ersparen wir uns so manch überflüssige Sorge, Panik und Maßnahme. Wer gut informiert ist, kann einfach gelassener bleiben.

Informationen zu Gesundheit und Medizin sind heute allgegenwärtig. Dauernd schallen sie aus Radio und Fernseher, füllen Tageszeitungen und Magazine und schreien uns von Litfaßsäulen und Werbeflächen entgegen. Dank des Internets können wir sogar rund um die Uhr auf sie zurückgreifen. Während unsere Eltern noch in Büchern nachschlugen oder den Arzt fragten, wenn jemand krank zu sein schien, suchen wir heute oft mithilfe von Computer oder Smartphone nach Antworten: Etwa zwei Drittel der Internetnutzer recherchieren hierzulande bei Fragen rund um Körper und Seele im Netz, das haben Untersuchungen gezeigt. Möglichkeiten dafür gibt es genug: Suchmaschinen, Gesundheitsportale und Internetforen, in denen sich Laien untereinander oder mit Experten austauschen – das Angebot sprengt die Grenzen des Vorstellbaren. Die Suchanfrage »Müdigkeit« ergab im Oktober 2016 bei Google zum Beispiel rund fünf Millionen Treffer, bei »Kopfschmerzen« waren es sogar etwa sieben Millionen. Das aber ist ein Problem: Egal wonach wir suchen, wir werden überschüttet mit medizinischen Ratschlägen, von denen uns viele besser nie erreicht hätten. Denn ins Netz kann jeder seine Erfahrungen und Tipps stellen – ob er dafür qualifiziert ist, fragt niemand, und es erfährt auch meist niemand. Zudem lassen sich Werbung und fachliche Informationen oft nicht voneinander trennen. Es ist deswegen reine Glückssache, wenn wir bei der Recherche zu gesundheitlichen Fragen zuverlässige Antworten finden. Viele Menschen können nämlich nicht unterscheiden, welche Beiträge gut und welche schlecht sind.

Das gilt nicht nur für Informationen im Internet, sondern auch für solche in Zeitschriften, Broschüren, im Radio oder Fernsehen: Mal wird man vor vermeintlichen Gesundheitsrisiken gewarnt, dann versprechen Scharlatane ein gesundes langes Leben oder verbreiten Angst, um ihre Produkte oder Leistungen zu verkaufen. Kein Wunder, dass viele Menschen unüberlegt zu Früherkennungsuntersuchungen rennen, wenn ein Promi im Fernsehen oder auf Plakaten dazu aufgerufen hat. Oder dass viele hoch dosiert Vitamine schlucken, weil sie in der Zeitung gelesen haben, dass diese vor Herz-Kreislauf-Erkrankungen und Krebs schützen. Oder dass einige, so wie vor Kurzem auch ich (R. S.), mit einem teuren Produkt aus der Apotheke kommen und erst zu Hause merken, dass es keinem nutzt außer dem Hersteller und dem Verkäufer. Bei mir war es ein Hydrokolloidpflaster, dessen Preis mich letztendlich mehr schmerzte als der ärgerliche Haushaltsunfall. Von dem war nach Wochen noch eine wulstige Narbe übrig geblieben, die wie ein Schlappohr an der Handkante klebte und alle Blicke auf sich zog – von Mitleid bis Ekel, es war alles dabei. Die Narbe sollte also weg, und zwar schnell und ohne großen Aufwand. Da kam das Hydrokolloidpflaster gerade recht, das die Apothekerin zur Narbenbehandlung anpries. Es sollte die wuchernde Haut in kürzester Zeit wieder zart und glatt machen. Sie klang sehr überzeugend, aber ein paar Zweifel hatte ich doch.

Auf die Frage, ob das Pflaster an einem so stark beanspruchten und gern auch mal schwitzenden Körperteil denn überhaupt halten würde, versicherte mir die Dame in Weiß eine extrastarke

Klebekraft, die in extrafetten Buchstaben auch noch einmal extra-deutlich auf der Packung vermerkt war. Doch zu Hause erwies sich schnell, dass sich diese Zusicherung wohl eher auf Raufasertapeten oder Küchenfliesen bezogen haben musste, nicht auf menschliche Haut. An meiner Hand zumindest wollte das Pflaster nicht länger als ein paar Minuten verweilen. Auch zusätzlich angebrachte Heftpflaster und Verbände konnten daran nichts ändern. Schnell war also das letzte Pflaster aus der Packung verklebt, ohne auch nur den Hauch einer Wirkung entfalten zu können. So ließ ich die Narbe schließlich Narbe sein und wurde sehr geschickt darin, sie zu verbergen. Und siehe da, nach ein paar Wochen Unansehn-lichkeit schrumpfte sie ganz von selbst und war bald von normaler Haut kaum mehr zu unterscheiden. Ob das teure Hydrokolloid-pflaster das überhaupt so gut hingekriegt hätte? Wir werden es nie erfahren.

Hoffentlich hat sich die Apothekerin von meinem Geld wenigs-tens etwas Schönes gegönnt. Man kann den Preis auch einfach als Honorar für ihr Beratungsgespräch sehen – es war große Schau-spielkunst, mir so überzeugend teuren Quatsch anzudrehen. Darin sind manche Apotheker aber eben echte Vollprofis: So empfehlen und verkaufen sie bei Erkältung ja auch gern rezeptfreie Medika-mente wie Grippostad C oder Wick MediNait, obwohl Experten diese Kombinationspräparate aus mehreren Wirkstoffen längst sehr kritisch sehen Denn mit einem solchen »Cocktail« nimmt man mitunter einen Wirkstoff ein, den man gar nicht benötigt, und riskiert so dessen Nebenwirkungen. Bei einer Erkältung ist es daher viel sinnvoller, die Beschwerden, die einen quälen, gezielt mit Einzelmitteln zu behandeln, als zum Beispiel Wick MediNait zu schlucken. Das enthält neben einem kräftigen Schuss Alkohol nämlich gleich vier verschiedene Wirkstoffe, von denen zwei nicht einmal unbedingt halten, was sie in der Packungsbeilage verspre-chen. Einer soll beispielsweise Nasenlaufen und Niesreiz mindern, obwohl er wegen seiner müde machenden Nebenwirkung kaum mehr dafür eingesetzt wird, sondern als frei verkäufliches Schlaf-mittel. Kein Wunder also, dass man nach einer Dosis Wick Medi-

Nait pennt wie ein Stein, egal wie schlimm einen die Erkältung erwischt hat. Der laufenden und verstopften Nase hingegen würde ein an Ort und Stelle wirkendes Spray viel effektiver und schneller helfen und zudem schonender für den Körper sein. Den nächsten Apotheker, der Ihnen so ein Kombinationspräparat bei einer Erkältung verkaufen will, können Sie daher ruhig mal fragen, ob er denn nicht wüsste, dass diese Mittel problematisch sind.

Generell liegt dem boomenden Gesundheitsmarkt meist nicht viel am Wahrheitsgehalt seiner gut verpackten Werbebotschaften. Hauptsache, es kommt genug Geld in die Kassen. Und das scheint zu klappen: »Immer mehr Bürger achten auf ihre Gesundheit und sind bereit, dafür mehr auszugeben« heißt es in einer Studie der Deutschen Bank DB Research. Ihr zufolge haben sich die Ausgaben der privaten Haushalte für Gesundheit von 1992 bis 2010 mit einem Plus von 125 Prozent mehr als verdoppelt. Dass sich diese Investitionen aber immer lohnen, ist zu bezweifeln. Man muss sich nur die Ergebnisse einer Umfrage des Gesundheitsmonitors anschauen, der regelmäßig Daten zum Gesundheitssystem erhebt und veröffentlicht: Ganz oben auf der Liste der Produkte und Leistungen, die die Deutschen aus eigener Tasche bezahlen, um etwas für ihre Gesundheit zu tun, stehen Nahrungsergänzungsmittel, Vitamine und Mineralstoffe – also Produkte, die meist nicht halten, was sie versprechen. Denn viele Studien haben deren Nutzen für die Allgemeinbevölkerung längst widerlegt, sodass sie bei uns zu Hause meistens nichts zu suchen haben (wir haben auf S. 173 ff. bereits darüber berichtet). Das muss man aber wissen, um unbeeindruckt an den Regalen voller bunter »Gesundmacher« in Supermärkten, Drogerien und Apotheken vorbeizukommen. Denn nur wer gut informiert ist, kann Werbebotschaften durchschauen und unterscheiden, was notwendig ist und was hingegen unnütz oder sogar schädlich ist.

»Health literacy« oder »Gesundheitskompetenz« lauten die Fachbegriffe dafür, dass Menschen im Alltag in der Lage sind, Informationen zu gesundheitlichen Fragen zu finden, zu lesen und zu verstehen, um dann kritisch nach Nutzen und Schaden fragen und Entscheidungen treffen zu können, die ihrer Gesundheit helfen. Voraussetzung dafür sind verlässliche und neutrale Informationen, die auf dem aktuellen Stand der Wissenschaft beruhen, für jeden leicht zu finden sind und Menschen nicht manipulieren oder zu bestimmten Entscheidungen drängen. Die sind jedoch Mangelware im Dschungel aus Meinungen, Halbwahrheiten und Scharlatanerie. So wundert es nicht, dass das, was wir über Gesundheit wissen, eher auf Alltagstheorien basiert denn auf verlässlichen Informationen, wie eine weitere Untersuchung des Gesundheitsmonitors ergab. 1778 Menschen zwischen 18 und 79 Jahren wurden dabei zu ihrem medizinischen Basiswissen befragt, und viele von ihnen hatten immer noch falsche pauschale Vorstellungen: »Neue Untersuchungsmethoden sind besser als alte«, »Viel hilft viel« oder »Die besten Therapien sind auch immer die teuersten«. Kaum jemand wusste etwas über Leitlinien, geschweige denn, wo er sie finden kann. Mancher hatte Schwierigkeiten, Wahrscheinlichkeiten und damit das Risiko einer Maßnahme richtig einzuschätzen. Und eine bundesweit repräsentative Umfrage des Wissenschaftlichen Instituts der AOK (WIdO), in der eine Zufallsstichprobe aller gesetzlich Krankenversicherten ab 18 Jahren befragt wurde, hat gezeigt, dass fast 60 Prozent der Deutschen über eine problematische oder unzureichende Gesundheitskompetenz verfügen.

Einerseits ist die Unwissenheit also groß, andererseits möchte aber auch mehr als die Hälfte der Menschen zusammen mit dem Arzt entscheiden, was passiert. Damit wir im Sprechzimmer mitreden können, brauchen wir jedoch verlässliche Gesundheitsinformationen. Wer sich schlaumacht und sich für seine Gesundheit engagiert, ist zudem zufriedener mit der Behandlung, trägt zu besseren Therapieergebnissen bei und verzichtet eher auf schädliche und überflüssige Leistungen – das haben Studien gezeigt. Menschen, die sich gut auskennen und die Empfehlungen ihres Arztes nicht für den Königsweg halten, sondern nach Alternativen sowie deren Vor- und Nachteilen fragen und auf verständliche Antworten bestehen, tragen also schon mal viel dazu bei, sich vor Unnötigem und sogar Schädlichem in der Medizin zu bewahren. Denn hat der Arzt jemanden vor sich, der nicht alles kritiklos mit sich machen lässt, dann muss er seine Entscheidungen nicht nur genau erklären, sondern sie gegebenenfalls den Wünschen seines Patienten entsprechend noch einmal überdenken und Kompromisse eingehen.

Wenn wir informiert sind, bekommen wir zudem ein realistisches Gefühl dafür, wie bedrohlich alltägliche Gesundheitsgefahren wirklich sind. So können wir bei Beschwerden gelassener bleiben und rennen nicht wegen jedem Wehwehchen gleich zum Doktor. Auch Täuschungen oder Angstmacherei können wir dann erkennen, wir durchschauen es, wenn unangemessene Hoffnungen geweckt werden, und geben vielleicht nicht mehr so schnell Geld für unnütze Prozeduren oder Produkte aus – wir sagen nur: Narbe und Hydrokolloidpflaster.

Doch leider ist es heute alles andere als leicht, sich in gesundheitlichen Dingen schlauzumachen. Zwar haben wir hierzulande ein Recht, zu Fragen über Gesundheit und Krankheit vollständig, verständlich und verlässlich informiert zu werden. Aber: »In Deutschland ist die Beratung von Bankkunden inzwischen gesetzlich besser geregelt als die Aufklärung von Patienten«, bemängelte die Medizinprofessorin Ingrid Mühlhauser, die an der Universität Hamburg zu verständlichen Patienteninformationen forscht, in einem Interview mit der *Zeit* und erklärte: »Wenn man mit einer Bank ein Geschäft abschließen will, dann muss man über alle Optionen aufgeklärt werden, über die möglichen Risiken, die Vor- und Nachteile. Und das Gespräch muss dokumentiert werden. Dann muss man unterschreiben, dass man alles verstanden hat, und der Berater auch. Der Kunde erhält dann auch noch eine Kopie der dokumentierten Beratung. Von so viel Transparenz können wir im medizinischen Bereich nur träumen.«

Hinzu kommt die unüberschaubare Masse an Informationsangeboten. Untersuchungen haben gezeigt, dass diese meist nicht hilft, sich mit verlässlichem Wissen zu versorgen und eigene Entscheidungen für die Gesundheit zu treffen. Im Gegenteil, sie verunsicher eher noch: In der Umfrage des WIdO gaben zwei Drittel der Befragten an, dass es für sie schwer zu beurteilen sei, ob Medienberichte über Gesundheitsrisiken vertrauenswürdig seien, und fast ein Drittel der Befragten fand es schwierig, Informationen in den Medien zur Verbesserung der eigenen Gesundheit zu verstehen. Kein Wunder also, dass manch einer sich bei der Recherche zu medizinischen Fragen im Informationsdschungel verirrt, dabei Dinge auf sich bezieht, die ihn gar nicht betreffen, allgemeine Symptome als schwere Krankheit fehlinterpretiert oder sich zu unnötigen medizinischen Produkten und Maßnahmen drängen lässt. So sind zum Beispiel auch Patientenbroschüren, die über Krebsfrüherkennungsuntersuchungen aufklären sollen, Studien zufolge oft nicht geeignet, sich neutral zu informieren und zu entscheiden. Sie zielen viel eher darauf ab, Teilnehmer für das Screening zu gewinnen: Nachteile der Verfahren werden oft verschwiegen oder verharmlost, der Nutzen wird hingegen übertrieben.

Was passieren kann, wenn Menschen Gesundheitsinformationen in den Medien missverstehen, zeigt folgendes Beispiel: Nachdem das britische Committee on Safety of Medicines (CSM) 1995 eine Warnung veröffentlicht hatte, dass sich das Risiko für Blutgerinnsel in den Beinen oder der Lunge verdoppelt, also um 100 Prozent erhöht, wenn Frauen die Antibabypille der dritten Generation einnehmen, ließen viele Britinnen aus Angst die Pille weg. Die Folgen waren ungewollte Schwangerschaften und im darauffolgenden Jahr etwa 13 000 zusätzliche Abtreibungen in England und Wales. Das hätte wohl verhindert werden können, wenn die Frauen in den Medienberichten auch erfahren hätten, worauf sich das um 100 Prozent erhöhte Risiko genau bezog. Denn die Studienergebnisse, die der Warnung des CSM zugrunde lagen, hatten Folgendes gezeigt: Von 7000 Frauen, die die ältere Antibabypille der zweiten Generation einnahmen, bekam eine Frau als Nebenwirkung ein Blutgerinnsel. Und diese Zahl erhöhte sich auf 2 von 7000 Frauen, wenn sie die neuere Antibabypille der dritten Generation schluckten. Der Anstieg von einer auf zwei Betroffene entsprach zwar 100 Prozent, aber letztlich erhöhte sich das Risiko durch die Einnahme der neueren Pille nur um einen zusätzlichen Fall je 7000 Frauen. Und genau diese Information wäre wichtig für die Frauen gewesen, um nicht in Panik zu geraten, sondern die Situation richtig einschätzen und angemessen darauf reagieren zu können. Wobei man auch hier wieder generell sagen muss: Neu ist nicht immer besser, die »alte« Pille mit der etwas geringeren Nebenwirkungsrate hätte es auch getan. Hätten das CSM und die Medien das ebenfalls deutlicher gemacht, wäre es wohl nicht zu so vielen ungewollten Schwangerschaften gekommen.

Besonders problematisch ist die große Masse an irreführenden Informationen für jemanden, der schnell Angst bekommt, schwer krank zu sein. Eine Internetrecherche beruhigt diese Menschen nämlich keineswegs, im Gegenteil: Sie machen sich danach eher noch mehr Sorgen um ihre Gesundheit, weil sie die Suche im Netz als diagnostische Methode nutzen und den Informationen trauen, ohne ihre Qualität einschätzen zu können. Aber auch wer sich nicht vermehrt vor Krankheiten fürchtet, hätte gerne grünes Licht, wenn er im Netz nach Antworten auf gesundheitliche Fragen sucht. Laut einer Studie des Marktforschungsinstituts YouGovPsychonomics, bei der repräsentativ 2000 Internetnutzer ab 16 Jahren befragt wurden, wünscht sich rund die Hälfte eine unabhängige Instanz, die ihnen die Gesundheitsinformationen aus dem Internet bestätigt.

Eine zentrale Qualitätskontrolle, die alle veröffentlichten Informationen überprüft wie der TÜV unsere Autos, wäre toll, ist aber unrealistisch. Doch Experten arbeiten bereits daran, das Angebot und die Nutzbarkeit der Gesundheitsinformationen zu verbessern, damit uns nicht mehr so viel Unsinn vorgesetzt wird, wenn wir zu medizinischen Themen recherchieren. Schon jetzt gibt es Kriterien für verlässliche evidenzbasierte Gesundheitsinformationen, beispielsweise die Anforderungen der »Guten Praxis Gesundheitsinformation« des Deutschen Netzwerks Evidenzbasierte Medizin. Anbieter, die sich verpflichten, diese umzusetzen, sollen letztlich untereinander vernetzt werden und so eine übergreifende Plattform mit verlässlichen und neutralen

Gesundheitsinformationen bilden. Und 2016 stand die »Leitlinie evidenzbasierte Gesundheitsinformation« in der Schlussphase der Veröffentlichung, ein weiterer wichtiger Schritt in Richtung bessere Qualität. Bis jedoch die Verfasser von gutem Wissen den Kampf gegen diejenigen gewonnen haben, die Halbwahrheiten und von Interessen geleitete Inhalte verbreiten, und bis sich neue Strukturen etabliert haben, die uns allen schnell und einfach informativ begründete Entscheidungen bei gesundheitlichen Fragen ermöglichen, wird noch einige Zeit vergehen.

Doch keine Angst, Sie müssen jetzt nicht denken, dass wir Sie orientierungslos zurücklassen: Trotz der Übermacht an falschen, unvollständigen oder interessengeleiteten Informationen hat auch ein Laie die Chance diese zu erkennen, um sich von ihnen nicht in die Irre führen zu lassen. Voraussetzung ist, bei gesundheitlichen Fragen erst einmal ruhig zu bleiben und nicht gleich kopflos drauofloszurecherchieren. Denn verlässliche und neutrale Gesundheitsinformationen gibt es bereits. Wer kritisch ist und ein paar grundlegende Dinge beachtet, kann sie durchaus finden und dann auch seinem Arzt die richtigen Fragen stellen, um gut beraten zu werden.

»Vertrauen ist gut, Kontrolle ist besser«
Qualitätscheck

Wenn wir uns ein Auto kaufen, wählen wir in der Regel nicht das aus, was uns als erstes unter die Augen kommt. Nein, wir überlegen gut, nehmen uns Zeit, schauen uns mehrere Modelle an und prüfen jedes einzelne ganz genau. Erst dann entscheiden wir uns, und zwar für den Wagen, der unseren Wünschen, Bedürfnissen und Möglichkeiten am besten entspricht. Genauso gewissenhaft sollten wir bei der Suche nach Gesundheitsinformationen sein, sollten uns dabei Zeit lassen und nicht der erstbesten blind vertrauen, sondern immer ihre Qualität überprüfen und bei mehreren seriösen Anbietern suchen. Aber wie findet man die guten? Das ist nicht ganz einfach, doch die folgenden Kriterien geben grundlegende Hinweise auf Qualität:

- Die Zielgruppe ist klar definiert, also an wen sich die Information richtet und wer etwa wegen bestimmter Risikofaktoren oder Begleiterkrankungen davon ausgenommen ist. Es ist nämlich ein großer Unterschied, ob die Information nur für Menschen mit einer bestimmten Krankheit gültig ist oder für jeden. Ein gutes Beispiel findet sich in der Broschüre »Darmkrebs Früherkennung« der Universität Hamburg, herausgegeben von Anke Steckelberg und Ingrid Mühlhauser: »Die Angaben in dieser Broschüre gelten für die Allgemeinbevölkerung, nicht jedoch für Personen mit entzündlichen oder genetisch bedingten Darmerkrankungen (z. B. Colitis ulcerosa, familiäre adenomatöse Polyposis FAP) oder Personen mit gehäuftem Auftreten von Darmkrebs bei Verwandten 1. und 2. Grades. Die Broschüre richtet sich nicht an Personen, bei denen bereits Darmkrebs festgestellt wurde. Sie eignet sich daher nicht als Entscheidungshilfe bei der Behandlung von Darmkrebs.«

+ Man erkennt sofort, für welche Fragestellung die Information geschrieben wurde, welchem Ziel sie dient und was den Leser erwartet. Wieder ein gutes Beispiel aus der Broschüre »Darmkrebs Früherkennung«: »Diese Broschüre richtet sich an Personen, die sich über Früherkennungsuntersuchungen von Darmkrebs informieren möchten. Manche Menschen haben durch Früherkennungsuntersuchungen einen Nutzen, einzelne erleiden dadurch gesundheitlichen Schaden. Die Broschüre soll Ihnen helfen zu entscheiden, ob Sie an solchen Untersuchungen teilnehmen wollen oder nicht.«

+ Es ist deutlich aufgeführt, wie aktuell und wie lange gültig die Information ist, also wann sie veröffentlicht, wann sie aktualisiert wurde und wann die nächste Überarbeitung geplant ist.

+ Der Autor ist namentlich genannt und seine fachliche Qualifikation angegeben. Dabei darf einen ein Doktortitel allein nicht blenden, viel wichtiger ist der berufliche Hintergrund. Auch der Herausgeber der Information beziehungsweise der Betreiber einer Website und eventuelle Sponsoren sollten schnell zu finden sein.

+ Es muss klar sein, ob es finanzielle Abhängigkeiten gibt, etwa die Finanzierung durch Pharmafirmen, und welche Interessen der Autor verfolgt, also ob er zum Beispiel

Werbung für ein bestimmtes Verfahren oder ein Produkt macht. Interessenkonflikte des Verfassers können sich beispielsweise aus finanziellen Interessen oder der Zugehörigkeit zu einer Berufsorganisation ergeben. Sie führen zu Verzerrungen und Fehleinschätzungen, weil sie oft, auch unbewusst, das Urteilsvermögen des Verfassers beeinträchtigen.

✤ Die wissenschaftlichen Quellen, auf die sich die Informationen stützen, sind aufgelistet. Am besten ist es, wenn es sich dabei um systematische Übersichtsarbeiten handelt. Das sind Zusammenfassungen mehrerer großer Einzelstudien zu ein und derselben medizinischen Fragestellung. Beruhen Informationen hingegen nur auf der Meinung eines einzelnen Experten, können sie zwar richtig sein, sind aber am wenigsten wissenschaftlich gesichert. Weiterführende Literatur, Adressen, Links und Hilfsangebote werden empfohlen.

✤ Der Inhalt ist neutral und so verständlich formuliert, dass auch Laien ihn sofort verstehen:

– Der natürliche Verlauf der Erkrankung wird erklärt: Wie viele Menschen sind betroffen? Welche Ursachen und Anzeichen hat sie? Wie entsteht sie? Wie verläuft sie ohne Behandlung? Wie wirkt sie sich auf die Lebensqualität aus?

– Alle Untersuchungs- und Behandlungsalternativen werden genannt und erklärt, auch die Möglichkeit, nichts zu tun und die daraus entstehenden Folgen. Bezieht sich die Information nur auf eine Maßnahme, wird ausdrücklich darauf hingewiesen, dass es noch weitere Optionen gibt, die nicht angeführt werden.

- Nutzen, Risiken und Folgen einer Maßnahme werden ausgewogen erklärt und Wahrscheinlichkeiten für Erfolg, Ausbleiben des Erfolgs und möglichen Schaden verständlich mit absoluten Zahlen beschrieben. Ein Beispiel: »Von 2000 Frauen, die über zehn Jahre regelmäßig zum Mammographie-Screening gehen, wird es eine Frau vermeiden, an Brustkrebs zu versterben, aber zehn gesunde Frauen werden unnötig behandelt.«

- Informationen dazu, welche Ergebnisse durch eine Behandlung zu erwarten sind, beziehen sich auf das, was für Patienten wirklich relevant ist, also auf Beschwerden, auf Komplikationen, auf die Sterblichkeit, auf die Lebensqualität und darauf, wie sich die Therapie auf den Alltag auswirkt, etwa welchen Zeitaufwand, welche finanziellen, sozialen oder körperlichen Belastungen sie mit sich bringt.

- Unsicherheiten werden offen dargelegt, zum Beispiel wenn die Wirksamkeit einer Untersuchungs- oder Behandlungsmethode noch nicht wissenschaftlich belegt ist oder es widersprüchliche Erfahrungen dazu gibt.

- Es wird vollständig informiert. Das bedeutet zum Beispiel, wenn sechs Studien zeigen, dass eine Behandlung einen Nutzen hat, zwei andere hingegen, dass sie unwirksam ist, dann sollte über alle Studien berichtet werden.

Zugegeben: Informationen, die all diese Qualitätskriterien erfüllen, werden Sie nur schwer finden. Aber: Es kommt nicht darauf an, dass jeder Punkt abgehakt ist, bevor man einem Beitrag trauen kann. Wichtig ist vielmehr, mit diesen Punkten ein Gefühl dafür zu bekommen, wie gut und verlässlich Informationen sind – und sie kritisch zu hinterfragen. So erkennt man auch schnell Scharlatane.

Manipulation statt Information

Hinter vielen Gesundheitsinformationen stecken reine Verkaufs-
interessen. Sie tarnen sich als wissenschaftliche Beiträge, sind aber
nichts anderes als Werbung für Untersuchungen, Therapien oder
Produkte von Pharmafirmen, Medizinprodukteherstellern, aber
auch von Ärzten und Kliniken. Um nicht darauf hereinzufallen,
sollte man vorsichtig sein und nach Alternativen suchen …

… wenn nicht klar ist, wer die Information geschrieben und wer
sie finanziert hat und auf welche Quellen sie sich stützt;

… wenn kommerzielle Interessen erkennbar sind oder Zusatz-
materialien, die etwas kosten, sowie teure Produkte angepriesen
werden oder als einziger Kontakt eine gebührenpflichtige Telefon-
nummer genannt wird;

… bei Formulierungen wie »100-prozentige Wirksamkeit garantiert«, »absolut ohne Nebenwirkungen«, »schnell zugreifen, da nur
kurze Zeit verfügbar«, »bloß weg von der Schulmedizin«, »Heilung garantiert«, »Vorsorge bringt auf alle Fälle einen Gewinn an
Lebensjahren und Lebensqualität« oder »Mit freundlicher Unterstützung von Firma …«;

… wenn einseitig nur ein Produkt oder eine bestimmten Behandlungsmethode beschrieben oder angepriesen wird, anstatt ausgewogen zu informieren;

… wenn Ängste geschürt werden, etwa mit der Behauptung, dass
hinter allgemeinen Symptomen eine schlimme Krankheit steckt
oder dass man Krebs bekommt, wenn man nicht zur Vorsorge geht;

… wenn man aufgefordert wird, persönliche Daten anzugeben.
Sollte ein Anbieter diese abfragen, muss er ausführlich über Da-

tenschutz aufklären und sich verpflichten, Datenschutzbestimmungen einzuhalten;

... wenn nicht klar zu trennen ist, ob es sich um Werbung oder einen redaktionellen Beitrag handelt. Erstere sollte immer deutlich gekennzeichnet sein;

... bei Sensationsberichten über Wunderheilungen oder wenn Berichte von einzelnen Betroffenen als wissenschaftlicher Beweis dargestellt werden. Denn Einzelfälle reichen nicht aus, um etwa die Wirksamkeit eines Medikaments zu belegen. Man muss erst viele Menschen damit behandeln und dann die Resultate auswerten. Das geschieht am besten in Studien mit einer großen Anzahl von Teilnehmern, in denen sich das Mittel gegen ein Scheinpräparat oder gegen Medikamente bewähren muss, die bereits auf dem Markt sind. Fasst man danach viele solcher Studien, die die Wirksamkeit untersucht haben, in einer Übersichtsarbeit zu einem Gesamtergebnis zusammen, bekommt man einen starken wissenschaftlichen Hinweis darauf, dass das Mittel wirksam ist;

... wenn Informationen besonders auf Emotionen abzielen und Behandlungsergebnisse unrealistisch sind;

... wenn geraten wird, eine bewährte Behandlung ohne Rücksprache mit dem Arzt abzubrechen;

... wenn andere Anbieter oder Behandlungsalternativen schlechtgemacht werden;

... wenn Prominente herangezogen werden, um Behandlungen oder Untersuchungen anzupreisen, wie etwa die Krebsfrüherkennung;

... bei Patientenforen generell, denn die liefern häufig ein verzerrtes Bild, weil zum Beispiel Menschen, die unter Nebenwirkungen einer Behandlung leiden, eher darüber schreiben als jene, die sie problemlos vertragen. Das muss man im Hinterkopf haben, wenn man dort recherchiert;

… wenn für Nutzen und für Schaden einer Untersuchungs- oder Behandlungsmethode unterschiedliche Bezugsgrößen gewählt werden, das heißt der Nutzen in großen Zahlen als relatives Risiko angegeben wird, um ihn hervorzuheben, der Schaden hingegen in kleinen Zahlen als absolutes Risiko genannt wird, um ihn herunterzuspielen. Ein Beispiel: Durch eine Therapie geht zwar die Wahrscheinlichkeit, die **Erkrankung X** zu bekommen, von 10 auf 5 Menschen von je 1000 zurück. Gleichzeitig steigt jedoch das Risiko durch die Behandlung, die **Erkrankung Y** zu bekommen, von 5 auf 10 Menschen von je 1000 an. Eine unseriöse Information, die die Therapie anpreisen möchte, würde ihren Vorteil in großen relativen Zahlen angeben, als eine Verringerung des Risikos von 50 Prozent. Den Nachteil der Behandlung hingegen würde sie in kleinen absoluten Zahlen beschreiben, nämlich als Risikoerhöhung von 5 pro 1000 Personen, also 0,5 Prozent.

Erst nachdenken, dann klicken

Seriöse Gesundheitsinformationen im Internet zu finden grenzt bei der Masse an Angeboten zwar an Detektivarbeit, doch wer gezielt vorgeht, der kann sich gut informieren. Hier ein kleiner Schlachtplan für die Recherche im Netz:

+ Nicht planlos im Internet drauflossuchen, sondern sich vorher genau überlegen, welche Informationen wirklich nötig sind, und sich dazu Notizen machen.

+ Gezielt bei Anbietern von verlässlichen Gesundheitsinformationen suchen (siehe auch »Gute Adressen« S. 241 f.). Die kann man auch in der Praxis erfragen, denn ein guter Arzt kennt seriöse Seiten im Internet und gibt sie gerne weiter.

- Gleich zu Beginn im Impressum oder unter »Wir über uns« nach dem Autor und seiner Qualifikation suchen und schauen, wann der Beitrag erstellt und aktualisiert wurde. Das Institut für Qualität und Wirtschaftlichkeit im Gesundheitswesen (IQWiG) etwa überprüft in der Regel alle drei Jahre, ob seine Informationen noch aktuell sind, und berücksichtigt für seine Texte auch nur Studien, die nicht älter als drei Jahre sind.

- Die Qualität der Information überprüfen (wir haben die Kriterien dafür bereits ab S. 229 genannt).

- Bei mehreren guten unabhängigen Anbietern informieren und vergleichen. Findet man bei mindestens zweien die gleiche Aussage, ist das ein gutes Zeichen.

- Symptome in die Suchmaschine zu tippen kann problematisch sein. Denn obwohl die meisten Beschwerden ganz einfache Ursachen haben, sind Experten zufolge die schweren Erkrankungen wie Krebs bei den Suchergebnissen überrepräsentiert. Sie raten daher, bei länger anhaltenden Symptomen erst einmal zum Arzt zu gehen. Diagnostiziert der dann eine Krankheit, kann man dazu gezielt im Internet weiterrecherchieren.

- Immer im Hinterkopf behalten, dass Informationen, die über allgemeines Wissen zur Gesundheit hinausgehen, einen Arztbesuch nur ergänzen, aber nicht ersetzen können. Darauf sollte auch der Anbieter hinweisen.

- Genau überlegen, was man im Internet über die eigene Gesundheit berichtet, oder ob man seine Krankengeschichte an Anbieter von Gesundheitsinformationen schicken möchte.

+ Nach Qualitätssiegeln wie dem »HON«-Logo der Health On the Net Foundation oder dem »afgis«-Logo des Aktionsforums Gesundheitsinformationssystem e.V. suchen. Sie zeichnen die Transparenz einer Website aus und bieten so eine gewisse Orientierung. Sie sind aber keine Garantie dafür, dass die Inhalte richtig und vollständig sind. Zudem sind sie nicht fälschungssicher.

»Lieber nerven als blind vertrauen«
Die richtigen Fragen an den Arzt

Eine ganz wichtige Informationsquelle ist natürlich der Arzt. Doch in deutschen Praxen ist die Zeit knapp: Die acht Minuten, die jedem Patienten im Durchschnitt im Sprechzimmer bleiben, vergehen meist wie im Flug, und ehe man sich's versieht, steht man wieder draußen vor der Tür mit einem Rezept in der Hand und Fragen im Kopf. Dabei ist der Arzt dazu verpflichtet, seine Patienten gründlich und verständlich aufzuklären. Er sollte aufmerksam zuhören, auf Sorgen seines Gegenübers eingehen, nachfragen, ob der auch alles verstanden hat und ihn dazu ermuntern, Entscheidungen gemeinsam zu treffen. Darüber hinaus kann er gute Gesundheitsinformationen empfehlen, die helfen, Krankheiten, Untersuchungen oder Behandlungen besser zu verstehen. Die Realität im hektischen Praxisalltag ist jedoch oft eine andere. Daher sollten wir als Patienten die Sache selbst in die Hand nehmen, uns trauen, nachzufragen, und dabei im Hinterkopf haben, dass mehr Diagnostik und Behandlung nicht immer besser ist als weniger, dass neue Methoden nicht automatisch besser sind als die bewährten, dass die teuersten Therapien nicht immer die besten sind und dass es manchmal die klügste Entscheidung ist, abzuwarten und gar nichts zu tun.

Die richtigen Fragen an den Arzt   239

Diese Fragen sollte man stellen,

✛ … wenn der Arzt eine Diagnose nennt:

– Können Sie mir bitte noch mal genau erklären, was ich habe und wie der Name meiner Erkrankung lautet?

– Was hat die Krankheit verursacht?

– Wie würde die Erkrankung weiter verlaufen, wenn ich mich nicht behandeln ließe?

– Wie wirkt sie sich auf meine Lebensqualität und meine Lebenserwartung aus?

– Können Sie mir Informationsmaterial zu der Krankheit empfehlen?

✛ … wenn der Arzt eine Untersuchung oder Therapie vorschlägt:

– Welchen Nutzen und welche Risiken hat die Maßnahme? Gibt es wissenschaftliche Belege dazu, und können Sie mir absolute Zahlen nennen?

– Welche Alternativen gibt es, die für mich infrage kommen?

– Welche Folgen hat es, wenn ich die Untersuchung/Therapie nicht machen lasse?

– Welche Konsequenzen kann das Ergebnis der Untersuchung/Therapie haben? Sind danach vielleicht noch weitere Untersuchungen/Behandlungen nötig?

240 Gesundheitsinformation

- Zahlt die Krankenkasse die Untersuchung/Therapie?

- Wie wirkt sich die Behandlung auf meinen Alltag, meine Lebensqualität und meine Lebenserwartung aus?

- (Falls man unsicher ist:) Könnte ich bitte noch einmal darüber schlafen, bevor ich mich für die Untersuchung/Behandlung entscheide?

- Was kann ich selbst tun, um zum Erfolg der Untersuchung/Behandlung beizutragen?

+ Um sicherzugehen, dass man im Gespräch mit dem Arzt alles richtig verstanden hat, ist es gut, am Ende erneut mit eigenen Worten zusammenzufassen, was besprochen wurde. Folgende Fragen können diese Zusammenfassung einleiten:

- »Habe ich Sie richtig verstanden, dass …?«

- »Heißt das also zusammengefasst, dass …?«

- »Bedeutet das also für mich, dass …?«

»Auf diese Anbieter kann man sich verlassen«
Gute Adressen

Institut für Qualität und Wirtschaftlichkeit im Gesundheitswesen
www.gesundheitsinformation.de

Cochrane
www.cochrane.org/de/evidence

Ärztliches Zentrum für Qualität in der Medizin
www.aezq.de
www.patienten-information.de

Deutsche Gesellschaft für Allgemeinmedizin und Familienmedizin
www.degam.de/fuer-patienten.html

Bundeszentrale für gesundheitliche Aufklärung
www.bzga.de/die-bzga-im-internet

Universität Hamburg/Wissensplattform Fachwissenschaft Gesundheit
www.gesundheit.uni-hamburg.de

Deutsches Krebsforschungszentrum/Krebsinformationsdienst
www.krebsinformationsdienst.de

242   Gesundheitsinformation

Gute Pillen – Schlechte Pillen
www.gutepillen-schlechtepillen.de

Stiftung Warentest
www.test.de/gesundheit-kosmetik

Patientenuniversität Hannover
www.patienten-universitaet.de

Arbeitsgemeinschaft der Wissenschaftlichen Medizinischen Fachgesellschaften
www.awmf.org/leitlinien/patienteninformation.html

Zu guter Letzt …

… würden wir uns sehr freuen, wenn Sie sich im Alltag immer mal an das ein oder andere aus diesem Buch erinnern; wenn Sie sich vielleicht sogar manchmal dabei ertappt fühlen, wie Sie aus Gewohnheit etwas tun wollen, was Sie besser nicht tun sollten, und, anstatt aktiv zu werden, lächelnd an das denken, was Sie hier gelesen haben. Es ist schwer, einfach mal etwas zu lassen. Das wissen wir nur zu gut. Schließlich hatten wir in der Zeit vor dem Buch nicht immer ein glückliches Händchen (um es vorsichtig auszudrücken), wenn es um unsere Gesundheit und die unserer Kinder ging. Wir sagen nur: erturnter Leistenbruch, Zahndesaster, Warzenschlacht oder zuckendes Augenlid. Dank dieser Erfahrungen sind wir aber gelassener geworden. Uns kam schon in den verschiedensten Situationen plötzlich etwas in den Sinn, was wir für das Buch recherchiert hatten. Und das hat uns dann vor manch Unnötigem und Unnützem bewahrt, einfach, weil wir erst einmal nachgedacht haben, anstatt gleich aktiv zu werden. Das klappt natürlich noch nicht immer, aber immer öfter. Und der Erfolg kann sich sehen lassen. Etwa die 278,92 Euro, die wir gespart haben, weil wir gelassen geblieben sind und uns gegen eine »Opton-Laser-Behandlung« entschieden haben. Wir wissen immer noch nicht so ganz genau, wofür die überhaupt gut sein sollte, aber die Orthopädiepraxis hatte zumindest alle Register gezogen, um uns von ihrer Notwendigkeit zu überzeugen. Nicht nur der Arzt hatte uns im Sprechzimmer dazu geraten, auch die Arzthelferin am Empfang versuchte es noch einmal, bevor wir die Praxis verließen, und – aller (un)guten Dinge sind drei – ein paar Tage später schickten sie uns den Honorarvertrag für die Behandlung dann sogar noch mit der Post nach Hause, natürlich schon komplett ausgefüllt. Es fehlte nur noch unsere Unterschrift an einer Stelle, die mit einem großen Kreuz markiert war. Vor dem Buch wären wir wohl spätestens durch die enorme Penetranz weich geworden, hätten gedacht: »Könnte ja was bringen, wenn die sich so um uns bemühen. Und schaden wird's schon nicht.« Aber jetzt überlegten wir in Ruhe, erinnerten uns an das, was wir recherchiert und aufgeschrieben hatten, vor allem zu den Individuellen Gesundheitsleistungen (IGeL). Und ließen es bleiben. So kostete uns die »Opton-Laser-Behandlung« statt der 278,92 Euro nur noch einen einzigen, aber sehr deutlichen Anruf in der Arztpraxis. Danach ließen die Bluthunde von uns ab und bald darauf auch die Beschwerden ganz von allein nach.

Eine weitere Folge des Buches ist die bessere Kühlschrank- und Vorratskammersituation bei uns zu Hause. Wir schmeißen nämlich deutlich weniger Lebensmittel weg als vorher. Letztens habe ich (R. S.) einen Joghurt gegessen, der fünf Tage über dem Mindesthaltbarkeitsdatum war. Früher wäre er ungeöffnet in den Müll gewandert, jetzt hat er mir so gut geschmeckt wie ein frischer. Sie denken »Fünf Tage drüber, das ist doch keine Leistung«? Vielleicht kann ich Sie dann mit den reinen Hartweizennudeln beeindrucken. Denn die waren (und jetzt halten Sie sich fest) seit gut einem Jahr abgelaufen. Trotzdem habe ich sie gegessen, wenngleich mit einiger Überwindung und ganz allein, weil ich mir über ihre Wirkung doch etwas Sorgen machte und nicht gleich meine ganze Familie an die Kloschüssel fesseln wollte – so geräumig ist unser Bad nun auch wieder nicht. Außerdem ist es immer gut, wenn zumindest einer überbleibt, der die anderen pflegen kann. Doch Pflege war nach der Nudelmahlzeit gar nicht nötig: Sie hat sehr gut geschmeckt und ist mir bestens bekommen. Und ganz ehrlich, es ist ein gutes Gefühl (fast ein bisschen wie Leben retten), wenn man ein Lebensmittel noch isst, anstatt es achtlos wegzuwerfen, wie wir es früher oft getan haben.

Und es ist auch ein gutes Gefühl, wenn man abgewartet hat, anstatt zum Arzt zu gehen, und dann sieht, dass etwas ganz von allein wieder heilt. Wie Pauls großer Zeh. Der war nach einem Zusammenstoß beim Fußballtraining so geschwollen, dass sein Pendant am Nachbarfuß aussah wie sein magersüchtiger Zwilling. Eine Stimme in uns schrie sofort: »Gebrochen, schnell ins Krankenhaus!« Doch diesmal ließen wir sie schreien, bis sie heiser war. Anstatt mit Paul zum Röntgen zu gehen, wie wir es vor dem Buch sicher getan hätten, blieben wir gelassen und zu Hause, fragten ihn, was genau passiert war, und untersuchten den Zeh. Er war komplett beweglich, und da Paul auch einigermaßen normal damit auftreten und laufen konnte, kühlten wir den Monsterzeh, banden ihn mit Tape an seinen Nachbarn und warteten erst einmal ab. Sollte es schlimmer oder nicht besser werden, könnten wir immer noch zum Arzt gehen, sagten wir uns. Drei Tage später war der Zeh dann schon wieder als solcher zu erkennen und nach einer Woche wieder ganz der alte.

Genauso denken wir jetzt auch in anderen Situationen erst einmal nach: bevor wir einen Termin beim Arzt ausmachen, bevor wir Untersuchungen oder Behandlungen zustimmen, bevor wir in der Apotheke oder Drogerie teuren Gesundheitsschnickschnack einkaufen, bevor wir zu Lebensmitteln greifen, die von was auch immer befreit oder mit was auch immer angereichert sind, und bevor wir auf Werbeversprechen hereinfallen, die nicht unserer Gesundheit dienen, sondern nur dem Einkommen anderer. Doch ob wir immer und überall standhaft bleiben? Wir wissen es nicht. Auf ein Happy End müssen Sie in diesem Buch aber trotzdem nicht verzichten. Denn weder Arzt noch Apotheker zu fragen hat zumindest einer von uns beiden schon mal lebenslanges Glück beschert:

Ich (R. S.) bin so dankbar, dass meine Eltern in den Siebzigerjahren nicht mit meiner Schwester zum Arzt gegangen sind. Damit man versteht, warum, muss ich etwas weiter ausholen. Ich bin ein Zwilling, doch bis zum Tag meiner Geburt wusste bis auf meine Mutter niemand von meiner Existenz. Denn meine Schwester und ich hatten uns in ihrem Bauch so übereinandergefaltet, dass der Arzt beim Abhören nur einen Herzschlag in seinem Stethoskop vernahm. Und eine Ultraschalluntersuchung, die mich sichtbar gemacht hätte, führten die Frauenärzte in den frühen Siebzigern nur in Ausnahmen durch. Mehrere Mediziner und Hebammen verneinten also die Vermutung meiner Mutter, dass da vielleicht doch mehr als nur ein Kind in ihrem Bauch strampelte. Das wird einfach nur ein großes Baby, bekam sie von allen Seiten zu hören. Und so gab es dann für dieses eine große Baby auch nur einen Namen: Astrid, wenn es ein Mädchen würde, Harald für einen Jungen. Und als Astrid auf der Welt war und im Kreißsaal schon alles zum Feierabend blies, da kam ich.

Nachdem der erste Schreck vorüber war, stand schnell die Frage im Geburtsraum, wie dieses zweite Mädchen denn nun heißen sollte: Astrid brüllte ja bereits im Arm der Hebamme. Und Harald? So verrückt waren meine Eltern damals nun auch wieder nicht. Doch verrückt genug, um mir, als in der Ferne das Ostseefährschiff »Prinsesse Ragnhild« beim Auslaufen aus der Kieler Förde tutete, aus ihrer Not diesen Namen zu geben: Ragnhild. Zumindest haben sie mir immer diese Version erzählt, wenn ich mich mal über ihn beschwerte. Und das tat ich oft, denn er wurde nicht nur gern falsch ausgesprochen – die Buchstabenfolge »gn« schreit ja auch förmlich danach. Nein, vor allem wurde er falsch geschrieben. Ein echtes Schmankerl, das ich nie vergessen werde, war zum Beispiel ein Brief für mich, der an »Herrn Ranghold Schweitzer« adressiert war. Ganz ehrlich, da hätte ich doch lieber Harald geheißen. Doch ich bin meinen Eltern wegen meines Namens längst nicht mehr böse, denn sie haben all mein Elend dadurch wiedergutgemacht, dass sie mit meiner Zwillingsschwester nicht zum Arzt gegangen sind, sondern erst einmal abgewartet haben, ob es nicht von allein besser wird. Denn Astrid hatte als Kleinkind einen Sprachfehler – das R und das K wollten ihr einfach nicht über die Lippen kommen. So rief sie »Hanni, domm mal her« anstatt »Ragni, komm mal her« wie alle anderen. Das tat sie voller Inbrunst und eine ganze Zeit lang, weil meine Eltern dem Sprachfehler die Chance gaben, von selbst zu verschwinden. Und dank der ständigen Wiederholung war »Hanni« irgendwann in den täglichen Sprachgebrauch übergegangen, sodass mich alle nur noch so riefen. Aus Hanni wurde irgendwann Hanne, und so werde ich bis heute von den meisten Menschen genannt. Dafür bin ich meiner Schwester unendlich dankbar. Dieses Glück hätte ich nie erfahren, wenn meine Eltern mit ihr zum Arzt gegangen wären und den Sprachfehler mithilfe eines Logopäden schnell wegtrainiert hätten – so wie wir es übrigens völlig unnötig mit dem Kleinkindlispeln unserer Kinder gemacht haben. Meine Mutter und mein Vater hingegen blieben einfach entspannt, und irgendwann war er dann fort, der Sprachfehler, ganz von allein. Der Name Hanne aber bleibt mir für immer.

Vielleicht kommt es durch beobachtendes Abwarten ja auch bei Ihnen zu dem einen oder anderen Happy End. Es wäre toll, wenn unser Buch einen kleinen Teil dazu beitragen könnte. Alles Gute wünschen:

Jan und Hanne (Ragnhild) Schweitzer

Dank

Danke, Paul und Frieda! Ohne Euch, Eure Malaisen und vor allem Eure Geduld mit uns hätte es dieses Buch nicht gegeben. Ganz abgesehen davon: Ihr seid tolle Kinder! Toll sind auch unsere Eltern und Freunde, die uns so unterstützt haben – Danke! Am tollsten aber ist unser Lektor Martin: Danke für Deinen Ansporn und Deinen Humor, vor allem Danke für Deine Geduld mit uns! Wenn einer weiß, was Abwarten bedeutet, dann Du ...

Quellen

Hier finden Sie in alphabetischer Reihenfolge die Studien, Broschüren, Bücher und Internetseiten, die das Gerüst unserer Recherche gebildet haben.

Medizin

Einführung

Apotheken Umschau

Ärztliches Zentrum für Qualität in der Medizin

Brennan TA et al. (2006): Health industry practices that create conflicts of interest: a policy proposal for academic medical centers. JAMA. 2006 Jan 25; 295 (4): 429–433

Centers for Disease Control and Prevention

Cochrane Collaboration

DAK Antibiotika-Report 2014

Deutsches Ärzteblatt

Deutsches Netzwerk Evidenzbasierte Medizin

www.forum-gesundheitspolitik.de

GEK Report Ambulant-ärztliche Versorgung

GEK Arztreport 2013

250 Quellen

Gigerenzer G, Muir Gray JA (Hrsg.): Bessere Ärzte, bessere Patienten, bessere Medizin. Aufbruch in ein transparentes Gesundheitswesen, MWV Medizinisch Wissenschaftliche Verlagsgesellschaft; 1. Auflage Februar 2013; ISBN 978-3941468825

www.gesundheitsinformation.de

Gesundheitsmonitor 2012: Bürgerorientierung im Gesundheitswesen, Bertelsmann Stiftung und Barmer GEK

Gesundheitsmonitor 2014: Bürgerorientierung im Gesundheitswesen, Bertelsmann Stiftung und Barmer GEK

The Good Stewardship Working Group (2011): The »Top 5« Lists in Primary Care: Meeting the Responsibility of Professionalism. Arch Intern Med. 2011; 171 (15): 1385–1390

Health at a Glance: Europe 2014, OECD

www.internisten-im-netz.de

Krogsbøll LT et al. (2012): General health checks in adults for reducing morbidity and mortality from disease: Cochrane systematic review and meta-analysis. BMJ. 2012 Nov 20; 345: e7191

Llor C, Bjerrum L (2014): Antimicrobial resistance: risk associated with antibiotic overuse and initiatives to reduce the problem. Ther Adv Drug Saf. 2014 Dec; 5 (6): 229–241

Malhotra A et al. (2015): Choosing Wisely in the UK: the Academy of Medical Royal Colleges' initiative to reduce the harms of too much medicine. BMJ. 2015 May 12; 350: h2308

Morden NE et al. (2014): Choosing wisely-the politics and economics of labeling low-value services. N Engl J Med. 2014 Feb 13; 370 (7): 589–592

Nano, 3sat

National Physicians Alliance

www.n-tv.de

www.ORF.at

Oshima Lee E, Emanuel EJ (2013): Shared decision making to improve care and reduce costs. N Engl J Med. 2013 Jan 3; 368 (1): 6–8

Planet Wissen, WDR

Quellen   251

Robert Koch-Institut (Hrsg.) (2014): Daten und Fakten: Ergebnisse der Studie »Gesundheit in Deutschland aktuell 2012«, Beiträge zur Gesundheitsberichterstattung des Bundes. RKI, Berlin

Siegmund-Schultze N, Hibbeler B (2011): Initiative gegen überflüssige Operationen: Zweitgutachten per Fernberatung. Deutsches Ärzteblatt 2011; 108 (34–35): A-1776/B-1516/C-1511

Der Spiegel

Statistisches Bundesamt

Stern

Süddeutsche Zeitung

www.sueddeutsche.de

Vive Magazin

WHO

Die Zeit

Zeit Wissen

Orthopädie

American College of Preventive Medicine: www.acpm.org

Antes G (Hrsg.), Evans I, Thornton H, Chalmers I, Glasziou P (Autoren): Wo ist der Beweis? Plädoyer für eine evidenzbasierte Medizin. Hogrefe, 1. Auflage 2013; ISBN 978-3456852454

Apotheken Umschau

Arztreport 2013, Barmer GEK

Berufsverband Deutscher Rheumatologen

British Association of Spinal Surgeons

Choosing Wisely Initiative

Cochrane Collaboration

252 Quellen

Dahm KT et al. (2010): Advice to rest in bed versus advice to stay active for acute low-back pain and sciatica, Cochrane Database Syst Rev. 2010 Jun 16; (6): CD007612

Deutsches Ärzteblatt

Evans I, Thornton H, Chalmers I (2008): Medizin auf dem Prüfstand: Wie gute Forschung zur richtigen Behandlung führt, wie Ärzte das Wissen richtig anwenden, wie Patienten mitwirken können. MWV Medizinisch Wissenschaftliche Verlagsgesellschaft; 1. Auflage Januar 2008; ISBN 978-3939069324

Faktencheck Knieoperation, Bertelsmann Stiftung

Focus

www.forum-gesundheitspolitik.de

www.gesundheitsinformation.de

The Good Stewardship Working Group (2011): The »Top 5« Lists in Primary Care: Meeting the Responsibility of Professionalism. Arch Intern Med. 2011; 171 (15): 1385–1390

Institut für Qualität und Wirtschaftlichkeit im Gesundheitswesen

Kirkley A et al. (2008): A randomized trial of arthroscopic surgery for osteoarthritis of the knee. N Engl J Med. 2008 Sep 11; 359 (11): 1097–1107

Leitlinie Kreuzschmerzen: Deutsche Gesellschaft für Allgemeinmedizin und Familienmedizin

Meyer G, Mühlhauser I (2010): Prävention von Osteoporose-assoziierten Frakturen: Evidenzbasierte Verbraucherinformation ist unentbehrlich. Med Welt 2010; 61: 323–329

Moseley JB et al. (2002): A controlled trial of arthroscopic surgery for osteoarthritis of the knee. N Engl J Med. 2002 Jul 11; 347 (2): 81–88

National Physicians Alliance

The New York Times

www.ninds.nih.gov/disorders/backpain/backpain.htm

Osteoporose verstehen – Knochenbrüchen vorbeugen: Informationen für bessere Entscheidungen, Barmer GEK

Patienteninformation Akuter Kreuzschmerz: Ärztliches Zentrum für Qualität in der Medizin

Patienteninformation Chronischer Kreuzschmerz: Ärztliches Zentrum für Qualität in der Medizin

Robert Koch-Institut

Seah R, Mani-Babu S (2011): Managing ankle sprains in primary care: what is best practice? A systematic review of the last 10 years of evidence. Br Med Bull. 2011; 97: 105–135

Siparsky P et al. (2007): Arthroscopic treatment of osteoarthritis of the knee: are there any evidence-based indications? Clin Orthop Relat Res. 2007 Feb; 455: 107–112

Der Spiegel

Spiegel Wissen

Statistisches Bundesamt

Stern Gesund Leben

www.stern.de

Süddeutsche Zeitung

Thorlund JB et al. (2015): Arthroscopic surgery for degenerative knee: systematic review and meta-analysis of benefits and harms, BMJ 2015; 350: h2747

U. S. Preventive Services Task Force

www.weisse-liste.de

Zeit Wissen

Chirurgie

Antes G (Hrsg.), Evans I, Thornton H, Chalmers I, Glasziou P (Autoren): Wo ist der Beweis? Plädoyer für eine evidenzbasierte Medizin. Hogrefe, 1. Auflage 2013; ISBN 978-3456852454

Arztreport 2013, Barmer GEK

Choosing Wisely Initiative

Deutsches Ärzteblatt

The New York Times

Statistisches Bundesamt

Süddeutsche Zeitung

Der Tagesspiegel

Innere Medizin/Allgemeinmedizin

Acute Pharyngitis in Adults: Centers for Disease Control and Prevention

Akuter Husten, Leitlinie der Deutsche Gesellschaft für Allgemeinmedizin und Familienmedizin

Antibiotika-Report 2014, DAK

Carefull Antibiotic Use: Centers for Disease Control and Prevention

Choosing Wisely Initiative

Cochrane Collaboration

Deutsches Ärzteblatt

Evans I, Thornton H, Chalmers I (2008): Medizin auf dem Prüfstand: Wie gute Forschung zur richtigen Behandlung führt wie Ärzte das Wissen richtig anwenden wie Patienten mitwirken können. MWV Medizinisch Wissenschaftliche Verlagsgesellschaft; 1. Auflage Januar 2008; ISBN 978-3939069324

www.forum-gesundheitspolitik.de

www.gesundheitsinformation.de

www.theguardian.com

Handlungsempfehlung Akuter Durchfall: Deutsche Gesellschaft für Allgemeinmedizin und Familienmedizin

Rationale Antibiotikatherapie bei Infektionen der oberen Atemwege, Kassenärztliche Bundesvereinigung

Süddeutsche Zeitung

de.wikipedia.org

Dermatologie/Hautpflege

Chi CC et al. (2015): Interventions for prevention of herpes simplex labialis (cold sores on the lips). Cochrane Database Syst Rev. 2015 Aug 7; (8): CD010095

Choosing Wisely Initiative

Cochrane Collaboration

Frankfurter Allgemeine Zeitung

www.gesundheitsinformation.de

Stiftung Warentest

Worrall G (2009): Herpes labialis. BMJ Clin Evid. 2009; 2009: 1704

Die Zeit

Zeit Wissen

Zahnheilkunde

Cochrane Collaboration

Deutscher Arbeitskreis für Zahnheilkunde

Deutsches Institut für Medizinische Dokumentation und Information

Dodson TB, Susarla SM (2010): Impacted wisdom teeth. BMJ Clin Evid (online) 2014; 2014: 1302

www.forum-gesundheitspolitik.de

www.gesundheitsinformation.de

www.ksta.de

www.nice.org.uk/

www.nlm.nih.gov/medlineplus/

256 Quellen

Robert Koch-Institut

Spiegel Online

Stiftung Warentest

Süddeutsche Zeitung

www.welt.de

wenigeristmehrzahnspange.wordpress.com

Individuelle Gesundheitsleistungen (IGeL)

Bundesärztekammer

Bundesärztekammer und Kassenärztliche Bundesvereinigung (Hrsg.) (2014): Selbst zahlen? Ein Ratgeber zu Individuellen Gesundheitsleistungen (IGeL) für Patientinnen und Patienten sowie Ärztinnen und Ärzte. 2. Auflage Januar 2014

Deutsches Netzwerk Evidenzbasierte Medizin

www.forum-gesundheitspolitik.de

www.gesundheitsinformation.de

IGeL – Individuelle Gesundheitsleistungen, Medizinischer Dienst des Spitzenverbandes Bund der Krankenkassen

www.igel-monitor.de

Individuelle Gesundheitsleistungen, Deutsches Institut für Medizinische Dokumentation und Information

Institut für Allgemeinmedizin an der Goethe-Universität Frankfurt am Main

Patientensentipps zu IGe-Leistungen, Verbraucherzentrale NRW

Süddeutsche Zeitung

Techniker Krankenkasse (Hrsg.): Kompetent als Patient – Gut informiert entscheiden, 1. Auflage 2010

www.vz-nrw.de/igel-aerger

Zok K (2015): Private Zusatzleistungen in der Arztpraxis Bundesärztekammer – Ergebnisse einer bundesweiten Repräsentativ-Umfrage unter gesetzlich Versicherten. WIdO-monitor 2015; 12 (1): 1–12

Früherkennung/Vorsorge

Bertelsmann Stiftung

Choosing Wisely Initiative

Deutsches Ärzteblatt

www.fivethirtyeight.com

www.forum-gesundheitspolitik.de

Frankfurter Allgemeine Zeitung

www.gesundheitsinformation.de

Gesundheitsmonitor 2014: Bürgerorientierung im Gesundheitswesen, Bertelsmann Stiftung und Barmer GEK

Gigerenzer G, Muir Gray JA (Hrsg.): Bessere Ärzte, bessere Patienten, bessere Medizin. Aufbruch in ein transparentes Gesundheitswesen, MWV Medizinisch Wissenschaftliche Verlagsgesellschaft; 1. Auflage Februar 2013; ISBN 978-3941468825

Hausärztliche Beratung zu PSA-Screening, Deutsche Gesellschaft für Allgemeinmedizin und Familienmedizin

Koch K: Untersuchungen zur Früherkennung – Krebs: Nutzen und Risiken, Stiftung Warentest

Mühlhauser I (2011): Vorsorge und Früherkennung – Präventionshandeln zwischen gesellschaftlicher Verpflichtung und individueller Selbstbestimmung, in: Die gesunde Gesellschaft – Sozioökonomische Perspektiven und sozialethische Herausforderungen

Prävention und Gesundheitsförderung in Deutschland, Konzepte, Strategien und Interventionsansätze der Bundeszentrale für gesundheitliche Aufklärung

Robert Koch-Institut

www.statnews.com

Süddeutsche Zeitung

www.3sat.de

Ernährung

Einführung

www.aid.de

Deutsche Gesellschaft für Ernährung e. V. (DGE)

www.deutschlandfunk.de

Ellrott T (2013): Psychologische Aspekte der Ernährung. Diabetologie und Stoffwechsel 8 (6): R57–R70

Food and Agriculture Organization of the United Nations (FAO), »Global and regional food consumption patterns and trends«; www.fao.org/docrep/005/AC911e/ac911e05.htm

Geo kompakt

www.lebensmittelklarheit.de

Lenz M, Richter T, Mühlhauser I (2009): Morbidität und Mortalität bei Übergewicht und Adipositas im Erwachsenenalter, Dtsch Arztebl Int 106 (40): 641–648

SGS-Verbraucherstudie 2014: Vertrauen und Skepsis: Was leitet die Deutschen beim Lebensmitteleinkauf

www.spektrum.de

Der Spiegel

www.sueddeutsche.de

Süddeutsche Zeitung Magazin

www.test.de

www.zeit.de/zeit-magazin/

Zühlsdorf A, Spiller A (2012), Studie im Auftrag der Verbraucherzentrale des Bundesverbandes e. V.: Trends in der Lebensmittelvermarktung, Begleitforschung zum Internetportal lebensmittelklarheit.de: Marketingtheoretische Einordnung praktischer Erscheinungsformen und verbraucherpolitische Bewertung

Diäten

Andersen RE et al. (1999): Effects of lifestyle activity vs structured aerobic exercise in obese women: a randomized trial. JAMA.1999 Jan 27; 281 (4): 335–340

Andersen RE et al. (2002): Physiologic changes after diet combined with structured aerobic exercise or lifestyle activity. Metabolism. 51 (12): 1528–1533

Atallah R et al. (2014) Long-term effects of 4 popular diets on weight loss and cardiovascular risk factors: a systematic review of randomized controlled trials. Circ Cardiovasc Qual Outcomes. 2014 Nov; 7 (6): 815–827

Bechthold A (2014): Energiedichte der Nahrung und Körpergewicht. Wissenschaftliche Stellungnahme der DGE. Ernaehr Umsch international 61 (1): 2–11

British Heart Foundation: Portion Distortion Report 2013. How much are we really eating? www.bhf.org.uk

Dennis EA et al. (2010): Water Consumption Increases Weight Loss During a Hypocaloric Diet Intervention in Middle-aged and Older adults. Obesity (Silver Spring). 2010 Feb; 18 (2): 300–307

Deutsche Adipositas-Gesellschaft (DAG) e. V., Deutsche Diabetes Gesellschaft (DDG), Deutsche Gesellschaft für Ernährung (DGE) e. V., Deutsche Gesellschaft für Ernährungsmedizin (DGEM) e. V. (Hrsg.): Interdisziplinäre Leitlinie der Qualität S3 zur »Prävention und Therapie der Adipositas«. Version 2.0 (April 2014); AWMF-Register Nr. 050/001

Deutsche Gesellschaft für Ernährung e. V. (DGE)

www.dge.de

Elfhag K, Rösser S (2005): Who succeeds in maintaining weight loss? A conceptual review of factors associated with weight loss maintenance and weight regain. Obes Rev. 2005 Feb; 6 (1): 67–85

Ello-Martin JA et al. (2007): Dietary energy density in the treatment of obesity: a year-long trial comparing 2 weight-loss diets. Am J Clin Nutr. 2007 Jun; 85 (6): 1465–1477

Ellrott T (2013): Frustrierender Jo-Jo-Effekt. Warum scheitern die meisten Diäten auf lange Sicht? MMW-Fortschr. Med. Nr. 5/2013 (155. Jg.): 49–53

Ellrott T (2013): Psychologische Aspekte der Ernährung. Diabetologie und Stoffwechsel 8 (6): R57–R70

260 Quellen

Flegal KM et al. (2013): Association of all-cause mortality with overweight and obesity using standard body mass index categories: a systematic review and meta-analysis. JAMA. 2013 Jan 2; 309 (1): 71–82

Geo kompakt

www.gutepillen-schlechtepillen.de

Herpertz S, de Zwaan M, Zipfel S (Hrsg.): Handbuch Essstörungen und Adipositas. 2. Auflage 2015, Springer-Verlag, ISBN 978-3642545726

Hollands GJ et al. (2015): Portion, package or tableware size for changing selection and consumption of food, alcohol and tobacco. Cochrane Database Syst Rev. 2015 Sep 14; (9): 1–387

Institut für Demoskopie Allensbach (2014): Allensbacher Kurzbericht 10. April 2014: Fast jeder zweite Deutsche würde gerne abnehmen – 38 Prozent haben schon einmal eine Diät gemacht – IfD-Umfrage 11022

Lenz M, Richter T, Mühlhauser I (2009): Morbidität und Mortalität bei Übergewicht und Adipositas im Erwachsenenalter. Eine systematische Übersicht. Dtsch Arztebl Int. 106 (40): 641–648

Mann T et al. (2007): Medicare's search for effective obesity treatments: diets are not the answer. Am Psychol. 2007 Apr; 62 (3): 220–233

McClain AD et al. (2014): Visual illusions and plate design: the effects of plate rim widths and rim coloring on perceived food portion size. Int J Obes (Lond). 2014 May; 38 (5): 657–662

Mensink GBM et al. (2013): Übergewicht und Adipositas in Deutschland – Ergebnisse der Studie zur Gesundheit Erwachsener in Deutschland (DEGS1). Bundesgesundheitsbl 2013; 56: 786–794

Parretti HM et al. (2015): Efficacy of water preloading before main meals as a strategy for weight loss in primary care patients with obesity: RCT. Obesity (Silver Spring). 2015 Sep; 23 (9): 1785–1791

Pudel V (2007): Was Menschen motiviert, richtig zu essen. Ernaehr Umsch 2007; 54: 308–313

Robert Koch-Institut (Hrsg.) (2015): Gesundheit in Deutschland. Gesundheitsberichterstattung des Bundes. Gemeinsam getragen von RKI und Destatis

Sharma A et al. (2014): Relationship of body mass index with total mortality, cardiovascular mortality, and myocardial infarction after coronary revascularization: evidence from a meta-analysis. Mayo Clin Proc. 2014 Aug; 89 (8): 1080–1100

SGS-Verbraucherstudie 2014 »Vertrauen und Skepsis: Was leitet die Deutschen beim Lebensmitteleinkauf«

Swift DL et al. (2014): The role of exercise and physical activity in weight loss and maintenance. Prog Cardiovasc Dis. 2014 Jan–Feb; 56 (4): 441–447

Swithers SE (2013): Artificial sweeteners produce the counterintuitive effect of inducing metabolic derangements. Trends Endocrinol Metab. 2013 Sep; 24 (9): 431–441

Swithers SE (2015): Artificial sweeteners are not the answer to childhood obesity. Appetite. 2015 Oct; 93: 85–90

www.sueddeutsche.de

Süddeutsche Zeitung Magazin

Süddeutsche Zeitung

Techniker Krankenkasse (Hrsg.) (2013): »Iss was, Deutschland?« – TK-Studie zum Ernährungsverhalten der Menschen in Deutschland

www.test.de

Tobias DK et al. (2015): Effect of low-fat diet interventions versus other diet interventions on long-term weight change in adults: a systematic review and meta-analysis. Lancet Diabetes Endocrinol. 2015 Dec; 3 (12): 968–979

Tylka TL et al. (2014): The weight-inclusive versus weight-normative approach to health: evaluating the evidence for prioritizing well-being over weight loss. J Obes. 2014; 2014: 983495.

Verbraucherzentrale Bremen (2015): »Lightprodukte – eine stichprobenartige Untersuchung der Verbraucherzentrale Bremen«

www.vz-nrw.de

Wansink B, Kim J (2005): Bad popcorn in big buckets: portion size can influence intake as much as taste. J Nutr Educ Behav. 2005 Sep–Oct; 37 (5): 242–245.

Wansink B, Chandon P (2006): Can »Low-Fat« Nutrition Labels Lead to Obesity? Journal of Marketing Research. 2006 Nov; 43 (4): 605–617

Wansink B, Painter JE, North J (2005): Bottomless bowls: why visual cues of portion size may influence intake. Obes Res. 2005 Jan; 13 (1): 93–100.

Wing RR, Phelan S (2005): Long-term weight loss maintenance. Am J Clin Nutr. 2005 Jul; 82 (1 Suppl): 222S–225S

Nahrungsergänzungsmittel

Bechthold A et al. (2012): Beurteilung der Vitaminversorgung in Deutschland, Teil 1: Daten zur Vitaminzufuhr. Ernaehr Umsch 2012; 59: 324–336

Bjelakovic G et al. (2012): Antioxidant supplements for prevention of mortality in healthy participants and patients with various diseases. Cochrane Database Syst Rev. 2012 Mar 14; (3): CD007176

www.bfr.bund.de

Bundesinstitut für Risikobewertung (Hrsg.) (2013): Zielgruppengerechte Risikokommunikation zum Thema Nahrungsergänzungsmittel – Abschlussbericht; ISBN 3-943963007

www.dge.de

Dickinson A et al. (2011): Use of dietary supplements by cardiologists, dermatologists and orthopedists: report of a survey. Nutr J. 2011 Mar 3; 10: 20

Dickinson A, MacKay D (2014): Health habits and other characteristics of dietary supplement users: a review. Nutr J. 2014 Feb 6; 13: 14

Garrison SR et al. (2012): Magnesium for skeletal muscle cramps. Cochrane Database Syst Rev. 2012 Sep 12; (9): CD009402

Hooper L et al. (2004): Omega 3 fatty acids for prevention and treatment of cardiovascular disease. Cochrane Database Syst Rev. 2004 Oct 18; (4): CD003177.

IMS Health: Nahrungsergänzungsmittel 2014; IMS OTC Report, IMS GesundheitsMittelStudie (GMS)

Livion Healthcare: Presseinformationen »Invest in yourself!« 2016

Max Rubner-Institut Bundesforschungsinstitut für Ernährung und Lebensmittel (Hrsg.) (2008): Nationale Verzehrsstudie II. Ergebnisbericht, Teil 2. Die bundesweite Befragung zur Ernährung von Jugendlichen und Erwachsenen.

Moyer VA U.S. Preventive Services Task Force (2014): Vitamin, mineral, and multivitamin supplements for the primary prevention of cardiovascular disease and cancer: U.S. Preventive services Task Force recommendation statement. Ann Intern Med. 2014 Apr 15; 160 (8): 558–564

Robert Koch-Institut (Hrsg.) (2015): Gesundheit in Deutschland. Gesundheitsberichterstattung des Bundes. Gemeinsam getragen von RKI und Destatis

Der Spiegel

Süddeutsche Zeitung

Tan ML, Ho JJ, Teh KH (2012): Polyunsaturated fatty acids (PUFAs) for children with specific learning disorders. Cochrane Database Syst Rev. 2012 Dec 12; (12): CD009398

www.test.de

Biolebensmittel

aid infodienst Ernährung, Landwirtschaft, Verbraucherschutz e. V. (Hrsg.) (2015): Bio-Lebensmittel – Fragen und Antworten, 7. Auflage 2015

Barański M (2014): Higher antioxidant and lower cadmium concentrations and lower incidence of pesticide residues in organically grown crops: a systematic literature review and meta-analyses. Br J Nutr. 2014 Sep 14; 112 (5): 794–811

www.bfr.bund.de

www.bund.net

Bundesinstitut für Risikobewertung (BfR) (Hrsg.): BfR-Verbrauchermonitor 02/2016. ISBN 978-3943963397

Bundesinstitut für Risikobewertung (BfR) (Hrsg.): BfR-Verbrauchermonitor 2016 Spezial Pflanzenschutzmittel. ISBN 978-3943963373

Bund Ökologische Lebensmittelwirtschaft e. V. (BÖLW) (Hrsg.): Zahlen • Daten • Fakten. Die Bio-Branche 2016

Dangour AD et al. (2009): Nutritional quality of organic foods: a systematic review. Am J Clin Nutr. 2009 Sep; 90(3): 680–685

daserste.ndr.de/panorama/

www.dge.de

Gaby-Fleur Böl (2014): Echte und vermeintliche Risiken der Ernährung. Schweizer Zeitschrift für Ernährungsmedizin 12(2014); Heft 4: 6–9

Geo kompakt

264   Quellen

www.iarc.fr

www.lebensmittelklarheit.de

Ökobarometer 2016 im Auftrag vom Bundesministerium für Ernährung und Landwirtschaft (BMEL)

Smith-Spangler C et al. (2012): Are organic foods safer or healthier than conventional alternatives?: a systematic review. Ann Intern Med. 2012 Sep 4; 157 (5): 348–366

www.spektrum.de

Stiftung Warentest (2015): Biolebensmittel: Die Bio-Bilanz. test 12/2015: 24–29

www.sueddeutsche.de

www.thieme.de/viamedici/aktuelles-medizin-und-wissenschaft-1650/a/interview-lebensmittel-skandale-14312.htm

Średnicka-Tober D et al. (2016): Higher PUFA and n-3 PUFA, conjugated linoleic acid, α-tocopherol and iron, but lower iodine and selenium concentrations in organic milk: a systematic literature review and meta- and redundancy analyses. Br J Nutr. 2016 Mar 28; 115 (6): 1043–1060

www.verbraucherzentrale.de

www.welt.de

Zukunftsstiftung Landwirtschaft (Hrsg.): Wege aus der Hungerkrise – Die Erkenntnisse und Folgen des Weltagrarberichts: Vorschläge für eine Landwirtschaft von morgen. Weltagrarbericht 2014; AbL Verlag; ISBN 978-3000448195

Nahrungsmittelunverträglichkeiten

aid infodienst Ernährung, Landwirtschaft, Verbraucherdienst e. V. (Hrsg.) (2014): »… frei von Laktose – Fragen und Antworten«, 2. Auflage, 0385/2014

aid infodienst Ernährung, Landwirtschaft, Verbraucherdienst e. V. (Hrsg.) (2014): »… frei von Gluten – Fragen und Antworten«, 2. Auflage, 0393/2014

www.aid.de

www.akdae.de

Biesiekierski J R et al. (2013): No effects of gluten in patients with self-reported non-celiac gluten sensitivity after dietary reduction of fermentable, poorly absorbed, short-chain carbohydrates. Gastroenterology. 2013 Aug; 145 (2): 320–328.e1–3

www.br.de

Deutscher Ethikrat, Forum Bioethik »Alte Probleme – Neue Krankheiten« 25.02.2015, www.ethikrat.org

Elsenbruch S, Enck P (2015): Placebo effects and their determinants in gastrointestinal disorders. Nat Rev Gastroenterol Hepatol. 2015 Aug; 12 (8): 472–485

www.ernaehrungs-umschau.de

www.gdch.de

www.genios.de

www.gesund-ins-leben.de

www.handelsblatt.com

Kleine-Tebbe J et al. (2009): Keine Empfehlung für IgG- und IgG4-Bestimmungen gegen Nahrungsmittel. Allergo J 2009; 18: 267–273

www.lebensmittelklarheit.de

Molina-Infante J, Carroccio A (2016): Suspected nonceliac gluten sensitivity confirmed in few patients after gluten challenge in double-blind, placebo-controlled trials. Clin Gastroenterol Hepatol. 2016 Aug 12; pii: S1542-3565(16)30547-X

Musial F, Klosterhalfen S, Enck P (2007): Placebo responses in patients with gastrointestinal disorders. World J Gastroenterol. 2007 Jul 7; 13 (25): 3425–3429

Reese I (2016): Evidenz der Nicht-Zöliakie-Gluten-Sensitivität nach wie vor umstritten – Diskussionsbeitrag zur aktuellen Studie einer italienischen Arbeitsgruppe. Ernaehr Umsch 8/2016 (63. Jg.): M468–469

Schäfer C et al. (2010): Fruktosemalabsorption – Stellungnahme der AG Nahrungsmittelallergie in der Deutschen Gesellschaft für Allergologie und klinische Immunologie (DGAKI). Allergo J 2010; 19: 66–69

Schott G (2015): Erfundene Krankheiten? Zur aktuellen Problematik des Disease Mongering. Arzneiverordnung in der Praxis. Oktober 2015; Band 42, Heft 4: 178–183

266   Quellen

www.scientificamerican.com

www.spektrum.de

Spiegel Wissen

Stern

www.test.de

Vernia P et al. (2010): Diagnosis of lactose intolerance and the »nocebo« effect: the role of negative expectations. Dig Liver Dis. 2010 Sep; 42 (9): 616–619

www.verbraucherzentrale-bawue.de

www.verbraucherzentrale-sachsen.de

www.vzhh.de

www.wdr.de

Zühlsdorf A, Spiller A (2012), Studie im Auftrag des Verbraucherzentrale Bundesverbandes e. V.: »Trends in der Lebensmittelvermarktung, Begleitforschung zum Internetportal lebensmittelklarheit.de: Marketingtheoretische Einordnung praktischer Erscheinungsformen und verbraucherpolitische Bewertung«

Mindesthaltbarkeitsdatum

www.aid.de

www.bfr.bund.de

www.bmel.de

Bundesministerium für Ernährung, Landwirtschaft und Verbraucherschutz (2012): »Ermittlung der Mengen weggeworfener Lebensmittel und Hauptursachen für die Entstehung von Lebensmittelabfällen in Deutschland – Zusammenfassung einer Studie der Universität Stuttgart (März 2012)«

Bundesministerium für Ernährung und Landwirtschaft (Hrsg.): Deutschland, wie es isst. Der BMEL-Ernährungsreport 2016

Bundesministerium für Ernährung und Landwirtschaft (2014). Einkaufs- und Ernährungsverhalten in Deutschland. TNS-Emnid-Umfrage des BMEL

Bundesministerium für Ernährung und Landwirtschaft (Hrsg.) (2014): »Jedes achte Lebensmittel, das wir kaufen, werfen wir weg. Du kannst das ändern.« (Broschüre, Stand: Juni 2014)

www.daserste.de

Fachhochschule Münster, Verbraucherzentrale Nordrhein-Westfalen e. V. (Hrsg.) (2012): Verringerung von Lebensmittelabfällen – Identifikation von Ursachen und Handlungsoptionen in Nordrhein-Westfalen. (Kurzfassung der Studie), Münster, März 2012

www.fh-muenster.de

www.gesetze-im-internet.de

Hafner G, Barabosz J, Leverenz D et al. (2012): Ermittlung der weggeworfenen Lebensmittelmengen und Vorschläge zur Verminderung der Wegwerfrate bei Lebensmitteln in Deutschland (Studie im Auftrag von BMELV/BLE)

www.iswa.uni-stuttgart.de

www.sueddeutsche.de

www.test.de

www.zeit.de

www.zugutfuerdietonne.de

Gesundheitsinformation

www.aezq.de

Albrecht M, Steckelberg A (2014): Manual für die Erstellung von evidenzbasierten Informationen für Arbeitnehmerinnen und Arbeitnehmer. 1. Auflage 2014. Dortmund: Bundesanstalt für Arbeitsschutz und Arbeitsmedizin 2014. ISBN 978-3882610222

Antes G (Hrsg.), Evans I, Thornton H, Chalmers I, Glasziou P (Autoren): Wo ist der Beweis? Plädoyer für eine evidenzbasierte Medizin. Hogrefe, 1. Auflage 2013; ISBN 978-3456852454

Bräuninger D, Stobbe A (2012): Gesundheitswirtschaft: Weiteres Aufwärtspotenzial. DB Research, 7. November 2012

Bundeszentrale für gesundheitliche Aufklärung (BZgA) (Hrsg.) (2015): Prävention und Gesundheitsförderung in Deutschland – Konzepte, Strategien und Interventionsansätze der Bundeszentrale für gesundheitliche Aufklärung. Forschung und Praxis der Gesundheitsförderung, Sonderband 01

268 Quellen

Bundesärztekammer und Kassenärztliche Bundesvereinigung (Hrsg.) (2015): Woran erkennt man eine gute Arztpraxis? Checkliste für Patientinnen und Patienten. Äzq-Schriftreihe, Band 43, 4., überarbeitete Auflage 2015

www.cochrane.de

Deutsches Netzwerk Evidenzbasierte Medizin e. V. (Hrsg.): Leitlinie evidenzbasierte Gesundheitsinformation, Erstellungsdatum: 10.10.2016 (online, Zugriff am 24.11.2016)

www.ebm-netzwerk.de

Eichenberg C, Wolters C (2013): Cyberchondrie – ein modernes Symptom? Gesundheitsängste und Internet. Neurotransmitter 2013; 24 (7–8): 28–32

Furedi A (1999): The public health implications of the 1995 ›pill scare‹. Hum Reprod Update. 1999 Nov–Dec; 5 (6): 621–626

Gesundheitsmonitor 2011, Klemperer D, Dierks ML: Evidenzbasierte Medizin und Qualitätssicherung medizinischer Leistungen: Erfahrungen und Einschätzungen der Bürger

Gesundheitsmonitor 1/2012, Koch K, Waltering A: Was wir in unsere Gesundheit investieren und mit welchen Motiven wir es tun

Gesundheitsmonitor 2014, Braun B, Marstedt G: Partizipative Entscheidungsfindung beim Arzt: Anspruch und Wirklichkeit

www.gesundheitsinformation.de

www.gesundheit.uni-hamburg.de

Gigerenzer G (2007): Helping doctors and patients to make sense of health statistics. Psychol Sci Public Interest. 2007; 8: 53–96

Gøtzsche PC, Jørgensen KJ (2013): Screening for breast cancer with mammography. Cochrane Database Syst Rev. 2013 Jun 4; (6): CD001877

www.gutepillen-schlechtepillen.de

Gute Praxis Gesundheitsinformation – Ein Positionspapier des Deutschen Netzwerks Evidenzbasierte Medizin e. V., 2016, Version 2.0

Gesellschaft für Versicherungswissenschaft und -gestaltung e. V. (GVG) (Hrsg.) (2011): Gesundheitsinformationen in Deutschland – Eine Übersicht zu Anforderungen, Angeboten und Herausforderungen. Band 67

Quellen   269

Hibbard JH, Greene J (2013): What the evidence shows about patient activation: better health outcomes and care experiences; fewer data on costs. Health Aff (Millwood). 2013 Feb; 32 (2): 207–214

Kickbusch I et al. (2013): Health literacy. The solid facts. World Health Organization, Regional office for Europe

Lieb K et al. (2011): Mit Transparenz Vertrauen stärken – Ein Vorschlag zur Deklaration von Interessenkonflikten. Dtsch Arztebl 2011; 108(6): A 256–260

Malhotra A et al. (2015): Choosing Wisely in the UK: the Academy of Medical Royal Colleges' initiative to reduce the harms of too much medicine. BMJ. 2015 May 12; 350: h2308

Marktforschungs- und Beratungsinstitut YouGovPsychonomics AG. Studie »Health Care Monitoring 2009« zum Themenschwerpunkt »Gesundheitsinformation im Internet«

Mühlhauser I, Albrecht M, Steckelberg A (2014): Evidenzbasierte Gesundheitsinformationen. Zbl Arbeitsmed (2014) 64: 334

Mühlhauser I, Meyer G, Steckelberg A (2010): Patienten wollen mitentscheiden, doch die Informationsbasis und Strukturen fehlen. ZFA 86: 412–417

Nölke L et al. (2015): Sociodemographic and health-(care-)related characteristics of online health information seekers: a cross-sectional German study. BMC Public Health. 2015 Jan 29; 15: 31

www.patienten-information.de

www.patienten-universitaet.de

Sachverständigenrat zur Begutachtung der Entwicklung im Gesundheitswesen (2012): Wettbewerb an der Schnittstelle zwischen ambulanter und stationärer Gesundheitsversorgung. Sondergutachten 2012

Stacey D et al. (2014): Decision aids for people facing health treatment or screening decisions. Cochrane Database Syst Rev. 2014 Jan 28; (1): CD001431

Steckelberg A, Mühlhauser I (2011): Darmkrebs Früherkennung. 3. Aktualisierte Fassung, Februar 2011

Süddeutsche Zeitung

Techniker Krankenkasse (Hrsg.): Kompetent als Patient – Gut informiert entscheiden, 1. Auflage 2010

www.test.de

www.verbraucherzentrale.de

www.vz-nrw.de

Zok K (2014): Unterschiede bei der Gesundheitskompetenz – Ergebnisse einer bundesweiten Repräsentativ-Umfrage unter gesetzlich Versicherten. WIdO-monitor 2014; 11 (2): 1–12

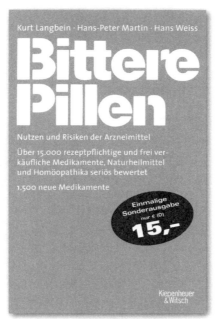

Kurt Langbein / Hans-Peter Martin / Hans Weiss.
Bittere Pillen 2015-2017. Nutzen und Risiken der
Arzneimittel. Broschur

Bittere Pillen – der Klassiker, dem Sie vertrauen können.

Die Sonderausgabe bewertet seriös über 15.000 rezeptpflichtige und frei verkäufliche Medikamente – darunter 1.500 neue – nach Nutzen und Risiken, von Grippe- und Schmerzmitteln über Homöopathika und Naturheilmittel bis zu Krebsmitteln.

»Die Bibel zur Verhinderung von Arzneimittelmissbrauch« *Der Spiegel*

Leseproben und mehr unter www.kiwi-verlag.de

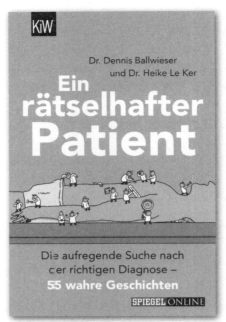

Dr. Dennis Ballwieser / Dr. Heike Le Ker. Ein rätselhafter Patient. Die aufregende Suche nach der richtigen Diagnose – 55 wahre Geschichten. Taschenbuch. Verfügbar auch als E-Book

Manchmal müssen Ärzte Detektivarbeit leisten, um mysteriösen Krankheiten auf die Spur zu kommen. In diesem Buch erzählen Dr. Dennis Ballwieser und Dr. Heike Le Ker anhand von wahren Fallgeschichten, warum der Weg zur richtigen Therapie oft kompliziert, aber manchmal erstaunlich simpel ist. Mit praktischen Tipps, wie Sie verhindern, selbst zu einem rätselhaften Patienten zu werden!

Leseproben und mehr unter www.kiwi-verlag.de